针刀医学临床精要

朱秀峰 编著

人民卫生出版社
·北京·

图书在版编目（CIP）数据

针刀医学临床精要 / 朱秀峰编著 . —北京：人民
卫生出版社，2021.9
ISBN 978-7-117-31933-1

Ⅰ. ①针… Ⅱ. ①朱… Ⅲ. ①针刀疗法 Ⅳ.
①R245.31

中国版本图书馆 CIP 数据核字（2021）第 164048 号

人卫智网	www.ipmph.com	医学教育、学术、考试、健康， 购书智慧智能综合服务平台
人卫官网	www.pmph.com	人卫官方资讯发布平台

针刀医学临床精要
Zhendao Yixue Linchuang Jingyao

编　　著：朱秀峰
出版发行：人民卫生出版社（中继线 010-59780011）
地　　址：北京市朝阳区潘家园南里 19 号
邮　　编：100021
E - mail：pmph @ pmph.com
购书热线：010-59787592　010-59787584　010-65264830
印　　刷：中农印务有限公司
经　　销：新华书店
开　　本：787×1092　1/16　　印张：20　　插页：4
字　　数：487 千字
版　　次：2021 年 9 月第 1 版
印　　次：2021 年 10 月第 1 次印刷
标准书号：ISBN 978-7-117-31933-1
定　　价：59.00 元
打击盗版举报电话：010-59787491　E-mail：WQ @ pmph.com
质量问题联系电话：010-59787234　E-mail：zhiliang @ pmph.com

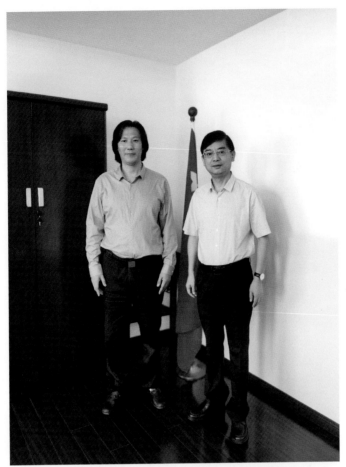

向全国政协副秘书长曲凤宏先生汇报针刀医学特色与现况

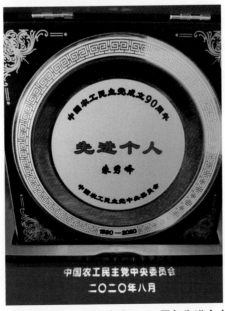

被评为中国农工民主党成立 90 周年先进个人

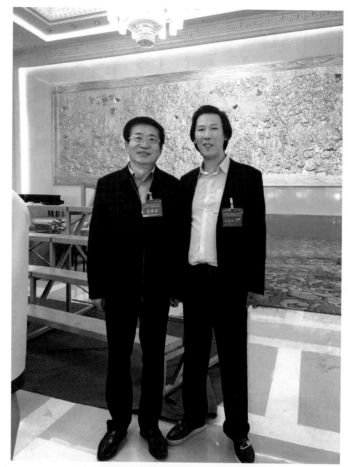

向国家中医药管理局于文明局长汇报针刀医学发展的瓶颈与解决思路

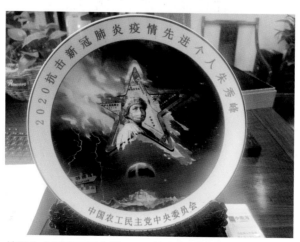

被评为中国农工民主党 2020 抗击新冠肺炎疫情先进个人

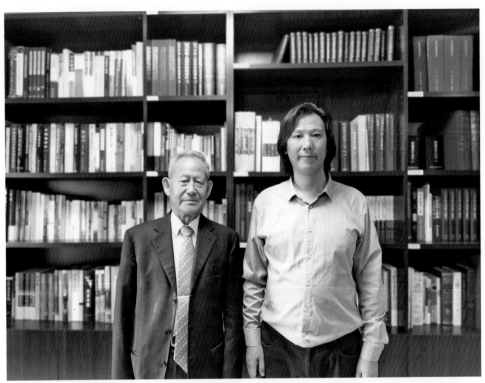

与国家中医药管理局原副局长、针刀医学推动者李振吉先生深度交流针刀医学发展规划

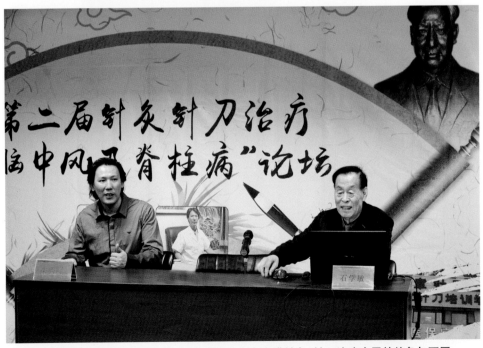

在"脑中风脊柱病论坛"上与石学敏院士为大家讲针灸、针刀治疗中风的特色与不同

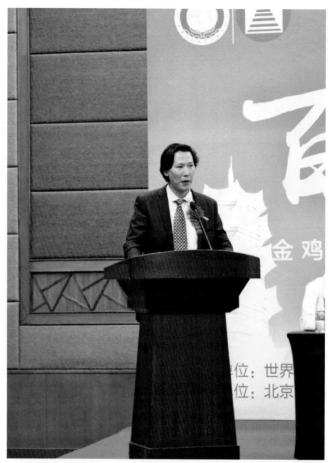

2016 年在人民大会堂主办国际针刀会议，并作为学会秘书长主持会议

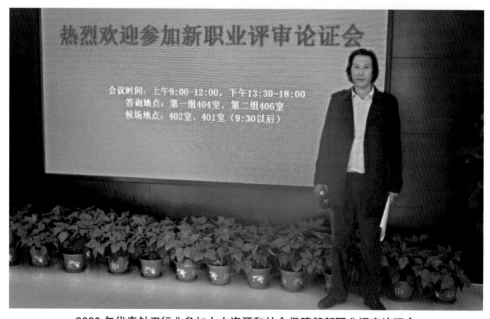

2020 年代表针刀行业参加人力资源和社会保障部新职业评审论证会

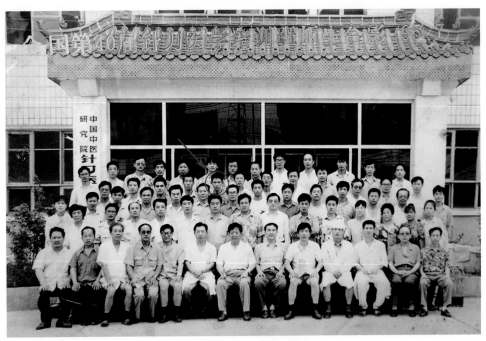

1995 年开始学习针刀医学

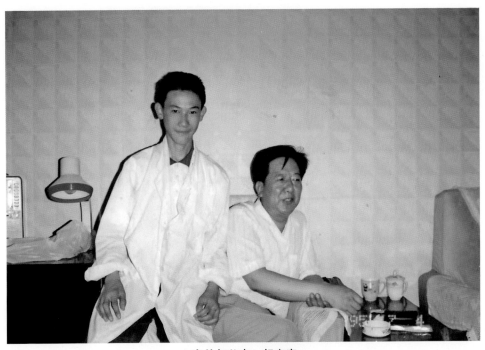

自幼与父亲一起查房

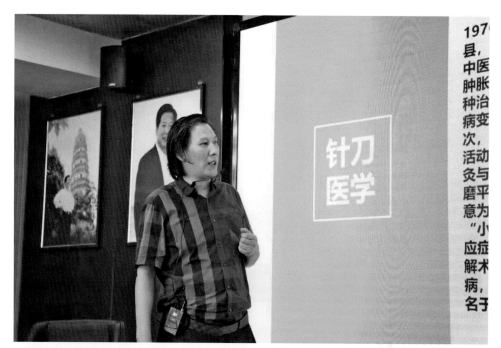

针刀疗效的好坏取决于基础是否扎实,2007 年起每个月讲课,讲针刀的核心——基础理论,以及一些疑难病的治疗思路

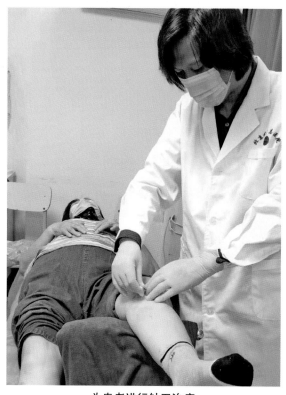

为患者进行针刀治疗

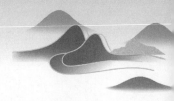

序 一

　　针刀诞生至今已经 45 个年头了,我见证了这个学科发展的每个历史时刻,今天针刀创始人朱汉章教授之子朱秀峰院长请我为其著作写序,从我对针刀的感情,对汉章教授的友谊,以及站在支持中医药工作的角度,我都是欣然接受的。浏览《针刀医学临床精要》一书后,发现是继承中有着创新,秀峰提炼其父汉章先生的一些学术精华,并用简单的言语及道理表述出来,可以说深入浅出、浅显易懂。比如用放风筝的理论去解释针刀治疗脊柱生理曲度消失的原理,用高铁空气阻力解释电生理线路的堵塞导致经络运行缓慢等。在书写形式上也有创新,用一问一答的方式直接为读者解惑,找出大多数临床医生困惑的问题进行针对性的解答,更直接地解释了一个个临床与理论的难题。该书有浅有深,浅者叙述到了针刀如何入针,如何确定解剖位置,深者叙述到了疑难病股骨头坏死的针刀病理学及治疗,解析了膝关节病为什么有些针刀医生治疗后会有复发率较高等问题。

　　更显珍贵的是自汉章先生仙逝后,短短十几年时间朱秀峰院长已经在父辈的基础上形成了自己的诊疗思路与学术特色。盼望其传承父亲的事业,做好临床科研与教学工作,能引领针刀健康快速发展,完成汉章先生的愿望,如建立针刀医学专业、成立三甲级的针刀专科医院、让针刀进入国家医疗准入目录等,这些也是我与汉章教授经常探讨到深夜的话题。"路漫漫其修远兮,吾将上下而求索。"最后,祝福这个年轻人在学习中进步,在磨炼中成长。

世界中医药联合会创会副主席
国家中医药管理局　原副局长
李振吉
2021 年 7 月

序 二

20世纪末针刀在中华大地崛起，我可以算是中医外治的代表人物之一，当然特别关注这项与针灸有千丝万缕关系的新技术，只憾无缘深度接触。在21世纪初针刀创始人朱汉章教授经友人程莘农介绍到天津拜访我，我高兴地在我院接待了这位中医界炙手可热的后起之秀，了解了来意，原来是国家中医药管理局要开展针刀技术学科鉴定会，邀请我作为鉴定老师，并能够签字支持。我为一名中医老人，一向比较严谨，所以我就说："朱教授，你和你的针刀名气很大，如雷贯耳啊，从针具多样化的角度，我是非常高兴针具多种多样的，能够复原升华古代针具，因此作为老针灸人我要感谢你，但我对针刀目前了解不深刻，疗效也只是听闻而言，未能眼见为实，所以我现在不能答应你去参加你的鉴定会，包括签字同意。"朱教授非常谦虚地说："我这次更重要的目的就是来汇报针刀的治疗思路与发展想法，针刀可以说是古代九针中锋针、铍针的复原与升华，复原了带刃的针灸，升华了以前这些带刃针具只是可以进入皮下做排脓、活血化瘀，针刀可以深到骨面解除骨痹……"，我们聊了有一个多小时，他的理论与崭新的病因病理认知让我眼前一亮，我就说："百说不如一练，我这里有几个疑难杂症病例，不知道是否方便给会诊治疗一下？"朱教授欣然答应，我找了几位住院的老干部，半天不到五位患者全部治疗完，这五位患者治疗效果都很好，我却疑惑了：后面会不会加重反弹？所以我就说："朱教授，既来之则安之，这五个患者我担心后面有变化，所以烦请你在天津驻足一周。"朱教授心领神会地答应了，第七天我和他一起查房，这几位患者欣喜之情溢于言表，都说比一周前还要好了，感觉可以出院，还说了非常感谢朱教授之类的话。这一刻，我彻底地信了，针刀是个好东西，要保护，要发扬，我当时就答应了："鉴定会我准时到场，并且要签字支持"。后续我就自然而然地成为针刀的坚实支持者，参加了国家的针刀医学学科鉴定并组织了"香山会议"，对针刀医学给予了肯定。

朱汉章教授为丰富中医针具作出了不懈的努力，针刀清晰了中医痹证的治疗思路，也细化了华佗夹脊的思路，斯人已去，不免悲伤！今天朱汉章教授之子朱秀峰院长请我为其著作写序，浏览该书——《针刀医学临床精要》后，很是欣慰，针刀后继有人。本书语言简练，深入浅出，浅显易懂，正所谓"大道至简"，治疗原理也更加清晰可见，并且直面临床困惑难题，以一问一答的书写方式呈现给大众。

更显珍贵的是，自汉章先生仙逝后，十几年间其子朱秀峰已经在父辈的基础上形成了自己的诊疗思路与学术特色。盼望其传承父亲的事业与精神，做好临床科研与教学工作，能引领针刀健康快速发展，弘扬中医外治的精髓。

中国工程院院士
国医大师
石学敏
2021年7月

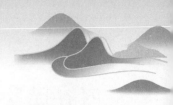

前　言

　　毛主席曾明确号召我们将中西医结合起来，创造我国的新医学，这是很有远见卓识的。实际上他就是要求我们将中、西医两种医学理论体系，融合成一种新的医学理论体系，而我们到现在一直没有能够将这两种截然不同的医学理论体系融为一体，加以创造，形成一种新的医学理论体系，其原因就是我们没有研究这两大医学理论体系产生的历史根源和文化思想渊源，大都是采取现代医学的形象思维模式来研究在抽象思维模式指导下形成的中医学所提出的生理、病理、药理和治疗方法，对西医方面只是着重于接收、引进现代医学的最新研究成果，而忽略了对现代医学本身和总体的研究。这样根本谈不上将中西医学基本理论融为一体的问题，从而也就无法创造出新的医学理论体系。但是，不可否认我们几十年来在中西医结合方面所取得的重要成果，以及许多医学专家所付出的劳动和心血，为我们将中西医基础理论融为一体，创造新的医学理论体系打下了良好的基础。只要我们打开思路，改变研究方法，树立正确的目标，就能够达到目的。针刀医学就是在许多医学专家研究的重大成果的基础上，打开思路，调整目标，改进研究方法作出来的，针刀医学就是站在很多科学巨人的肩膀上发展而来的。

　　现代的中国人对西方的历史和文化非常熟悉，又从小受到东方文化的熏陶，对东方文化的底蕴有深刻的了解，容易将受不同思想文化影响所产生的中医学和现代医学理论体系进行整体地研究和分析，而创造出新的医学理论体系。因为中医学没有在西方世界广泛应用和普及，所以西方人对中医学知之甚少，对东方文化的思想内涵也缺乏普遍的了解，因此西方人要想吸收东方文化的产物——中医学的优越性及其思维方法和现代医学基础理论进行融合，创造出新的医学理论体系，是不太容易的。所以，将中西医学的基本理论融为一体，创造新的医学理论体系的工作，只能由中国人来完成。由此可知，针刀医学产生于20世纪70年代的中国，是有深刻的历史背景和思想文化根源的，它的产生也是必然。

　　我自15岁学习针刀，在多年临床工作中体悟其精髓并与业内多位老师交流讨论，提炼针刀思想，总结从业心得，奋笔疾书。2006年，家父汉章教授仙逝，虽年幼学习针刀，但自觉基础薄弱、吸收有限，只能尽力去做到汉章教授要求的针刀精髓。中医、西医、中西医结合都是为了更好地为患者服务，本书所述仅为自身经验与思想总结，如有不足之处望同人斧正。

朱秀峰

2021年7月于北京

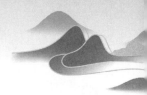

内容提要

　　本书分为上篇和下篇,主要内容包括针刀医学的基础理论、诊断、治疗等;针刀医学的前沿性研究成果,如对内科疾病的认识;具体疾病的针刀治疗与临床操作的技巧。本书先从历史契机叙述闭合性手术的大背景,到针刀治疗涉及的基础理论,如针刀的病因学、治疗机制、适应证、禁忌证与入针的四步八法等,再到临床必须掌握的诊断、手法学等,延伸到针刀医学对内科疾病的认识与治疗,如高血压、脑卒中后遗症等。最后对颈椎病、腰椎病、膝关节骨性关节炎等常见病及针刀操作技巧等以一问一答式的叙述方式为大家解疑释惑。

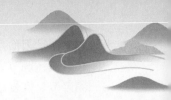

目　录

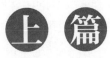

上　篇

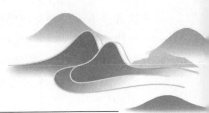

基础理论篇

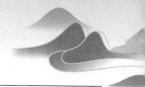

第一章

引言

第一节　医学发展史上的里程碑——闭合性手术

　　针刀医学也像其他的科学发明一样,不是人类医学发展的顶峰,它只是科学发展长河中的一个里程碑,科学是永无止境的(图 1-1)。关于闭合性手术的理论共有 8 个方面的内容,这 8 个方面的研究成功使闭合性手术成为可以操作的技术。以往国内和国外不少医学专家试图研究出一种减少创伤、减少痛苦、疗效又好的闭合性手术方法,如内镜外科学、注射外科学、钥匙孔外科学等,这些外科学有的只能治疗一种或两种疾病,且疗效亦不能令人满意,主要是因为这些外科学是建立在开放性手术的基础理论之上,没有建立起闭合性手术的基础理论。

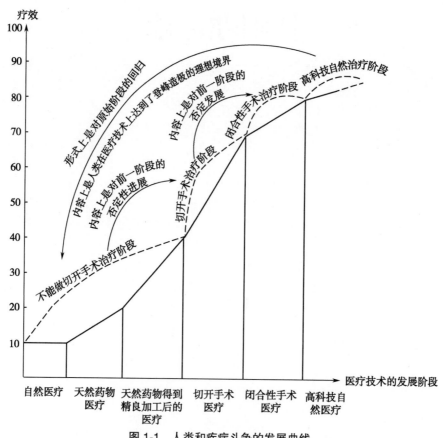

图 1-1　人类和疾病斗争的发展曲线

要进行闭合性手术,最为重要的就是要创造出闭合性手术的基本操作技术和基本理论。针刀医学关于闭合性手术的理论有 7 个方面,即精细解剖学、立体解剖学、动态解剖学、体表定位学、闭合性手术的进针刀方法、闭合性手术的手术入路和闭合性手术的手术方法,下文有详细叙述,在此就不一一赘述了。这 7 个是闭合性手术的基本操作技术和基本理论,另外,还有一个重要的点,是闭合性手术器械,即适合于闭合性手术的工具——针刀。

第二节 中医学发展的结晶——针刀医学

凡是以针的方式刺入人体,不需要切口,在人体内又能发挥刀的治疗作用的医疗器械,称之针刀。针刀医学是将中医学的基本理论和现代医学的基本理论融为一体并再创造而产生的一种新的医学理论体系。针刀医学由朱汉章教授在 1976 年发明,是以针的方式进入人体,直达病灶,兼顾西医的手术刀与中医的针的作用,以切、削、铲、磨、刮、凿、剥离等手术方式(比开放性手术的术式更多)达到治病的目的。针刀形似针,实为刀,可称为针形的手术刀,也叫刀形的针,简称"针刀"。针刀治疗是一种微创手术,属于非药物、微侵袭疗法,为软组织松解减压术。针刀医学预示着一个大融合的时代到来。

第三节 针刀医学与中医学的辨证关系

关于针刀医学的学科定位是当今有争论的一个问题,到底是中医,还是西医,还是中西医结合学科？ 如果单独从针具来看,针刀像是中医针灸的一次升华,所以就有人说针刀是中医针具的第十种针;如果从力学理论、针刀入路的精细解剖看,针刀又像是西医的产物;两个都像就是中西医结合吗？ 这也不全面,因为结合仍然是中医就是中医,西医就是西医,关于针刀医学正确的理解可能是中医融合所产生的新的单独的生命,或者可以理解为中医学的一次现代化。我们不妨从中医古籍中寻找针刀医学与中医学的关系,2 000 多年前战国时代的医学著作《黄帝内经》中阐述了"横络"的存在与痛则不通的道理,在这类疾病的中医现代化方面,针刀创始人朱汉章教授做出了不可忽视的成绩,将《黄帝内经》中的"横络"与疼痛、关节病和某些内科病的关系及存在形式用现代的语言加以表述,并在前人的基础上创造了一套新的理论与行之有效的治疗方法——针刀医学,做到了中医学的现代化,让中医学可以被更多人理解,同时具有了标准的可复制性。针刀医学源于中医学,但与中医理论的关系研究尚不够,针刀医学对《黄帝内经》"横络盛加于大经"的理论推进工作作以下阐述。

(一)"解结"理论的提出及针刀医学对它的诠释

《黄帝内经灵枢·刺节真邪》指出,"一经上实下虚而不通者,此必有横络盛加于大经,令之不通,视而泻之,此所谓解结也。""横络",经脉之支别也;"盛",倍也,充实也;"解结",刺血脉凝结处也。根据文字解释,"横络"就是粗大的、压迫在经脉之上的经脉分支别络,使经脉不通,治疗时要根据病情疏通它,这就是刺血脉凝结处的方法,即"解结"理论。

针刀医学关于慢性软组织损伤的理论提出人体感受外邪和内伤是导致慢性软组织损伤的病因,粘连、挛缩、瘢痕和堵塞,这四大病理因素即是"横络盛"。因此,针刀医学软组织损伤理论的四大病理因素就是对"横络盛"病理存在形式的最好诠释。"横络盛加于大经"是指压迫了神经、血管、肌肉、经络、经筋等软组织,造成血脉凝结、经气不通,不通则造成各种炎性因子、致痛物质的堆积,如果在经脉外压迫,可以造成局部的缺血、缺氧,如果在经脉中阻塞,可以造成气血不通,因而导致疼痛的发生。正如《黄帝内经素问·举痛论》所述:"经脉流行不止,还周不休。寒气入经而稽迟,泣而不行,客于脉外则血少,客于脉中则气不通,故卒然而痛。"这是针刀医学对"横络"与痹证关系的再认识。

正常情况下,人体气血在体内环流不息地运行,濡养四肢百骸及各脏腑组织器官。外感风邪或经筋反复劳损,久而久之形成针刀医学所说的软组织损伤四大病理因素——粘连、挛缩、瘢痕、堵塞,即"横络"。横络是可触摸到的圆状、条索状或不规则面的硬结,或是不可触的但按压即出现疼痛的点,它们异常牵拉,导致经络中的气血运行不畅、血脉凝结、经气不通,不通则造成各种炎性因子、致痛物质的堆积,引起疼痛。应用针刀对"横络"进行松解治疗(对粘连、挛缩、瘢痕及堵塞的软组织进行松解,加以手法拉伸恢复软组织的正常功能、血运行与通畅经络),是对针刀可以"横络解结"的很好诠释。

针刀医学认为"横络"除了与疼痛,还与骨关节病有非常紧密的联系,它们可以说是一个因果关系,因为人体骨关节的稳定来源于肌肉、韧带的力量,而"横络"这种病理因素一旦出现,就打破或者说改变了这种力量平衡,骨关节失去稳定性,关节错位随之而来,引起当今高发的关节非暴力性错位,如颈椎病、腰椎间盘突出症等关节病。通过针刀解结,消除横络,恢复肌肉、韧带等筋经的正常力量,就会将错位的骨关节重新固定到正常生理位置。临床实践中,针刀治疗这类疾病的效果证明了"横络解结"理论的正确性,譬如肢体的骨关节病、椎间盘突出症、梨状肌综合征、股骨头缺血性坏死、狭窄性腱鞘炎、筋膜间室综合征、脊柱疾患引起的相关病症、枕大神经痛、椎动脉供血不足、心绞痛、胆绞痛等,无一不是由于病理产物阻塞压迫造成的。

《黄帝内经灵枢·官针》中记载:"病在分肉间,取以员针于病所;病在经络痼痹者,取以锋针。"朱汉章教授的常规针刀更利于组织深部的疏通治疗。针刀治疗膝关节骨性关节炎的基础研究课题证实,针刀松解其作用是对病灶局部粘连进行疏通剥离,切开、松解阻滞,解除粘连组织的机械性压迫,刺激局部小血管使其扩张,促使病灶外的血流向松解部位,促进血液、淋巴循环加速,有利于炎症物质的代谢及吸收。针刀通过对痛点的粘连病灶切割、疏通,起到"解结"、行气活血、疏通经络、调和阴阳的作用。

正如《针刀医学原理》对于针刀医学治疗机理的解释:"针刀医学病理病机是阴阳平衡失调理论(包括动态平衡失调、力学平衡失调、循环平衡失调、代谢平衡失调)。针刀疗法的治疗过程和目的(包括针刀松解与手法调整)就是为了调节、恢复或重建上述平衡,给人体的自我康复打通道道。针刀松解疏通治疗消除了"横络",气血运行正常,达到通则不痛。"解结"即是松解之意。因此,"横络解结"理论就是针刀软组织松解术的中医理论基础。

(二)"横络解结"治疗体现中医整体观念

《黄帝内经灵枢·官能》中记载:"用针之理,必知形气之所在,左右上下,阴阳表里,血气多少,行之逆顺,出入之合,谋伐有过。知解结,知补虚泻实,上下气门,明通于四海,审其所在,寒热淋露,以输异处,审于调气,明于经隧,左右支络,尽知其会。""有诸于内,形诸于外"。某些内脏疾病可以在形体外部反映、体现出来,出现某些特定部位的条索样、结节样"横络",寻找这些反应点,并且运用"病在左亦可取其右、病在右亦可取其左,病在头亦可取其下,病在下亦可取其上,病在后亦可取其前,病在前亦可取其后"的中医循经、远端取穴定位方法,应用针刀松解这些"横络",调节气机的出入顺逆,补虚泻实,达到阴阳平衡(力学平衡)。

(三)"横络解结"治疗体现中医辨证论治特色

1. **筋骨辨部位,施术的深浅与入路**　应用针刀进行"横络解结"治疗,对于治疗的部位,进针的深度,针刀的入路,达到的效果,《黄帝内经素问·长刺节论》指出:"病在筋,筋挛节痛,不可以行,名曰筋痹,刺筋上为故,刺分肉间,不可中骨也,病起筋炅病已止。病在骨,骨重不可举,骨髓酸痛,寒气至,名曰骨痹,深者刺,无伤脉肉为故,其道大分小分,骨热病已止。""炅"即热之意,"分肉间"即筋膜间。根据上文义,针刀松解治疗的深度、部位要根据"横络"病变的部位进行辨证论治,如果病变在软组织,会发生疼痛及受其影响的软组织活动困难,是"筋痹",要刺在软组织中或筋膜之间的病灶部位,不一定刺到骨组织上(因病施治,因人施治)。病情好转时,病变局部温度提高,就达到治疗效果了。如果病变在骨组织,肢体沉重、骨骼酸痛不能抬举,局部寒冷,是"骨痹",要深刺至骨,进针刀时严格按照针刀的 11 种入路方法,不会损伤肌肉、血管、神经等软组织,针刀进入的路线在筋膜之间,如果骨骼温度上升病就痊愈了。因此应用针刀松解时要辨明在筋、在骨,分别施治。

2. **虚实辨性质,治疗方法不同**　《黄帝内经灵枢·刺节针邪》中述:"用针者,必先察其经络之虚实,切而循之,按而弹之,视其应动者,乃后取之而下者。"疼痛的性质有虚实之分,一般"横络"部位肿胀、质地坚硬,有结节、刺痛、绞痛、掣痛、灼痛或压痛明显、拒按且固定不移,为在血,属瘀血阻滞,为实证;"横络"部位肿胀质地较软、有结节,以酸痛、空痛、隐痛、冷痛、重痛为主,喜按喜温为虚证、寒证。针刀治疗要依据虚实性质不同辨证施治:实证宜疏通松解,以快速直接刺入深部、纵向切割横向摆动手法为主,配合手法松解复位;虚证宜益气温通,以缓慢刺入、横向摆动手法为主,配合手法活血化瘀、疏通经络以及温灸拔罐治疗。

3. **用"横络解结"理论探讨"阿是穴"机理**　中医对于局部疼痛取穴历来有"以痛为腧",取局部"阿是穴"治疗,但是没有阐明现代机理。针刀医学从软组织损伤的病因病理阐明,这些疼痛的部位正是软组织损伤后形成的粘连、挛缩、瘢痕、堵塞病理变化,亦是"横络",经针刀"解结"治疗后,疗效显著。因此提示我们"阿是穴"即是软组织损伤后形成的病理反应点"横络"。"横络解结"以针刀松解为主,手法复位为辅。"横络"是力平衡失调的病理因素,是引发小关节微小移位(筋出槽、骨错缝)的原因之一,小关节微小位移同时又是"横络"的直接因素;因此还要配合手法治疗,使筋出槽、骨错缝得到复位,同时进行手法"解结",以纠正力平衡失调,消除两者之间的影响,使"横络"得到彻底治疗。

针刀松解改善了局部血液循环,改善"经气不通"的病理状态,也就是"解结",并且恢复了机体动态平衡,也是中医学"阴平阳秘"的一个诠释。

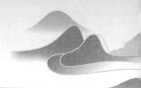

第二章

认识针刀疗法

第一节 针刀疗法的特色

1. **简便** 设备简单,操作方便,治疗场所选择范围广(注意,需相对无菌环境)。

2. **高效** 针刀治疗针对症状其效果立竿见影,可缓解疼痛,增加活动度,伴随着时间的推移,也可以做到功能与影像学的统一(注意:影像学与临床症状不是成正比的)。中国科学院数学研究所吴国富研究员的研究报告指出:针刀适应证范围内的疗效是外科手术的1.26倍,是药物及其他治疗的4.15倍。

3. **安全** 针刀治疗的工具外形像一根针灸针,刀刃只有0.8mm,有效地避免了中等以上神经、血管的损伤,再加上针刀十分严格地选择进针点和刀口方向,以及加压推开局部的神经、血管等科学规范操作技术,使针刀治疗成为一项较安全的治疗手段。

4. **费用低** 中国科学院数学与系统科学研究院吴国富研究员的研究报告指出:每年全国医疗费用总数中,针刀治疗的费用比同病种外科手术费用节约605.64亿元,比药物及其他治疗节约172.24亿元。每年全国门诊医疗总费用总数中,针刀适应证范围内的治疗费用比外科手术节约6.8亿元,比药物及其他治疗节约5.6亿元(图2-1)。

5. **世界公认** 全国从事针刀的工作者达10万人,许多三甲医院开设了针刀科。世界50多个国家开展了针刀治疗。

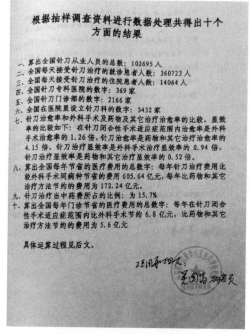

图2-1 研究报告结果照片

第二节 针刀疗法的适应证

针刀疗法的适应证范围比较广泛,经过大量的临床应用,对其疗效卓越、安全可靠的各种疾病,进行规范性研究,形成了针刀医学庞大的治疗体系,涉及内科、外科、妇科、儿科及诸多杂病。现就其比较成熟的适应证分述如下。

1. 各种因慢性软组织损伤而引起四肢、躯干等处的一些顽固性疼痛

根据针刀医学的研究,慢性软组织损伤性疾病的主要病理变化是粘连、挛缩、瘢痕、堵塞,称为慢性软组织损伤疾病的四大病理因素。慢性软组织损伤疾病中"粘连"这一病理概念,可以从两个方面来认识:一种是外伤性软组织粘连,另一种是病理性软组织粘连。

外伤性软组织粘连,包括暴力外伤、积累性损伤、隐蔽性外伤、情绪性损伤以及许多种损伤方式所引起的软组织粘连。所谓隐蔽性外伤,就是有外伤但并不明显,在受伤时患者无感觉,在很长时间内也不产生病痛,在发病时患者也不认为是外伤,医生也不容易发现。比如开玩笑时背部被击了一拳,当时并无明显不适,或只觉轻微不适,很快也就消失了,这种外伤在一定条件下也会引起软组织粘连,称为隐蔽性外伤的软组织粘连,这一点很重要,在临床中最容易忽略,询问病史时,要注意这个问题。至于暴力外伤和积累性损伤引起的软组织粘连,容易理解,无须多述。情绪性损伤是以往没有被认识的问题,一个人过悲、过喜、过怒、过分激动都会引起软组织损伤,情绪性损伤所导致的慢性软组织损伤性疾病的病理变化,同样会引起粘连、挛缩、瘢痕、堵塞。

病理性软组织损伤性疾病的粘连,诸如风湿,疖、痈、疔切开排脓及其他做切开手术治疗的伤口愈合后,均可能引起软组织粘连。可能引起肌肉与骨、肌肉、韧带、神经、血管等粘连,使局部疼痛,功能受限,这些都可以用针刀来治疗。

外伤性和病理性软组织损伤性疾病引起的各种方式的粘连,使人体的正常活动功能受到限制,并且在粘连点均有顽固性疼痛,此种疼痛由于它特定的病理因素,一般的处理治疗很难见效,也无法将粘连松解,故功能障碍不能恢复,疼痛也就不能解除。

另外,一般认为,凡粘连面积大,则治疗难度大、疗程长;粘连面积较小或是一两个点的,则反之。

2. 部分骨刺和骨质增生 骨刺的生成,有的是关节本身压应力过高引起的,有的是软组织拉应力过高引起的。主要是肌肉和韧带紧张、挛缩引起的,应用针刀可将紧张、挛缩的肌肉和韧带松解。在所有骨关节附近的肌肉和韧带附着点处的骨质增生大多是软组织的原因,针刀有很好的疗效。

拉、张压应力过高引起的骨刺,不是单用针刀所能治疗的,但是需要通过针刀的治疗,使关节周围的软组织力学状态得到平衡,然后再通过手法与关节运动,使骨关节内的压应力恢复平衡,骨刺也就得到了根本性的治疗。针刀治疗为关节内部力平衡的恢复创造了条件,手法与关节运动才能取得效果。

3. 滑囊炎 人体的滑液囊非常多,是肌肉和关节活动所需润滑液的供给器官。

滑液囊受到急、慢性损伤之后,就会闭锁,使囊内的滑液排泄障碍,造成滑囊膨胀,进而出现酸、胀、疼痛、运动障碍等症状,甚至由于过度膨胀而挤压周围的神经、血管,出现麻木、肌肉萎缩等症状。

此种病变用常规的治疗方法难以奏效,应用针刀将滑液囊从深面切开,术后用手指迅速将滑液囊压扁,往往可立见成效。

4. 四肢、躯干因损伤而引起的后遗症 四肢、躯干损伤,经治疗急性症状已解除,超过100日以上者,尚有功能障碍或肌肉萎缩,无其他引起骨断筋伤并发症时,均可用针刀治疗,但有时需要配合其他疗法。对于已萎缩的肌肉,针刀治疗亦有效果。

5. 骨化性肌炎初期(包括肌肉、韧带钙化) 对于骨化性肌炎,针刀治疗适应于骨化还没有完全僵硬之前，就是说在肌肉还有弹性的情况下，才适应针刀治疗，不过疗程比较长，一般要 60d 左右。骨化性肌炎的病因和骨质增生一样，是由肌肉和韧带拉应力过高引起，限制了人体的正常功能。

6. 腱鞘炎　针刀治疗腱鞘炎，有时疗效极快，尤其对狭窄性腱鞘炎、跖管综合征、腕管综合征之类，有特殊的疗效，但有时也需要配合一些药物。

7. 肌肉和韧带积累性损伤　针刀治疗肌肉和韧带积累性损伤，对病损时间较久的疗效显著，对病损时间较短的疗效较差。

8. 外伤性肌痉挛和肌紧张（非脑源性）　在临床上表现极为复杂。有的单独构成一种疾病，有的夹杂在其他疾病中表现为一种症状，有的表现比较隐蔽。由于肌痉挛和肌紧张引发的临床症状，只要弄清原因，确为肌肉痉挛和肌紧张者，应用针刀治疗，能取得立竿见影的效果。

9. 手术损伤后遗症　切开手术如在四肢施行，特别是在关节附近，容易造成腱鞘狭窄、筋膜、肌肉、韧带、关节囊挛缩、瘢痕、粘连，导致功能障碍。这是很令人烦恼的后遗症，针刀对此施行闭合性松解术，有较理想的疗效。

10. 病理性损伤后遗症　指由于某种疾病导致软组织变性、挛缩、瘢痕、粘连，如骨髓炎愈合后，类风湿关节炎导致的关节伸屈受限，针刀有很好的疗效。特别是类风湿关节炎中期、晚期导致的肢体畸形，一直是无法解决的难题，针刀就可以解决。

11. 脊柱四肢关节类疾病　因慢性软组织损伤导致关节位置发生改变（如关节畸形）而引起的各种疾病，均可用针刀治疗。因病情不同，愈合效果与治疗疗程也不同。如颈型颈椎病，症状完全由软组织损伤引起，针刀治疗效果立竿见影，且疗程短、疗效好；而脊髓型颈椎病，已经出现脊髓受压现象，针刀治疗疗程长，且疗效欠佳。其他如膝关节骨性关节炎、股骨头坏死、强直性脊柱炎，总体而言，针刀对这类疾病的显效率是较高的，不乏为手术之前优先选择的一种保守疗法。

12. 关节内骨折　针刀治疗关节内骨折具有特殊的疗效，可以避免关节功能障碍等后遗症。

13. 整形外科　针刀治疗用于整形外科疗效较好。如矫正部分五官不正，消除皱纹，矫正小儿"O"型腿、"K"型腿、"X"型腿及成人肢体畸形等。

14. 部分慢性内科疾病　针刀医学对部分慢性内科疾病的病因病理有了全新的认识，在新的病因病理指导下，不仅能治愈，而且速度很快，如慢性支气管炎、功能性心脏病、浅表性胃炎、慢性胰腺炎、慢性结肠炎、慢性膀胱炎、前列腺炎、慢性盆腔炎等。

15. 部分肛肠疾病　针刀对部分肛肠科疾病疗效也很确切。例如，不需要外科手术，即可将内、外痔核消除。

16. 部分皮肤疾病　针刀对部分皮肤病有很好的疗效，是在对部分皮肤病的病因病理新观点的指导下进行的，疗效快，如鸡眼、痤疮、慢性荨麻疹、顽癣、牛皮癣等。

17. 部分妇科疾病　针刀医学对部分妇科疾病的病因病理进行了深入的研究，并且有了新的认识，在新观点的指导下，用针刀治疗取得了很好的疗效，如痛经、乳腺小叶增生、卵巢囊肿、月经不调等。

18. 部分内分泌失调疾病和部分感染性疾病　应用针刀治疗已经取得部分疗效，现正在深入研究，有望取得较大的突破。

针刀疗法对以上 18 个方面的疾病都有相当好的疗效,对其中大部分疾病有独特的疗效,随着时间的推移,在国内和国外学者共同努力下,针刀医学还会有更大的发展,并广泛地应用在临床实践中。

第三节　针刀疗法的禁忌证

针刀疗法的禁忌证有 7 点,必须牢牢记住。

1. 严重内脏病的发作期。

2. 施术部位有皮肤感染,肌肉坏死者。

3. 施术部位有红肿、灼热,或在深部有脓肿者。

4. 施术部位有重要神经、血管,或重要脏器且施术时无法避开者。

5. 患有血友病或其他出血倾向者。

6. 体质极度虚弱者。

7. 血压较高,且情绪紧张者。

存在以上 7 种情况之一,虽有针刀治疗的适应指征,也不可施行针刀手术。

第四节　针刀疗法的注意事项

1. **准确选择适应证,严格掌握禁忌证**　要按以上所述的适应证、禁忌证对每一位患者、每一种疾病的不同情况(个体差异和疾病的不同阶段)精心制订治疗方案。这是取得较好疗效、避免失误的根本。

2. **刻苦学习解剖**　要深入了解和熟练掌握针刀施术处的解剖特点、动态改变、主要血管、神经的体表投影、体表标志和体内标志。在胸背部、锁骨处需要避免刺入胸膜腔;在颈部、腰部及四肢要注意不要损伤大血管、神经干;不能损伤内脏器官。

3. **严格无菌操作**　针刀是闭合性手术,虽然它的侵袭面很小,然而一旦感染也很难处理,因为一则深、二则可能在关节腔。因此,所有物品必须严格达到灭菌的要求。消毒要正规,操作要符合无菌规范。

4. **防止晕针刀**　晕针刀者并不少见,其表现与针灸、注射等发生的晕厥现象无任何区别,程度有轻有重,重者可有失语、惊厥,甚至有暂时性意识丧失。对此,在术前应做好患者的思想工作,以患者的现身说法最有效。对体弱、饮食和睡眠不佳、过度疲劳、情绪不稳定的患者,应推迟针刀手术。在预防晕针刀方面,最重要的是选好体位,推荐卧位方式。不管是仰卧、俯卧、侧卧位,可避免发生晕倒;同时,在此体位上稍加调整,便可进行必要的处理,以免手忙脚乱,贻误抢救时机。

5. **防止断针**　金属也会"疲劳",日久也会断裂。在针刀操作时应首先用无菌敷料擦拭针柄,使针柄干燥,便于手指捏拿;然后,擦拭针体和刃,看针刀体直不直,活动一下,看体柄有否松动。当擦过刀刃时,则可感到刀刃是否损伤。这一切在几秒钟之内即可完成,只要形成习惯,便会减少许多麻烦。在针刀操作时,要用柔和的力做各种剥离,而不是做强硬的剥离,避免折断。在操作时,只要认认真真,稳稳当当,垂直拔出,针刀是不会折断的。

当针刀折断时,不必惊慌。首先判断针刀断于何处,距皮面的距离有多少,然后试着压迫皮肤,使断在皮内的针刀体露出皮外,如露出便可用止血钳钳住拔出。如果此法无效,就要先做放射线透视定位,外科手术切开取出。

6. 注意术后出血 针刀再小也是刀,只要切破血管就会出血。一般来说,只要认真按照定点原则定点,加压分离后再刺入的方式进针刀,可以避开大血管;在软组织中深入时,不过度用力则不会有大的损伤;如果针刀真正到达体内标志的骨点、骨面后再做各种剥离手法,就会更少引起大出血,因为剥离的是粘连、瘢痕,切开的是韧带、肌腱、关节囊、滑液囊等物,这些组织血供均较少且大血管也不在此处。针刀做得越到位,越不容易出现出血和血肿。相反,针刀在软组织中(皮下除外)做剥离,则易产生出血和血肿。

一般小血肿可以自行吸收。在肢体深部的大血肿、硬膜内外的血肿则要紧急处置或请专科处置,不得延误。所以,针刀术后一定要严密观察肢体的感觉运动等情况,在门诊的患者要观察 0.5~1h 后再离开,以确保安全。

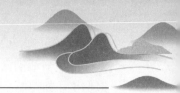

第三章

针刀治疗的作用原理

第一节　慢性软组织损伤的本质和各种表现方式

软组织损伤就是指人体组织受到不同程度的破坏,如破裂、断裂、变形、坏死、循环通道堵塞、缺损等。造成机体这些变化的形式概述起来有如下 11 种。

1. **暴力损伤**　指人体受到外来的跌、打、碰、撞、挤、压、拉等所造成的损伤。

2. **积累性损伤**　指人体受到一种较轻微的、持续性的反复牵拉、挤压,进而造成的损伤。这种损伤通过长时间的积累,超过人体的自我恢复代偿能力,就成为一种积累性损伤疾病。

3. **情绪性损伤**　由于情绪过分激动造成血管膨胀、肌肉强烈收缩或痉挛,导致血管壁损伤、肌纤维断裂;或者情绪过分抑制,造成人体内体液(包括血液)循环减慢,使之在某部位潴留、梗死,导致某些器官损伤,并影响附近器官,造成损伤的蔓延。

4. **隐蔽性损伤**　这种损伤大部分不为患者所察觉,比如在一些娱乐性活动中或偶然地遭受较轻微的跌、打、碰、撞,造成损伤,当时有疼痛感,但并没在意,过了一段时间后发觉疼痛。患者往往忽略损伤史,容易被误诊为其他疾病。

5. **疲劳性损伤**　指人体的四肢、躯干或内脏器官长时间超负荷工作所造成的损伤。如过度用脑造成大脑有关部位的损伤,暴饮暴食造成消化系统(如肝、胃、脾等)有关器官超负荷运作所造成的损伤;长时间的剧烈体育活动致使四肢、躯干和内脏(如心、肺等)超负荷工作所造成的损伤;勉强搬抬重物所造成的损伤等,皆属于疲劳性损伤。

6. **侵害性损伤**　指吸烟(烟中的苯并芘、尼古丁)、酗酒(造成酒精中毒),有害物质对人体组织器官的伤害;还有药品、食物内的有毒成分,空气中的毒性物质对人体造成的伤害,最终都会造成人体组织的损伤。

7. **人体自重性损伤**　人体过于肥胖,不仅使心脏负荷较大,造成心肌损伤,而且会使某些软组织器官长期处于超负重状态,造成损伤。

8. **手术性损伤**　指目前一些外科手术所造成的损伤。外科手术是为了治病的,除了治病,某些情况下,它所造成的损伤也是不可避免的。

9. **病损性损伤**　指由某种疾病对人体引起的伤害进而造成的损伤。如类风湿关节炎引起的关节周围软组织炎性反应;疮、疖、脓肿等引起的组织坏死,所造成的损伤。

10. **环境性损伤**　指天气高温、严寒,超高温作业,火热灼伤等所造成的损伤。高温可以引起血管过度充血;严寒可引起软组织痉挛、挛缩(都可以造成牵拉性损伤)并会引起血液、体液潴留甚至梗死;火热灼伤造成组织坏死、体液渗出,阻塞循环通道。

11. **功能性损伤**　功能是指人体在神经系统的控制下,所发挥出来的各种符合身体要求的作用。怎么会损伤呢? 这是因为在人体的某一神经支配的组织器官,由于该神经功能异常(过分兴奋和过分抑制),由它支配的某一组织器官就不能发挥正常的生理功能,但是,人体的生命活动又需要它发挥正常的生理功能,这样它在尽力应付正常工作需要的时候就损伤了。如控制心脏的交感神经功能出现异常,不能支配心肌的正常舒张和收缩,但是心脏还必须尽力完成血液的搏出量,这样心脏就损伤了。

以上所列举的造成人体软组织损伤的11种形式,只有暴力性损伤、积累性损伤是以往医学上研究软组织损伤所指的范围,其余都被放到其他的疾病研究之中。针刀医学认为,以上所举各种形式的损伤对人体软组织破坏的性质都是一样的,更为重要的是它们的病理变化的过程几乎是相同的(从组织形态学上来说),而且这些损伤过了急性期之后,都是导致一个新的疾病的病理因素。人体在哪里损伤,人体的自我调节机制就在哪里发挥作用,进行自我修复,在自我修复的过程中、在特定的条件下导致四大新的病理因素——瘢痕、粘连、挛缩、堵塞(包括血管阻塞、微循环阻塞、淋巴管阻塞、体液通道阻塞等)。这些新的病理因素就导致了新的疾病,即常说的慢性软组织损伤疾病。从这个病名不难理解,这些病都是慢性病。不过,以前所说的慢性软组织损伤疾病,是指运动系统的肌肉、韧带、筋膜、腱鞘、滑囊、关节囊等软组织的慢性疾病,远没有认识到大多数内脏器官的顽固性慢性病和运动系统的慢性软组织损伤疾病具有相同的病理因素,所以目前为止,对许多属于慢性软组织损伤的内脏病还处于无能为力的状态。正是因为研究了运动系统慢性软组织损伤疾病的病因病理,并在实践中取得了出乎意料的疗效之后,才使我们进一步发现许多严重的慢性内脏病的发病机制和运动系统慢性软组织损伤疾病是相同的,这会给治疗这类慢性内脏病找到根本的出路。

以上所列的11种软组织损伤形式,本身就包括了内脏的软组织损伤,从而使我们能够清楚认识到这类内脏病的根本病因是软组织损伤之后,在自我修复过程中产生的新的病理因素(瘢痕、粘连、堵塞、挛缩)造成的。

以前对于许多慢性软组织损伤的治疗或疗效甚微,或只能临时缓解症状,而无法根治,最根本的原因就是没有认识到这些慢性病的本质。当认识了其本质之后,就会有相应的针对性的治疗措施,使疾病从不治变为可治,从难治变为易治。要达到这一点,对各种损伤形式的了解是非常必要的。

以前我们会被疾病的很多表面现象所蒙蔽,如炎性反应、表面溃疡、局部缺血、实验室检查的生化指标异常等,特别是脏器的功能异常,更是不能看到疾病本质的重要因素,而把医生的注意力吸引到如何去解决炎性反应、表面溃疡、局部缺血等方面以及如何治疗使生化指标、脏器功能恢复正常。这样,常常绞尽脑汁,想治好这些慢性病,结果事倍功半。现在,针刀医学彻底转变思维方法,不被炎性反应、表面溃疡等表面现象所迷惑,认识到这些表面现象并不是这类疾病的根本原因,而是这类疾病病理变化过程中的一种现象,重点去解决出现这种现象的根本病理因素——粘连、挛缩、瘢痕、堵塞,就可以治愈这些慢性病。

在解决这些病理因素的时候,如果没有更深层次的原因,就直接对准四大病理因素进行治疗就会事半功倍;如果有更深层次的原因,就得精确地找出原因进行治疗,然后再具体治疗这四大病理因素。如交感神经和副交感神经功能障碍,造成心脏生理功能紊乱,产生四大病理因素,就先治疗影响交感神经和副交感神经的问题所在之处,使之恢复正常,然后再对这四大病理因素进行治疗,这就会取得最佳效果。

另外,过去对能够造成人体损伤的各种形式不够了解,如侵害性损伤、精神性损伤、功能性损伤等,并不认为是损伤,所以不知道它们损伤以后的病理变化结果是粘连、挛缩、瘢痕、堵塞。对本书所阐述的 11 种损伤形式,如果能够有深刻的理解和认识,就找到了一把能够解决多数慢性病的万能钥匙。

第二节 刀 的 作 用

针刀在治疗中首先发挥的是刀的治疗作用,但是它的特点是不同于普通手术刀的,它不需要切开皮肤进入人体到达病所后才开始发挥刀的作用(如进行切开、分离、铲剥、割断等操作)。在这个意义上,它和现代的手术刀是两个完全不同的概念,这也是它能够进行闭合性手术的重要特征。

另外,普通针刀仅有 0.8mm,由于针刀的刃非常小,在进行正常的手术操作时,有两点不同。第一,在需要长距离切开时,不能像普通的手术刀一划就可以完成,而是要沿着需要切开的线一刀一刀地顺序切开,有时还需要配合针刀医学的手法,进行钝性分离才能达到目的。第二,此手术因为是在盲视下进行,对于需要进行切开的组织部位需要有精确的了解,这完全依靠医生深厚的解剖学知识和针刀医学已经研究出来的各种手术入路方法。

针刀在临床上发挥手术刀的作用,又不损伤人体的健康组织,被越来越广泛地应用到多种外科手术中,并都取得了良好的疗效,如果对针刀医学的总体理论没有深刻的了解,是很难做到的。

第三节 针 的 作 用

关于针灸的针为什么能够治病,从中医学角度解释,是因为针灸的针能够调节阴阳,疏通经络。实践证明,经络确实能够传递针灸的信息,比如针刺四肢的穴位可以治愈相应的内脏疾病,经过几千年的重复应用都是如此,说明了经络是客观存在的,只是现代科学还没有揭示它的本质而已。针刀医学对经络的研究,证明经络是一个人体电生理线路的干线,为经络找到了客观存在的依据。

前面说到,针刀在进入人体时是一种针的理念,当它刺入人体不去发挥它的切开、剥离等刀的作用的时候,它就发挥的是针的作用,但是它比普通的针灸针作用更大、更强,因为它有一个小小的刀刃,且比普通的针灸针略粗,所以对人体的刺激效应更大,又由于经络的本质是人体电流的线路,可以通过这个线路将刺激的信息传递到相应的部位,所以针刀治疗的效果往往比针灸针更好。

另外,针刀是由金属做成的,是一个导电体,能对生物电流的线路产生调节作用,因此针灸针所能发挥的治疗作用它也能发挥,但因治疗思路不同,相互之间不可替代。

第四节 针和刀的综合作用

针刀在临床治病中,对某些病例可以起到针和刀的双重作用,有 1+1>2 的效果。比如在治疗某些慢性软组织损伤疾病的时候,在进刀部位恰恰有瘢痕和结节,就必须将此瘢痕和结节纵向切开,是在发挥刀的作用;如果此部位恰好是电生理线路的循行部位,患者有和此电生理线路相应的其他内外科杂病,在治疗慢性软组织损伤的同时亦调节了电生理线路,从而将相应的内科、外科杂病也治愈了,也就是说发挥了针的作用。另外,在治疗某些内科疾病的时候,所取的进针刀部位恰有瘢痕和结节,此时就必须将此瘢痕和结节切开,因为这瘢痕和结节就是阻碍电生理线路电流的重要因素,不将其切开,电生理线路的电流就不可能恢复正常,在此针刀不仅发挥了针的作用,同时也发挥了刀的作用,这是普通的针灸针所做不到的。

如果用外科手术刀切开皮肤,然后再切开瘢痕和结节组织,电生理线路就会因为手术刀的大切口而被切断和分离,就根本谈不上调节电生理线路,也就是说发挥不了针的作用。

针刀在临床发挥的针和刀的综合作用,是极有意义的,可以解决单独用针或单独用刀都无法解决的问题。

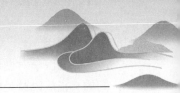

第四章

针刀治疗安全性保障的原理

闭合性手术的研究成果,保证了针刀治疗的安全性,共有9个方面的内容。

第一节　精细解剖学的意义

一、定义

系统描述全身性和局部性的微小解剖结构。

二、内容

闭合性手术是在盲视下进行的,首先要求医者有精细入微的解剖学知识。精细解剖学就是人体组织结构中那些精细入微的部分,在开放性手术看来并不重要,但是对于闭合性手术来说却是非常重要的。因为闭合性手术需要精确地对准病变组织施术,尽量减少对健康组织的损伤,最好能做到不损伤。因此,必须建立起精细解剖学。精细解剖学包括全身性的和局部性的微观解剖结构两大部分。

三、对安全进行闭合性手术的意义

能精确地对准病变组织施术,减少对健康组织的损伤,心中知晓肌肉、韧带的走行方向、起止点、周围结构等。

四、肌肉的精细解剖、肌腱膜和肌间膜

针刀医学是一种精密的体外操作的微创手术方法,为了使手术得以顺利进行,减少对组织的损伤,必须掌握全身肌肉的精细解剖,尤其对其起止点要有充分的把握,才有可能达到心中有数、手下有数。为了叙述方便,下面把关于肌肉精细解剖的知识和肌腱膜、肌间膜的有关知识一并介绍。

肌腱膜、肌间膜是遍布全身几乎所有肌肉表面的两种微细结构。在尸体上进行解剖时,这两种精细解剖结构几乎找不到,而在活体的健康人身上,肌肉表面都有完整的肌腱膜,肌肉之间都有肌间膜。肌腱膜是一个半透明的薄膜,其厚度为 0.03~0.08mm,肌间膜是两块肌肉之间极薄的有相当弹性的半透明的膜状结构,其厚度为 0.01~0.03mm。

肌腱膜包裹在肌肉的外面,非常光滑,并能产生少量的滑液,对肌肉的相对运动及减少和周围组织的摩擦都有重要的意义。肌间膜的两端附着在两块肌肉表面的腱膜上,亦可产生少量的滑液,对减少两块肌肉在相对运动时的摩擦也很有作用,另外,对相邻两块肌肉还

有分隔作用。

针刀医学对慢性软组织损伤疾病的研究发现,有部分顽固性的慢性软组织损伤疾病,它们的真正病因就是肌腱膜受到某种损伤后,在人体修复过程中肌腱膜和周围组织粘连,或肌间膜受到某种损伤以后,在修复过程中挛缩或粘连,因而限制了肌肉的相对运动,肌肉在进行勉强相对运动时牵拉肌腱膜或肌间膜引起新的损伤如出血、水肿、炎性反应而出现急性临床症状。这类疾病大多被现代医学称为筋膜炎,把它的病因归结为无菌性炎症,一切治疗措施都以消除炎症为目标,所以对该类疾病难以取得根治性的疗效,并形成恶性循环,治疗→缓解→复发→再治疗→再缓解→再复发,通过治疗出血被止住、水肿被吸收、炎性反应消失,因而症状缓解。当人体进行正常活动时,肌肉在体内必有相对运动,病变部位的肌腱膜和肌间膜已经粘连或挛缩,由于牵拉而再次损伤,引起急性临床症状,使旧病复发,每次复发都会使损伤更为严重,因而使该类疾病成为临床上难以治愈的疾病。针刀医学对人体肌腱膜和肌间膜这一微细结构生理病理进行了研究,并创造了新的治疗方法,使这一类疾病变为容易治愈的疾病。

肌腱膜在本书的含义与原来解剖术语中的腱膜有一定的差异,过去对筋膜、腱膜、肌腱膜往往混淆起来,实际上这三个术语指的是人体三种相近而结构和功能又完全不一样的组织结构。筋膜是指生长于两块肌肉之间的由扁薄的肌腱延伸出来的,或是处于两层肌肉之间的片状、桶状、半桶状,或是包绕于皮下及其他组织外侧面的坚韧而厚的膜状结构,如腹外侧筋膜(两块肌肉之间的筋膜)、胸腰筋膜(两层肌肉之间的筋膜)、小腿筋膜(桶状筋膜,又称肌间隔)、帽状筋膜(包绕于皮下的筋膜)等。筋膜外侧面和深面都比较光滑,是一种韧性很大且很有弹性的结缔组织,内含一些纤维组织和脂肪组织,它的主要功能是对抗人体运动时的各种拉力、张力,保护骨骼肌的正常运动。腱膜是一种较薄的膜状结构,似可称为膜状肌腱,它不像筋膜那样阔大,且仅限于肌腱两端,不在肌腱两端而称为腱膜者实际上是筋膜而不是腱膜,腱膜也有很大弹性和韧性,周围比较光滑。腱膜的主要功能是缓冲肌肉强烈收缩时的牵拉,或肌肉借腱膜与其他组织结构相连接。肌腱膜是与筋膜和腱膜完全不同的极薄的膜状组织,一般厚度只相当于腱膜和筋膜厚度的 1/10~1/20,它附着于肌纤维的周围,本身光滑且能够产生少量滑液。肌腱膜的主要功能是减少肌肉在体内与其他组织做相对运动时的摩擦,分隔肌纤维各自成束,使肌肉能够独立地自由运动。肌间膜是附着于肌腱膜之间更为菲薄的富有弹性的膜状的微细结构,它的主要功用是分隔肌肉,并能横向连接两块肌肉,亦能产生少量滑液以利于相对运动。

肌腱膜和肌间膜虽是极微小的膜状结构,但有极敏感、极微细的末梢神经、血管束穿行其间,它们在受到损伤后会有明显的疼痛感觉。

肌腱膜和肌间膜还有另外一个重要的生理特征,就是容易被吸收也容易生成,当它们被损害到无法修复的时候,就会被人体当作废物而吸收,而缺损的肌腱膜和肌间膜很快就会生长出新的肌腱膜和肌间膜。这一生理特征对于进行闭合性针刀手术治疗因肌腱膜和肌间膜病变而引起的颈、肩、腰、腿痛极有意义。

肌腱膜和肌间膜这一精细解剖结构,对于开放性手术来说,在切开肌肉时,几乎是可以忽略的微细结构,对手术进程和临床治疗都无特殊的价值,所以之前人们也没有去认真地研究它。从以上的叙述,可以大概了解到它们对闭合性手术的意义。下面分别叙述部分肌腱膜和肌间膜在人体内的分布情况、解剖位置、生理病理特征。

1. 头面部肌肉的肌腱膜和肌间膜　帽状肌腱膜（galea aponeurotica）：覆盖颅顶的中部（图 4-1），为一坚韧的纤维组织板，与头部皮肤紧密结合为一层，膜的两侧部分为耳上肌及耳前肌的起点，并有部分纤维移行于颞筋膜。请注意，这不是帽状筋膜，但它是在帽状筋膜的深面，通过帽状筋膜与头部皮肤紧密结合在一起（图 4-2），它是人体一个特殊的肌腱膜。帽状肌腱膜的深面，有帽状肌腱膜下疏松结缔组织，帽状肌腱膜通过帽状肌腱膜下疏松结缔组织与颅骨外膜相邻，头顶部皮肤的小幅度活动，就是通过帽状肌腱膜和颅骨外膜的相对移动，和帽状肌腱膜与耳上肌和耳前肌的起点部分相对移动实现的，帽状肌腱膜可以产生少量的滑液，以利于它们之间的相对移动。

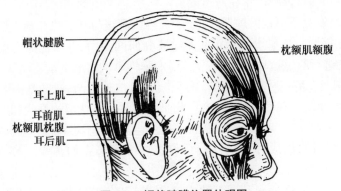

图 4-1　帽状腱膜位置外观图

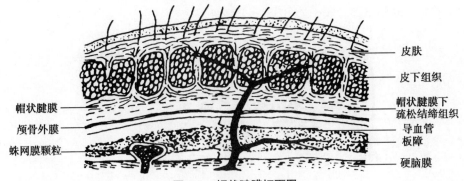

图 4-2　帽状腱膜切面图

头顶部的轻微外伤，极易引起帽状肌腱膜和颅骨外膜、耳上肌和耳前肌的起点部分的粘连、瘢痕，而影响它们之间的相对移动，出现局部疼痛症状或头顶部皮肤小幅度活动受限。此种疾病用常规方法，如针灸、理疗、封闭、外敷中药，一般难以奏效，因为帽状肌腱膜和颅骨外膜的粘连难以松开，瘢痕、结节难以分离开，它的根本病因得不到解决，所以症状就难以消失。用针刀将帽状肌腱膜和颅骨外膜进行剥离松解，使两者彻底分离，消除根本病因，此病就可以得到根本的治疗。

帽状肌腱膜和颅骨外膜之间没有肌间膜相连，而在耳上肌和耳前肌起始处则有少量的肌间膜，但它不像四肢和躯干肌肉之间的肌间膜那样长且多，也很少受到单独性的损伤。

2. 头顶部肌肉的肌腱膜和肌间膜　枕额肌的肌腹分为两部分，后部叫枕腹，前部叫额腹，两肌腹之间连以帽状腱膜。枕腹位于两侧枕部的皮下，为一长方形的扁肌，较额腹弱小，起自上项线的外侧部和乳突部的上面,肌纤维斜向外上方,移行于帽状腱膜的后缘,此肌向后牵引帽状腱膜,和帽状腱膜与额腹共同作用时,使眼裂开大,枕腹受面神经的耳后支支配;额腹居额部皮下,宽阔而菲薄,较枕腹发达,起自帽状肌腱膜,肌纤维向前下方,止于眉部皮肤,并和眼轮匝肌相互交错,其深面的筋膜,止于眶缘的上部,该肌内侧的肌纤维下部与对侧者相互毗邻上部稍分开,此肌两侧共同作用时向前牵拉帽状肌腱膜,使头皮向前,并使额部产生额纹,上提眉部及眼睑,使眼睁开,所以该肌是眼轮匝肌的拮抗肌,额腹受面神经颞支支配。枕额肌的枕腹和额腹外侧面都覆盖肌腱膜,但额腹的下部没有肌腱膜,和额筋膜相连,枕腹和额腹的深面也被肌腱膜包绕,此两肌腹的深面肌腱膜和颅骨外膜相邻,在枕腹和额腹进行收缩运动时,和颅骨外膜产生相对运动。

颞顶肌为一块发育不恒定的薄肌片,介于枕额肌额腹与耳前肌和耳上肌之间,起自耳上肌部位,止于帽状筋膜。此肌没有固定的肌腱膜和肌间膜,它的外侧面与筋膜和皮肤相连,活动度极小,它在进行收缩运动时,主要靠自身的弹性牵动皮肤运动。

项横肌位于皮下,是一对小肌,但常不存在,起自枕外隆凸,肌纤维沿上项线向外,其纤维与胸锁乳突肌抵止腱交错后,止于乳突。此肌收缩时紧张枕部的筋膜和皮肤,此肌没有肌腱膜和肌间膜。

外耳肌由三块肌肉组成,即耳上肌、耳前肌、耳后肌,它们都没有完整的肌腱膜和肌间膜。

眼周围肌:眼轮匝肌围绕眼裂周围的皮下,为椭圆形扁肌,深面紧贴眶部骨膜及睑筋膜的浅面,分眶部、睑部和泪部,该肌受面神经的颞支和颧支支配,该肌的肌腱膜零散而分割,但有少量的肌间膜和眶部骨膜相邻(图 4-3、图 4-4)。

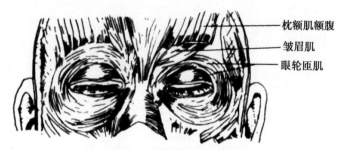

图 4-3　眼周围肌前面观

枕额肌额腹
皱眉肌
眼轮匝肌

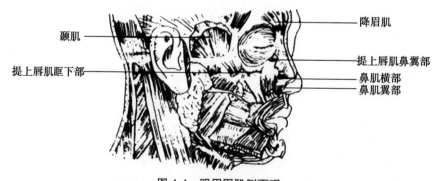

图 4-4　眼周围肌侧面观

颞肌
提上唇肌眶下部
降眉肌
提上唇肌鼻翼部
鼻肌横部
鼻肌翼部

皱眉肌位于眼轮匝肌眶部,及枕额肌额腹的深面,两侧眉弓之间,起自额骨鼻部,肌纤维斜向外上,终于眉部皮肤,此肌收缩时使眉向内下,使鼻根部皮肤产生纵沟,出现皱眉的表情,皱眉肌受面神经颞支的支配,该肌在和枕额肌额腹的相邻的外侧表面有肌腱膜和肌间膜,其余部位没有肌腱膜和肌间膜(图4-3)。

降眉肌为枕额肌额腹的延续部分,起自鼻根部,向上终于眉部皮肤,牵引眉间部皮肤向下,使鼻根部的皮肤产生横纹,此肌的外侧面没有肌腱膜和肌间膜,其深面有肌腱膜与眶部的骨膜相邻,且有肌间膜附着于肌腱膜和骨膜之间(图4-4)。

鼻肌:分为3个小肌,但很不发达,即横部、翼部和降鼻中隔肌,均由面神经颊支支配,此肌大部分部位没有肌腱膜,更无肌间膜(图4-5)。

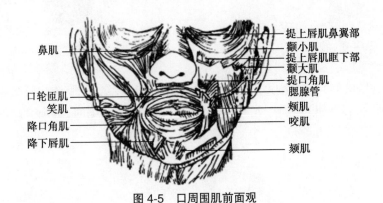

图4-5　口周围肌前面观

口周围肌:分为浅、中、深三层。由于人类语言机能极度复杂,口周围肌在结构上高度分化,形成一个复杂的肌群,其中只有口轮匝肌是环行的,其余肌肉皆呈放射状排列,这些肌肉都受面神经的颊支和下颌支支配,其浅层包括口轮匝肌、提上唇肌、颧小肌、颧大肌、笑肌、降口角肌;中层包括提口角肌、降下唇肌;深层包括切牙肌、颏肌、颊肌。口周围肌这一复杂肌群相互重叠交叉,凡是两肌肉之间有相对运动的部位都有肌腱膜和肌间膜,其余部位有的和皮肤相连,有的和韧带相连,有的和筋膜相连,还有的和牙龈相连,都没有肌腱膜和肌间膜(图4-5)。

咀嚼肌群:狭义的咀嚼肌共有四对,强而有力,作用于下颌关节,其排列与下颌关节的运动特点相适应,在发生演化上,均起源于第一鳃弓,神经均由三叉神经运动纤维支配,按其位置分为浅层和深层,浅层包括颞肌(受下颌神经的颞深神经支配)、咬肌(受下颌神经的咬支支配);深层包括翼内肌(受下颌神经的翼内神经支配)和翼外肌(受下颌神经的翼外神经支配)。

咀嚼肌群由于其活动非常频繁且强而有力,除肌肉的附着点、浅层的外侧面、深层的内侧面和骨、皮肤及黏膜相邻部位外,均有厚而强韧的肌腱膜包绕,也有肌间膜生于其间(图4-6、图4-7)。

3. 颈部肌肉的肌腱膜和肌间膜　颈浅肌:主要是颈阔肌,位于颈前外侧部,直接位于皮下,和皮肤密切结合,属于皮肌范畴,呈一菲薄宽阔的长方形肌。皮肌在其他哺乳动物很发达,可遍及整个躯干,但人类仅有数处存在(例如掌短肌、面肌等)。颈阔肌下缘起自胸大肌和三角肌筋膜,肌纤维斜向上内方,越过锁骨和下颌骨至面部,前部肌纤维止于下颌骨的下

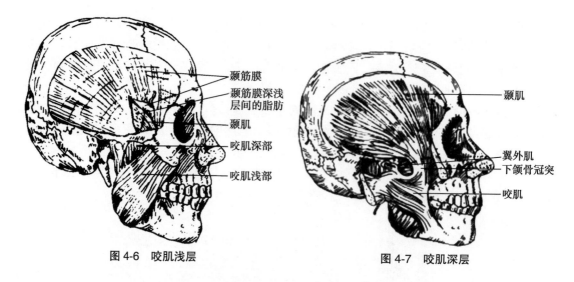

図 4-6　咬肌浅层　　　　　　　　　　図 4-7　咬肌深层

颌底和口角,其最前部的肌纤维左右相互交错,后部肌纤维移行于腮腺咬肌筋膜和部分面部肌肉(指降下唇肌和笑肌)表面。此部叫颈阔肌面部。此肌收缩时,可牵引口角向外。颈阔肌受面神经颈支支配(图 4-8)。

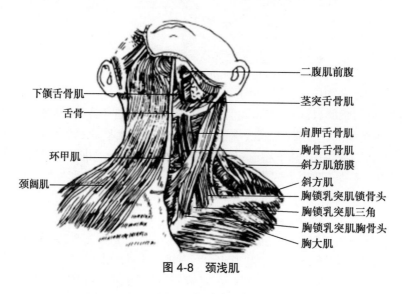

图 4-8　颈浅肌

颈阔肌的外侧面和皮肤紧密结合,故无肌腱膜和肌间膜,其深面与颈部的前侧和外侧部位有肌腱膜和颈部诸肌的肌腱膜相邻,在颈阔肌进行收缩运动和横向运动(转头时颈阔肌进行横向运动)时,并有肌间膜和颈部诸肌的肌腱膜相连。

颈外侧肌:主要就是胸锁乳突肌,位于颈部两侧皮下,颈阔肌的深面,为一强有力的肌肉。在许多哺乳动物为两个独立的肌肉,即胸乳突肌和锁乳突肌。在人类这两个肌肉合成一个肌肉,总称为胸锁乳突肌。在起源上与斜方肌有密切关系。起点有两部分,一部分以短腱起自胸骨柄前面,称胸骨头;另一部分起自锁骨的胸骨端,称锁骨头。锁骨骨折时,其内侧断端即被锁骨头牵引向上。二头向上汇合为一个肌腹(内侧头即胸骨头居浅面),在两头与锁骨之间,形成一小三角形间隙,叫胸锁乳突肌三角,又叫锁骨小窝。肌的深侧有颈总动脉通过。肌纤维向上后方,止于乳突外侧面及上项线的外侧部。此肌主要维持头的正常端正姿势,一侧收缩时,使头向同侧倾斜,面向对侧旋仰;两侧同时收缩时,由于其抵止点位于寰枕关节额状轴之后,故使头后仰。若一侧发生病变,使该肌挛缩时,则引起病理性斜颈。胸锁乳突肌受副神经支配,此外还有第2(有时还有第3)颈神经前支的分支支配,其中颈神经分支,一般认为是本体感觉神经分支(图4-9、图4-10)。

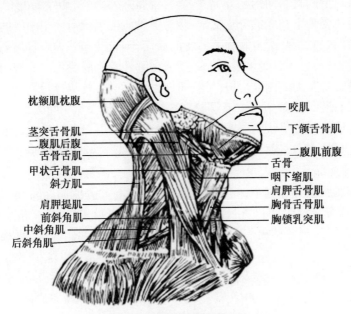

图 4-9　颈外侧肌和颈前肌

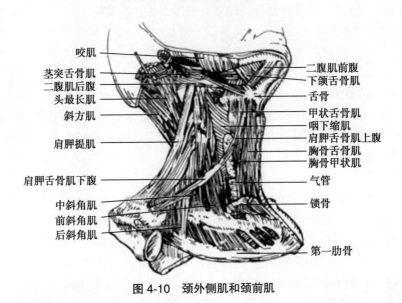

图 4-10　颈外侧肌和颈前肌

颈外侧肌的主要肌肉胸锁乳突肌除了要做收缩运动外,在头部后仰时,还要做小幅度的滑动位移,故整个肌肉除两端附着点外,均被滑利的肌腱膜所包绕,但没有肌间膜。

颈前肌:包括舌骨下肌和舌骨上肌群。舌骨下肌位于颈正中线的两侧,延续于胸骨与舌

21

骨之间(肩胛舌骨肌除外),在喉、气管和甲状腺的浅面。分为两层:第一层自外向内,为肩胛舌骨肌、胸骨舌骨肌;第二层自下而上,为胸骨甲状肌和甲状舌骨肌(图4-9、图4-10)。肩胛舌骨肌位于颈前面,颈阔肌的深侧,胸骨舌骨肌的外侧,大部分被胸锁乳突肌所遮盖,为细而长的带形肌,被中间腱分为上腹和下腹。下腹起自肩胛骨上缘和肩胛横韧带,肌纤维斜向内上方,于胸锁乳突肌的深侧,在环状软骨平面以下移行于中间腱。该腱借颈深筋膜中层向下连于锁骨。上腹自中间腱斜向内上方,与胸骨舌骨肌并列,并在其外侧止于舌骨体外侧部的下缘。肩胛舌骨肌受舌下神经的分支支配;胸骨舌骨肌位于颈前面正中线的两侧,肩胛舌骨肌的内侧,为窄带状的肌肉,起自胸锁关节囊的后面,胸骨柄和锁骨胸骨端的后面,肌纤维在正中线两侧垂直上行,止于舌骨体内侧部的下缘。胸骨舌骨肌受舌下神经的分支支配;胸骨甲状肌位于胸骨舌骨肌的深侧,也是长带状肌肉,上狭下宽,较胸骨舌骨肌短而宽,紧贴于甲状腺的浅面,在胸骨舌骨肌的深侧。下端起自胸骨柄的后面及第1肋软骨,肌纤维斜向上外,止于甲状软骨斜线。胸骨甲状肌受舌下神经的分支支配;甲状舌骨肌为短小的长方肌,是胸骨甲状肌向上的延续部分,同样也被胸骨舌骨肌遮盖,起自甲状软骨斜线,肌纤维斜向外上方,止于舌骨体外侧部及舌骨大角。甲状舌骨肌受舌下神经分支支配。

颈前肌肌群肌腱膜并不健全,除了其附着点外,在与并列肌肉之间,也没有完整的肌腱膜,其余的地方都有肌腱膜,但是它们之间有丰富的肌间膜,肌间膜互相牵扯,而和相应的肌腱膜相连,当它们受到各种损伤以后,引起肌腱膜挛缩,头部俯仰运动和旋转运动将受到限制。

颈深肌:分为内侧群和外侧群(图4-11)。内侧群位于脊柱前面,也称椎前肌,位于脊柱前面正中线的两侧,共有四块,其中头前直肌和头外侧直肌尚保持着原始肌节的遗迹。颈长肌位于脊柱颈部和上三个胸椎体的前面,延伸于寰椎前结节及第3胸椎体之间,被咽和食管所遮盖。分为下内侧和上外侧两部,两部相互掩盖。下内侧部起自上位三个胸椎体及下位三个颈椎体,止于上位颈椎体($C_2 \sim C_4$)及下位颈椎横突($C_5 \sim C_7$)的前结节。上外侧部起自下位颈椎横突($C_3 \sim C_6$)的前结节,止于寰椎前结节。此肌双侧收缩时,使颈前屈;单侧收缩时,使颈侧屈。颈长肌受颈神经前支($C_3 \sim C_6$)支配;头长肌居颈长肌的上方,遮盖颈长肌的上部。起自第3~6颈椎横突的前结节,肌纤维斜向内上方,止于枕骨底部的下面(咽结节后侧的部分)。两侧同时收缩时,使头前屈;单侧收缩时,使头向同侧屈。头长肌受颈神经的分支($C_1 \sim C_6$)支配;头前直肌位于寰枕关节的前方,其内侧部分被头长肌掩盖,为短小的肌肉,与横突间肌同源。起自寰椎横突根部,肌纤维斜向上方,在头长肌止点后方,止于枕骨底部的下面(枕骨大孔前方)。此肌受颈神经的分支($C_1 \sim C_6$)支配;头外侧直肌位于头前直肌的外侧,也是短肌,起自寰椎横突,止于枕骨外侧部的下面,使头侧倾。此肌受颈神经($C_1 \sim C_6$)的分支支配。外侧肌群位于脊柱颈部的两侧,包括三个斜角肌:即前斜角肌、中斜角肌和后斜角肌,这些肌肉可认为是肋间肌在颈区的延续部分,这三个肌肉共同形成一个不完整的圆锥面,遮盖着胸廓上口的外半部。前斜角肌位于胸锁乳突肌的深面,部分位于颈外侧三角内。起自3~6颈椎横突的前结节,肌纤维斜向外下方,止于第1肋骨上面的斜角肌结节。由颈神经前支($C_5 \sim C_7$)支配。中斜角肌位于前斜角肌的后方,起自第2至第6颈椎横突的后结节,肌纤维斜向外下方,止于第1肋骨上面,锁骨下动脉沟以后的部分。由颈神经前支($C_2 \sim C_8$)支配。后斜角肌居中斜角肌的后方,可认为是中斜角肌的一部分。起自下3个颈椎($C_5 \sim C_7$)横突的后结节,肌纤维斜向外下方,止于第2肋骨的外侧面中部的粗隆。由颈神经前支($C_5 \sim C_6$)支配。当颈椎被固定时,上述三个肌肉可上提肋骨,使胸廓变大,协助吸气,故属于深吸气肌;当肋骨被固定时,可使颈向前倾;单侧收缩时,使颈向同侧屈,并微转向对侧。

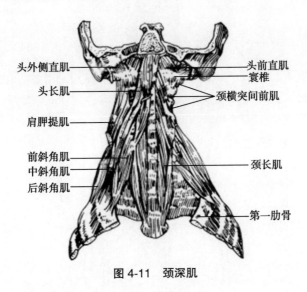

图 4-11　颈深肌

颈深肌的内侧肌群由于深在而短小,和外围的软组织产生相对运动少,所以没有完整的肌腱膜,更无肌间膜。颈深肌的外侧肌群的外侧面与颈外侧肌的深面相邻,在颈部进行屈伸运动时颈深肌外侧肌群之间也产生相对运动,与颈外侧肌的深面产生相对运动的幅度更大一些,所以颈深肌的外侧肌群除了在其附着点处及与筋膜相连的地方没有肌腱膜之外,其余部位都被肌腱膜包绕,而且还有大量的肌间膜纵横于其间。

4. 背部、项部和胸部肌肉的肌腱膜和肌间膜　背肌和项肌在来源和结构上均较复杂,按其位置可分三层,即背浅层肌、背中层肌及背深层肌。背浅层肌和背中层肌均是由他处转移而来,如斜方肌来自鳃弓,背阔肌来源于肌节腹侧部。背深层肌是背部固有肌,由浅而深可分为四层,按肌的长短又可分为二类,均由脊神经后支支配。

背浅层肌分为两层(图 4-12),均作用于上肢带骨及自由上肢骨。第一层有斜方肌和背阔肌,第二层有肩胛提肌和菱形肌。斜方肌位于项部和背上部皮下,为三角形的阔肌,底向脊柱,尖在肩峰,两侧的斜方肌合在一起,形如斜方形,故名。自上而下,肌纤维以腱膜起自上项线内 1/3 部、枕外隆凸、项韧带全长、第 7 颈椎棘突、全部胸椎棘突及其棘上韧带。上部肌纤维斜向下外方,止于锁骨外 1/3 部的后缘及其附近的骨面。中部肌纤维平向外方,止于肩峰内侧缘和肩胛冈上缘的外侧部。下部肌纤维斜向上外方,止于肩胛冈下缘的内侧部。肌的上部收缩时可上提肩胛骨的外侧面,使肩胛骨向外上方旋动(即肩胛骨下角向外旋转),因而帮助上肢上举。下部则下降肩胛骨内侧半,斜方肌全部纤维收缩时,使肩胛骨向脊柱移动,该肌瘫痪时,产生塌肩。若肩胛骨被固定,此肌一侧收缩,则使颈向同侧倾斜,面向后仰并旋向对侧;两侧同时收缩,使头后仰。斜方肌受副神经支配。

背阔肌位于腰背部和胸部后外侧的皮下,为全身最大的阔肌,呈直角三角形,上内侧部被斜方肌遮盖,以腱膜起自下 6 个胸椎棘突、全部腰椎棘突、骶中嵴、髂嵴外侧唇后 1/3。以 3~4 个肌齿起自下 3~4 个肋骨外面,有时有小部分肌纤维起自肩胛骨下角背面。肌纤维斜向外上方,逐渐集中,经腋窝的后壁、肱骨的内侧绕至大圆肌的前面,于大圆肌肌腱外侧移行

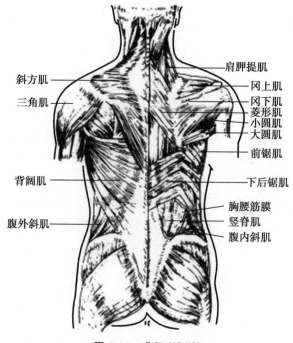

图 4-12 背肌（浅层）

于扁腱，止于肱骨小结节嵴。在此二肌肌腱之间有一恒定的滑液囊，即背阔肌肌腱下囊。此肌收缩时使肱骨后伸、旋内及内收。拉高举的上臂向背内侧移动，例如游泳运动，此肌可得到锻炼。当上肢上举被固定时，则拉躯体向上。背阔肌受胸背神经（C_6、C_7、C_8）支配。临床上常做背阔肌转位移植或肌皮瓣移植，以修复上肢、颈部、面部及胸部等处大面积缺损。

肩胛提肌位于项部两侧，肌的上部位于胸锁乳突肌的深侧，下部位于斜方肌的深侧，为一对带状长肌。起自上位 4 个颈椎横突的后结节，肌纤维斜向后下稍外方，止于肩胛骨的上角和肩胛骨内侧缘的上部。此肌收缩时，上提肩胛骨，同时使肩胛骨下角转向内，肩胛骨被固定时，使颈向同侧屈曲及后仰。肩胛提肌受肩胛背神经（$C_2 \sim C_5$）支配。

菱形肌位于斜方肌的深面，为一对菱形的扁肌，起自下位两个颈椎及上位 4 个胸椎棘突，肌纤维斜向外下方，平行经过，止于肩胛骨内侧缘的下半部（肩胛冈以下）。该肌上部肌束（即起自下位两个颈椎棘突的部分），又称小菱形肌；其下部肌束（即起自上位 4 个胸椎棘突的部分）叫大菱形肌，两者之间隔以薄层结缔组织。此肌收缩时牵引肩胛骨向内上方，使肩胛骨向脊柱靠拢，并与前锯肌共同作用，使肩胛骨的脊柱缘紧贴于胸壁部。若此肌瘫痪，则肩胛骨脊柱缘翘起，从外表看似蝶翼状，称翼状肩。菱形肌受肩胛背神经（$C_4 \sim C_6$）支配。颈椎病时常常压迫该神经，引起此肌的痉挛，产生背部压迫感，这种症状在临床上甚为常见。

项背部的浅层肌大多位于项背部的皮下，故没有肌腱膜，更没有肌间膜。但它们在有些部位相互重叠，在重叠部位和项背部浅层肌的深面都有较完整的肌腱膜和较多的肌间膜，而肩胛提肌和菱形肌都位于胸锁乳突肌、背阔肌、斜方肌的深面，此两肌的深面和背中层肌的外侧面相邻，故此两肌除其附着点之外，都被肌腱膜包绕，且有很多的肌间膜附着其上。

背中层肌为呼吸肌（图 4-13），有上后锯肌与下后锯肌。上后锯肌位于菱形肌的深面，为很薄的扁肌，以腱膜起自项韧带下部和下两个颈椎的棘突以及上两个胸椎的棘突，肌纤维斜向外下方,止于第 2~5 肋骨肋角的外侧,此肌收缩时,可上提上部肋骨以助吸气,上后锯肌受肋间神经(T_1~T_4)支配。下后锯肌形状与上后锯肌一样,位于背阔肌的深侧,较上后锯肌宽阔,借腱膜起自下位两个胸椎棘突及上位两个腰椎棘突,及纤维斜向外上方,止于下位 4 个肋骨(第 9~12)外面,止点为肋角的外侧,此肌收缩时可下拉肋骨向后,并固定肋骨,协助膈的呼吸运动,下后锯肌受肋间神经(T_9~T_{12})支配。

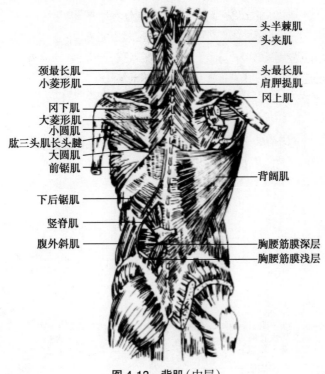

图 4-13　背肌(中层)

背中层肌即上后锯肌和下后锯肌的外侧面,背浅层肌深面和部分背筋膜相邻,其深面在背深层肌的外侧面,且都为带状肌肉,除其附着点之外,都被肌腱膜包绕,并有许多弹性很大的肌间膜与深层肌和浅层肌相邻部位的肌腱膜相连。

背深层肌:长肌位置表浅,而短肌位置较深,将背深层肌按其长短分为两组(图 4-14、图 4-15)。长肌为头夹肌、颈夹肌、竖脊肌(自外而内包括髂肋肌、最长肌和棘肌)、横突棘肌(自浅而深包括半棘肌、多裂肌及回旋肌)。短肌为头上斜肌、头下斜肌、头后大直肌和头后小直肌,总称为枕下肌群,此外还有棘间肌、横突间肌、肋提肌。

夹肌位于项部,该肌分别被斜方肌、菱形肌、上后锯肌和胸锁乳突肌掩盖,其形状为一不规则三角形扁肌。在发生上属于背深层肌特殊分化出来的一部分,依其部位不同,又分为两部分:头夹肌为夹肌上部大部分的肌束,起自项韧带的下部(约第 3 颈椎以下)以及第 3 胸椎棘突,肌纤维斜向外上方,止于上项线的外侧部分,并于胸锁乳突肌深侧,部分肌束止于乳突的后缘。颈夹肌为头夹肌下方的少数肌束,起自第 3~6 胸椎棘突,肌纤维斜向外上方,在肩胛提肌深侧,止于第 2~3 颈椎横突的后结节。夹肌单侧收缩时,使头转向同侧,两侧共同收缩时,使头后仰。夹肌受颈神经(C_2~C_5)后支的外侧支支配。

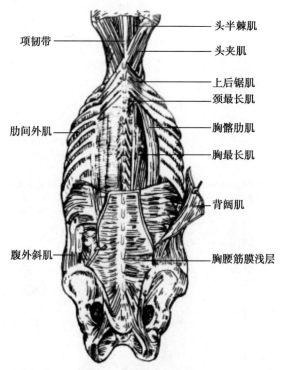

图 4-14 背肌深层（长肌）

项韧带
肋间外肌
腹外斜肌

头半棘肌
头夹肌
上后锯肌
颈最长肌
胸髂肋肌
胸最长肌
背阔肌
胸腰筋膜浅层

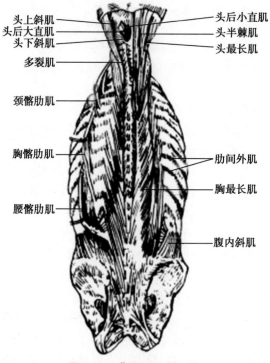

图 4-15 背肌深层（短肌）

头上斜肌
头后大直肌
头下斜肌
多裂肌
颈髂肋肌
胸髂肋肌
腰髂肋肌

头后小直肌
头半棘肌
头最长肌
肋间外肌
胸最长肌
腹内斜肌

竖脊肌称竖躯干肌或骶棘肌。为背肌中的最粗大者,居上述诸背肌的深侧,填充于棘突与肋角之间的深沟内,以一总的肌腱肌束起自骶骨背面、腰椎棘突、髂嵴后部及胸腰筋膜。肌束向上,在腰部开始分为三个纵形的肌柱,外侧者叫髂肋肌,中间者叫最长肌,内侧者称为棘肌,每个部分自下而上又分为三部。

髂肋肌位于最外侧,自下而上分为三部:即腰髂肋肌、胸髂肋肌和颈髂肋肌,这三部分肌互相重叠。腰髂肋肌起自骶棘肌的总腱,肌纤维向上,借许多腱束止于下 6 个肋骨肋角的下缘。同样,胸髂肋肌起自腰髂肋肌在下 6 个肋骨角的止点的内侧,向上分别止于上 6 个肋骨角的下缘。颈髂肋肌起自胸髂肋肌在上 6 个肋骨止点的内侧,止于第 4~6 颈椎横突的后结节。全肌虽然分为三部,但纤维互相重叠,外形上是一块肌肉。此肌通过肋骨作用于脊柱,一侧收缩时,使躯干向同侧屈;两侧收缩时,则竖直躯干。髂肋肌受脊神经(C_8~L_1)后支支配。

最长肌在髂肋肌的内侧,自下而上也分为三部:即胸最长肌、颈最长肌和头最长肌。除起于总腱外,还起自全部胸椎和第 5~7 颈椎横突,止于全部胸椎横突和其附近的肋骨,上部颈椎横突和颞骨乳突。一侧收缩时,使脊柱向同侧屈曲;两侧收缩,能竖直躯干。胸和颈最长肌受脊神经(C_1~L_5)后支支配,头最长肌受脊神经(C_1~L_4)支配。

棘肌:在最长肌的内侧,紧贴棘突的两侧,较上述二肌薄弱,又分为胸棘肌、颈棘肌和头棘肌。前者位于胸背面的中部,起自总腱和下部胸椎棘突,肌束一般越过 1 个或 2 个棘突,抵止于胸椎棘突;颈棘肌和头棘肌较胸棘肌尤为弱小,位于项部。胸棘肌伸脊柱胸段;项棘肌和头棘肌伸脊柱颈段。棘肌受脊神经后支支配。

横突棘肌由多数斜行的肌束构成,排列于骶骨到枕骨的整个项背部,被竖脊肌所遮盖。其肌纤维起自下位椎骨横突,斜向内上方止于上位椎骨的棘突。由浅而深又分为三层:浅层肌束最长,跨过 4~6 个椎骨,其纤维方向较直,称半棘肌;中层肌束较短、较斜,越过 2~4 个椎骨,称多裂肌;深层肌束最短、最斜,位于上、下两个椎骨之间,或越过一个椎骨,称回旋肌。

半棘肌按其止点和分布位置,分为胸半棘肌、颈半棘肌和头半棘肌,腰部没有此肌。起自第 2 颈椎到第 12 胸椎的横突,肌束斜向上内,按部位分别止于背上部(T_1~T_4)、项部(C_2~C_7)和枕部的上、下项线之间的部分。颈半棘肌位于头半棘肌的深侧,大部分肌束止于第 2 颈椎棘突。头半棘肌位于头和颈夹肌的深侧,瘦人项部两条纵行的凸隆,即为头半棘肌的表面投影。当胸半棘肌和颈半棘肌两侧收缩时,可伸脊柱胸段和颈段;单侧收缩时,使其相应部分的脊柱转向对侧。当头半棘肌单侧收缩时,使头伸直并使面部稍微转向对侧。半棘肌受脊神经(T_1~T_{11})后支支配。

多裂肌位于半棘肌的深侧,形状类似半棘肌,但较短。分布于骶骨到第 2 颈椎之间,在腰部和颈部比较发达,起自骶骨背面、腰椎横突、胸椎横突和下位 4 个颈椎关节突,止于全部脊椎(寰椎除外)的棘突。多裂肌受脊神经(C_3~S_5)后支支配。

回旋肌位于多裂肌的深面,分颈回旋肌,胸回旋肌及腰回旋肌。肌束似多裂肌,但更短,只连接上、下两个椎体,在胸部比较发达,可越过一个椎体。回旋肌受脊神经(T_1~T_{11})后支支配。横突棘肌两侧同时收缩,使脊柱伸直;单侧收缩时,使脊柱转向对侧(图 4-15)。

背深层长肌由于起止点相当复杂,而且有部分肌肉纤维包绕在棘突周围和横突之间,有的和胸腰筋膜相连,这些部位都没有肌腱膜和肌间膜,除了这些部位和肌肉附着区之外,其外侧面都有较厚而较坚韧的肌腱膜包绕,并有较长较宽的肌间膜生于其间。

枕下肌包括四对短小、发育良好的肌肉,即两对直肌和两对斜肌。这些肌肉只出现于高等哺乳动物,皆位于头半棘肌的深侧,作用于寰枕及寰枢关节,均由枕下神经(C_1~C_2)后支支配。将这些小肌肉分述:头后大直肌呈三角形,起于第2颈椎棘突,肌纤维斜向外上方,止于枕骨下项线的外侧部。一侧收缩,使头向同侧旋转,两侧同时收缩,使头后仰。头后小直肌呈三角形,起于寰椎后结节,肌纤维向上,止于下项线的内侧。其作用是使头后仰。头上斜肌呈粗柱状,起自寰椎横突,肌纤维斜向内上方,止于下项线上方外侧部。一侧收缩时,使头向对侧旋转,使寰枕关节侧屈;两侧收缩时,使头后仰。头下斜肌呈粗柱状,起自第2颈椎棘突,向外上方止于寰椎横突。其作用是使头向同侧旋转,并向同侧屈曲。

横突间肌起止于相邻横突,此肌在颈部和腰部比较发达。其作用是使脊柱侧屈。横突间肌受脊神经后支支配。

棘间肌位于颈部者最明显,起止于上下相邻棘突的分叉部,项韧带的两侧。有时在背上部和腰部也有发现。其作用为协助伸直脊柱。棘间肌受脊神经后支支配。

肋提肌呈三角形,位于脊柱的两侧,共有12对。起自第7颈椎和第1至第11胸椎横突尖,斜向外下方,止于下位肋骨肋结节外侧的肋骨上缘。其上8对肌肉叫肋短提肌;下4对肌肉的肌束较长,越过一个肋骨,抵止于下一个肋骨,叫肋长提肌。其作用是协助肋间外肌,增大肋间隙,以助吸气。肋提肌受脊神经(C_8~T_{11})前支支配。

背肌深层的短肌由于短而小,其主要作用于寰枕关节和寰枢关节,这组肌肉在进行收缩运动时,和其他的软组织的相对运动幅度很小,所以只在外侧面有少量的薄弱的肌腱膜,并有肌间膜和半棘肌的深面相连。

胸肌分为两群:第一群是上肢所属的胸肌,位于胸壁的前面及侧面的浅层,皆为阔肌;第二群是胸固有肌,位于胸壁的深层,参与胸壁的构成,但其仍保持着节段性。上肢所属的胸肌在发生上是从颈部降至胸部的,主要作用于上肢带骨及游离上肢骨,依其位置深浅,分为三层:第一层为胸大肌;第二层为胸小肌、锁骨下肌;第三层为前锯肌。

胸大肌位于胸廓的前上部皮下(图4-16),为扇形扁肌,起点范围大,共分三部:上部为锁骨部(借三角胸肌间沟与三角肌相隔),起自锁骨内侧1/2的前面,肌纤维斜向下外;中部为胸肋部,起自胸锁关节到第6肋软骨之间的胸骨前面半侧和上5个肋软骨的前面,肌纤维大部分横行向外;下部为腹部,此部分起点最小,起自腹直肌鞘前叶,肌纤维斜向上外旋行。三部分肌纤维向外集中,分别移行于坚韧的腱膜,在三角肌前缘及肱二头肌长头之间,止于肱骨大结节嵴,止点处的腱膜由二层组成:前层为锁骨部肌纤维及胸肋部的中部肌纤维移行而来;后层由胸大肌下半部及后面的肌纤维旋行移行而来。此肌使肱骨内收及旋内。此外,锁骨部还使肩关节屈曲(将前臂桡侧放在桌缘之下,用力上提前臂,便可见到该肌锁骨部的活动);胸肋部可使举起的上肢后伸(将前臂尺侧置于桌缘上面,用力下压,便可扪到胸肋部的活动)。如上肢固定时,则可上提肋骨,例如支气管哮喘患者,常用手握住一个固定的支架,其目的是在于固定上肢,而利用该肌帮助呼吸。此外,上肢固定于上举位时,与背阔肌共同作用,可上提躯干,例如爬树、登高等动作。胸大肌受胸内侧神经和胸外侧神经(C_5~T_1)支配。

胸小肌位于胸廓上部的前外侧(图4-17),胸大肌的深面,完全被胸大肌所遮盖。为三角形扁肌,以分散的肌齿起自第3、第4、第5肋骨的前面(靠近肋软骨与肋骨结合处),肌纤维斜向外上方,在喙肱肌的内侧,以短腱止于肩胛骨喙突。上缘与锁骨之间的区域,称胸锁三角。此肌收缩时,牵引肩胛骨向前下内方。若肩胛骨被固定时,则可上提肋骨,因而是呼吸

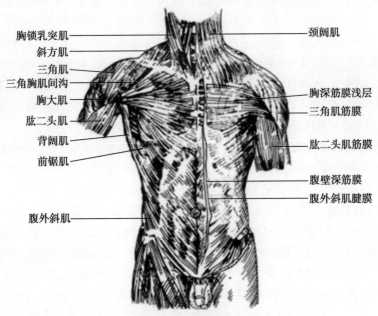

图 4-16 胸肌浅层

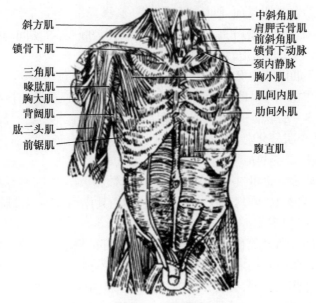

图 4-17 胸肌深层

运动的辅助肌。胸小肌受胸内侧神经(C_7、C_8、T_1)支配。

　　锁骨下肌位于锁骨下面,在人类为一退化的小肌肉,起自第 1 肋软骨及肋骨,肌纤维斜向外上方,止于锁骨近肩峰端的下面,介于喙锁韧带及肋锁韧带止点处之间。此肌牵引锁骨向内下方,以固定胸锁关节。若上肢带固定,则上提第 1 肋骨,因而也是呼吸运动的辅助肌。该肌位于锁骨至上肢的大血管及神经干之间,故在位置上有保护这些结构的作用,因此在锁骨骨折时,并不常引起这些结构的损伤。锁骨下肌受锁骨下神经(C_4~C_6)支配。

前锯肌位于胸廓外侧面,其前上部为胸大肌和胸小肌所遮盖,为一宽大的扁肌,与胸廓侧面的弯曲一致,以许多肌齿起自上 8~9 个肋骨的外侧面,下部的 4~5 个肌齿与腹外斜肌的肌齿相交错。肌纤维斜向后上内方,止于肩胛骨脊柱缘及其下角的内面。下部肌纤维收缩时,使肩胛骨下部旋上,助臂上举,若此肌发生病变,则上肢举起受到影响,只能举到一定程度。上部肌纤维收缩时,使肩胛骨向前,上臂前屈。此肌与菱形肌、斜方肌、肩胛提肌共同作用时,使肩胛骨紧贴胸廓,有固定肩胛骨的作用。若此肌瘫痪,肩胛骨下角离开胸廓而突出于皮下,使产生"翼状肩"。前锯肌受胸长神经($C_5~C_8$)支配。

上肢所属的胸肌即胸大肌、胸小肌、锁骨下肌、前锯肌因位于胸壁的前面及侧面的浅层,故其外侧面都与胸骨部的皮肤相连,没有肌腱膜,但有大量的弹性很小的肌间膜与皮肤相连。在其深面有肌腱膜包裹,并有肌间膜和胸固有肌外侧面相连。

胸固有肌:此肌群主要位于肋间隙内,有的则位于胸廓内。此肌群与腹壁扁肌一样,分为三层:第一层为肋间外肌(包括肋提肌);第二层为肋间内肌;第三层为胸横肌、肋下肌、肋间最内肌(后内侧部)。肋间外肌位于各肋间隙的外面,其后部在肋结节处与肋提肌毗邻,前部肌纤维仅到肋骨与肋软骨结合处。于肋软骨间隙处,肌纤维退化,而代以结缔组织膜,称为肋间外膜。该肌起自上位肋骨下缘内面的肋沟下面(第 12 肋骨除外),肌纤维斜向前下,抵止于下位肋骨的上缘。此肌收缩时,提起肋骨,使胸廓纵径及横径皆增大,以助吸气。肋间外肌受肋间神经($T_1~T_{11}$)支配。

肋间内肌位于肋间外肌深面,肌纤维从胸骨外侧缘开始,起自下位肋骨的上缘,从后下方斜向前上方,止于上位肋骨的下缘。自肋角向后移行为腹膜,称肋间内膜,并与脊柱相连。作用为降肋,助呼气。肋间内肌受肋间神经($T_1~T_{11}$)支配。

肋间最内肌位于肋间隙中份,肋间内肌深面。与肋间内肌纤维方向一致。此肌收缩时,使肋骨下降,胸廓因而缩小,以助呼气。肋间内肌和肋间最内肌受肋间神经($T_1~T_{11}$)支配。

胸横肌位于第 3、6 肋软骨的后面,是腹横肌的延续,起自剑突及胸骨体下部的内面。肌束斜向外上方,以 4 个肌齿分别止于第 3~6 肋骨与肋软骨结合处的后面。此肌收缩时,使肋下降,助呼气。胸横肌受肋间神经($T_3~T_6$)支配。

肋下肌位于胸廓后壁肋间内肌后内侧部的深面,数目极不恒定,肌纤维方向与肋间内肌相同,但肌纤维较后者为长,常跨过 1 个或 2 个肋骨。其作用与肋间内肌相同,助呼气。肋下肌受肋间神经($T_1~T_{11}$)支配。

胸固有肌的肋间外肌外侧面有肌腱膜覆盖,与胸部的第一层肌肉(外侧)的深面相邻,以利于胸廓收缩和扩张时它们之间的相对运动,且有少量肌间膜生于其间。肋间外肌的深侧面和肋间内肌的外侧面相邻,有较完整的肌腱膜和肌间膜。肋间内肌的外侧面也有较完整的肌腱膜和肌间膜,而它的深面肌腱膜就很不完整,只有少量的肌间膜与肋最内肌相连,起到和肋间最内肌的分隔作用。肋间最内肌的外侧表面也没有完整的肌腱膜。肋间最内肌的深面、胸横肌及肋下肌均无肌腱膜和肌间膜。

5. 人体腰腹部和四肢肌肉的肌腱膜和肌间膜概述 关于人体肌肉的肌腱膜和肌间膜叙述,还剩下三大部分,即腹肌部分、下肢肌部分、上肢肌部分。这些肌肉如果进行详细叙述,篇幅太大,本书主要阐述针刀医学的基本原理,精细解剖学只是针刀医学四大基本理论之一,闭合性手术的理论中的一节,而肌腱膜和肌间膜只是精细解剖学中的一小部分内容。通过上面对头面部、颈部和项背部和胸部有关肌肉肌腱膜和肌间膜的论述,读者已可以明白肌腱膜和肌间膜分布的一般规律,及其生理病理特点,给我们进行闭合性手术时提供一部分(微观)解剖学的依据,所以剩下的三大部分就不一一详述了。

腹部肌肉分为前群、外侧群、后群。前群比较长,外侧群比较宽阔,后群成方形。

上肢肌分为上肢带肌、自由上肢肌。上肢带肌位于肩部皮下,作用于肩关节,并增强肩关节的稳固性,起自上肢带骨,即肩胛骨和锁骨,止于肱骨,按其位置分为深、浅两层,深层又分为前组和后组,两组之间隔以肩胛骨,且前组居其前,后组居其后,浅层为三角肌。上肢自由肌又分为臂肌、前臂肌和手肌,臂肌都为长肌,分前后两群,前群位于肱骨前面,又分浅层和深层,后群位于肱骨后面,只有一层。在前后两肌群间的肱骨下段,内侧有臂内侧肌间隔相隔,外侧有臂外侧肌间隔相隔,前群属于屈肌,后群属于伸肌。前臂肌位于桡尺骨的周围,主要作用于肘关节、腕关节和手关节。

由于人类直立生活,上肢的完全支持功用解放出来,上肢不仅是劳动的器官,而且是劳动的产物,为了保证上肢特别是手的灵活运动,前臂肌的排列、形态和结构发生了巨大的变化,与小腿肌完全不同。前臂肌多为长梭形肌,这些肌肉的肌腹位于近侧,向远侧移行于长腱,因此前臂的外形上愈向手则愈细。同时在前臂除了屈肌和伸肌外还有回旋肌,这对于手的灵巧活动有着重要的意义。按解剖位置可将前臂肌分为前群和后群,前群主要为屈肌和旋前肌,后群主要为伸肌和旋后肌,屈肌主要起自肱骨内上髁,伸肌主要起自肱骨外上髁。手肌,人类手指的运动最为灵活多样,除一般屈伸、内收和外展运动外,还有对掌运动。手肌可分为三群,桡侧群,位于拇指侧,尺侧群位于小指侧,中间群位于上述两群肌之间。

下肢肌分为髋肌和自由下肢肌,髋肌部分起自躯干骨,部分起自骨盆,分别包绕在髋关节的四周,止于股骨,位于骨盆内的叫髋内肌,位于骨盆外的叫髋外肌;自由下肢肌由大腿肌群、小腿肌群和足肌群三部分组成。大腿肌由三群组成,分别位于股骨的前面、后面和内侧面,在股前群、股内侧群和股后群三群肌肉之间隔以明显的内侧和外侧肌间隔,及不明显的后肌肌间隔。小腿肌也分为三群,即前群、后群和外侧群,小腿的旋转机能甚微,因此小腿缺乏旋转肌,它的旋转功能来自大腿,小腿肌的数目较前臂为少。足肌群分为足背肌和足底肌两部分,分别负责足的背屈、跖屈运动和维持足弓等功用。

腹部肌肉大多与腹部宽阔的筋膜相连,并通过这些筋膜与腰背部肌肉相连接,伸腰和弯腰活动,大多靠腹部肌肉和筋膜的弹性来完成,所以肌肉之间很少有相对运动,也因此腹部肌肉的肌腱膜和肌间膜很不发达,只有很少的零散的肌腱膜和肌间膜。在腹部肌肉受到外伤或手术伤愈合以后都不留下慢性软组织损伤的疾患,这是因为腹部肌肉内在的动态平衡没有受到破坏而失衡,这也充分证明了针刀医学关于慢性软组织损伤的根本病因是人体内部运动器官动态平衡失调的理论。

腹部肌肉通过筋膜和腰背部的筋膜或肌肉相连接,而腰背部的肌肉和筋膜与腹部肌肉运动特点大不一样,因为腰部有腰椎、骶骨作为硬性支架,因此它们就不能光靠本身的弹性和皱褶来完成人体的弯腰和背伸活动。所以腰部肌肉及筋膜在这一运动过程中,不仅靠它们本身的弹性,更重要的是靠它们之间的相对运动来完成。也就是说,由于背部、腰骶部都有骨骼等硬组织结构,其深层软组织结构都附着在硬组织结构上,在弯腰时它们不能按照需要最大限度的拉长,而那些浅层软组织结构可跨越某些硬组织结构的深层软组织结构,却可以按照需要拉长或可拉长到相当的长度(比需要略差一点),这样就形成了腰背部软组织之间的相对运动。另外在腰部背伸时,浅层软组织结构在不能继续收缩的情况下,可以通过皱褶来使腰背伸运动得以完成,而深层软组织结构附着在硬组织结构上,则不能进行皱褶,而只能通过腰椎的反方向旋转来完成,这样深层组织和浅层组织间的运动就有运动幅度大小之差,运动距离就有远近之差,因而它们之间就产生了相对运动。腰背筋膜的表面是很光滑的,对内部的相对运动没有障碍,而在肌肉部分,为了使这些相对运动能够顺利进行,肌肉表面都覆盖有完整的肌腱膜,并有相当数量的肌间膜。

上肢肌和下肢肌,由于上肢和下肢的运动幅度都很大,运动形式都很复杂,并有骨性组织支撑,所以它们之间的相对运动极为复杂。它们之间不仅有丰富的肌腱膜、肌间膜,而且有许多筋膜隔将其分隔开,以利于它们之间的极为复杂的相对运动能够顺利完成。

这段概述只给读者提示腹部、上肢、下肢肌腱膜和肌间膜大致的分布情况,请在临床中充分了解肌腱膜和肌间膜的确切位置,以免误治。

五、人体的滑囊

滑囊又叫滑液囊,是内部充满液体的囊状结构,滑囊壁很薄,能够产生滑液和分泌滑液,大多在关节周围、筋膜的骨突部位和肌腱的上下(此囊常称为腱下囊和腱上囊)。它的主要功用是减少组织之间的摩擦,起润滑作用,以保护有关组织在运动中不受损害。人体内的滑囊很多,现在从上往下逐一介绍。

1. 颈部滑液囊(图 4-18)

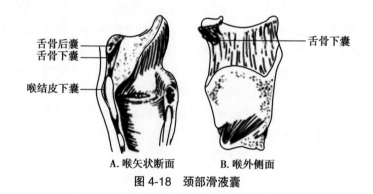

A. 喉矢状断面　　B. 喉外侧面

图 4-18　颈部滑液囊

（1）喉结皮下囊:甲状软骨喉结与皮肤之间的滑液囊。

（2）舌骨后囊:舌骨体和甲状舌骨膜之间的滑液囊。

（3）舌骨下囊:胸骨舌骨肌的上端和甲状舌骨膜之间的滑液囊。

2. 肩背部滑液囊(图 4-19)

（1）斜方肌肌腱下囊:斜方肌(上行部)和肩胛冈内侧端之间的滑液囊。

（2）肩峰皮下囊:肩峰和皮肤之间的滑液囊。

（3）肩峰下囊:肩峰和肩关节囊之间的滑液囊。

（4）三角肌下囊:三角肌和肩关节囊之间的滑液囊,有时此囊与肩峰下囊相通。

（5）喙肱肌滑液囊:在喙突尖的下方,在肩胛下肌肌腱和喙肱肌之间的滑液囊。

（6）冈下肌肌腱下囊:在冈下肌止腱和肩关节囊之间的滑液囊。

（7）肩胛下肌肌腱下囊:在肩胛下肌止腱和肩关节囊之间的滑液囊。

（8）大圆肌肌腱下囊:在大圆肌止腱和肱骨之间的滑液囊。

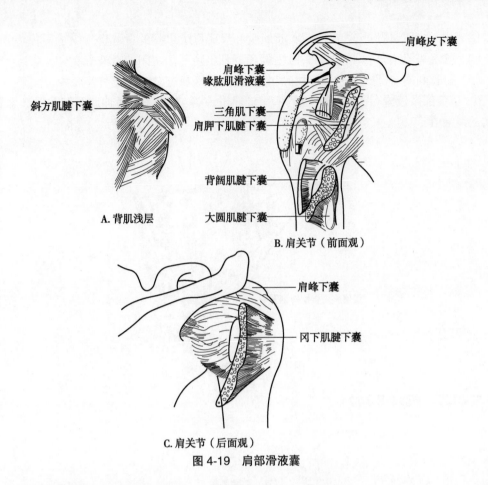

斜方肌腱下囊

肩峰皮下囊
肩峰下囊
喙肱肌滑液囊
三角肌下囊
肩胛下肌腱下囊
背阔肌腱下囊
大圆肌腱下囊

A. 背肌浅层

B. 肩关节（前面观）

肩峰下囊

冈下肌腱下囊

C. 肩关节（后面观）

图 4-19　肩部滑液囊

（9）背阔肌肌腱下囊：在大圆肌止腱和背阔肌之间的滑液囊。

3. 肘部滑液囊（图 4-20）

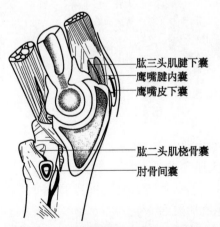

肱三头肌腱下囊
鹰嘴腱内囊
鹰嘴皮下囊

肱二头肌桡骨囊
肘骨间囊

图 4-20　肘部滑液囊（肘关节矢状断面）

（1）鹰嘴皮下囊：在尺骨鹰嘴和皮肤之间的滑液囊。

（2）鹰嘴腱内囊：在尺骨鹰嘴附近，肱三头肌肌腱内的滑液囊。

（3）肱三头肌肌腱下囊：在肱三头肌肌腱和尺骨鹰嘴之间的滑液囊。

（4）肱二头肌桡骨囊：在肱二头肌止腱和桡骨粗隆前面之间的滑液囊。

（5）肘骨间囊：在肱二头肌肌腱和尺骨之间的滑液囊。

4. 手腕部滑液囊（图 4-21）　桡侧腕短伸肌滑液囊：在桡侧腕短伸肌肌腱和第 3 掌骨底之间的滑液囊。

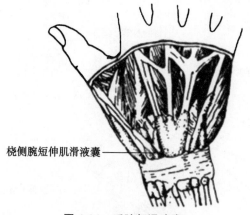

桡侧腕短伸肌滑液囊

图 4-21　手腕部滑液囊

5. 臀部滑液囊（图 4-22）

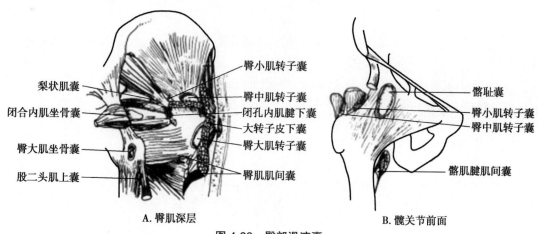

梨状肌囊
闭合内肌坐骨囊
臀大肌坐骨囊
股二头肌上囊

臀小肌转子囊
臀中肌转子囊
闭孔内肌腱下囊
大转子皮下囊
臀大肌转子囊
臀肌肌间囊

髂耻囊
臀小肌转子囊
臀中肌转子囊

髂肌腱肌间囊

A. 臀肌深层　　　　　　　　　　　　　　B. 髋关节前面

图 4-22　臀部滑液囊

（1）大转子皮下囊：在臀大肌上方，股骨大转子和皮肤之间的滑液囊。

（2）臀大肌转子囊：臀大肌和大转子之间的滑液囊。

（3）臀中肌转子囊：包括前后两个滑液囊，前方的一个在臀中肌止腱和大转子之间，后方的一个在臀中肌止腱和梨状肌之间。

（4）臀小肌转子囊：在臀小肌止腱和大转子之间的滑液囊。

（5）梨状肌囊：在梨状肌止腱和大转子之间的滑液囊。

（6）闭孔内肌坐骨囊：坐骨小切迹的软骨面和闭孔内肌肌腱之间的滑液囊。

（7）闭孔内肌肌腱下囊：在闭孔内肌抵止部深部的滑液囊。

（8）臀肌肌间囊：在臀大肌连接股骨臀肌粗隆处，位于该肌深部的 2 个、3 个滑液囊。

（9）臀大肌坐骨囊：臀大肌下面和坐骨结节之间的滑液囊。

（10）髂耻囊：在髂腰肌和骨盆之间的滑液囊，在髋关节上方，常与髋关节相通。

（11）髂肌肌腱下囊：髂腰肌止腱和小转子之间的滑液囊。

（12）股二头肌上囊：在股二头肌起始部和半膜肌起始部之间的滑液囊。

6. 膝部滑液囊（图 4-23）

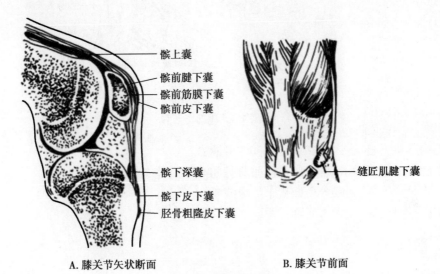

髌上囊
髌前腱下囊
髌前筋膜下囊
髌前皮下囊

髌下深囊
髌下皮下囊
胫骨粗隆皮下囊

缝匠肌腱下囊

A. 膝关节矢状断面　　　　　　　　　　　　　B. 膝关节前面

图 4-23　膝部滑液囊

（1）髌前皮下囊：在髌骨前面的筋膜和皮下之间的滑液囊。

（2）髌前筋膜下囊：大腿深筋膜和股四头肌肌腱之间的滑液囊。

（3）髌前腱下囊：在股四头肌的深部，与髌骨直接相触。

（4）髌上囊：在股四头肌和股骨前面之间的滑液囊，常与关节腔相通。

（5）髌下皮下囊：在髌韧带和皮肤之间的滑液囊。

（6）髌下深囊：髌韧带和胫骨前面之间的滑液囊。

（7）胫骨粗隆皮下囊：在胫骨粗隆和皮肤之间的滑液囊。

（8）缝匠肌肌腱下囊：缝匠肌止腱和其深部的股薄肌、半腱肌肌腱之间的滑液囊。

（9）鹅趾囊：在膝关节内侧，胫侧副韧带和半腱肌、股薄肌和缝匠肌的腱之间。有时此囊与缝匠肌肌腱下囊相通。

（10）股二头肌肌腱下囊：在股二头肌止腱深部的滑液囊，其一部分在腓侧副韧带外面。

（11）腘肌囊：在股骨外侧髁上，腘肌起腱下方的滑液囊。常与膝关节腔交通，有时与胫腓关节腔相通。

（12）腓肠肌外侧腱下囊：在股骨外侧髁和腓肠肌外侧头起始腱之间的滑液囊。

（13）腓肠肌内侧腱下囊：在股骨内侧髁和腓肠肌内侧头起始腱之间的滑液囊。

（14）半膜肌囊：在半膜肌止腱和胫骨上缘之间的滑液囊。

7. 足踝部滑液囊（图 4-24）

（1）外踝皮下囊：在外踝和皮肤之间的滑液囊。

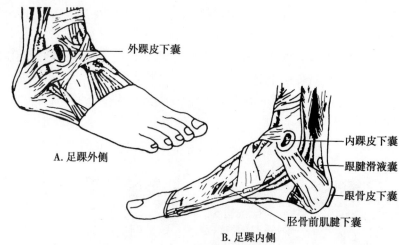

A. 足踝外侧

外踝皮下囊

内踝皮下囊
跟腱滑液囊
跟骨皮下囊
胫骨前肌腱下囊

B. 足踝内侧

图 4-24　足踝部滑液囊

（2）内踝皮下囊：在内踝和皮肤之间的滑液囊。

（3）胫骨前肌肌腱下囊：在胫骨前肌肌腱和第 1 楔骨之间的滑液囊。

（4）跟骨皮下囊：在跟骨后面皮下的滑液囊。

（5）跟腱滑液囊：在跟骨后面和跟腱之间的滑液囊。

六、肌肉

1. 面肌　如图 4-25、图 4-26 所示。

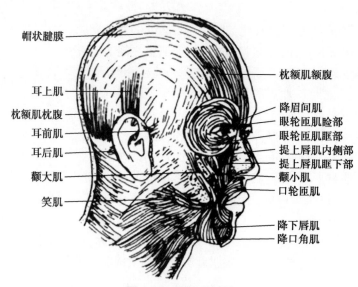

帽状腱膜

耳上肌
枕额肌枕腹
耳前肌
耳后肌
颧大肌
笑肌

枕额肌额腹

降眉间肌
眼轮匝肌睑部
眼轮匝肌眶部
提上唇肌内侧部
提上唇肌眶下部
颧小肌
口轮匝肌

降下唇肌
降口角肌

图 4-25　面肌（浅层）

（1）颅顶肌：由左右枕额肌、颞顶肌和项横肌构成。

1）枕额肌：肌腹分为两部分，后部叫枕腹，前部叫额腹。枕腹起自上项线的外侧和乳突部上面，肌纤维斜向上外方，移行于帽状腱膜的后缘；额腹起自帽状腱膜，肌纤维向前下方，止于眉部皮肤并和眼轮匝肌相互交错。

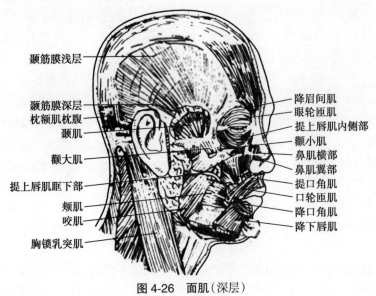

图 4-26　面肌（深层）

2）颞顶肌：起自耳上肌部位，止于帽状腱膜。

3）项横肌：起自枕外隆凸，肌纤维沿上项线向外，其纤维与胸锁乳突肌抵止腱交错后，止于乳突。

（2）外耳肌

1）耳上肌：又称耳提肌，起自帽状腱膜，抵止于耳郭软骨。

2）耳前肌：起自帽状腱膜，止于耳郭软骨的前部。

3）耳后肌：起自乳突外面，止于耳郭软骨的后面。

（3）眼周围肌

1）眼轮匝肌：分眶部、睑部与泪部。眶部起自睑内侧韧带及其周围的骨性部，在外眦处，上、下部肌纤维相互交错，于该处部分肌纤维止于皮肤，部分肌纤维移行于邻近诸肌；睑部起自睑内侧韧带及其邻近的骨面，肌纤维弓向外侧，在睑外侧韧带附近，上、下睑的肌束相互会合，止于睑外侧韧带；泪部起自泪骨的泪后嵴和泪囊的深面和浅面，弓向外侧，与睑部肌纤维相互结合。

2）皱眉肌：起自额骨鼻部，肌纤维斜向上外，终于眉部皮肤。

3）降眉肌：起自鼻根部，向上终于眉间部皮肤。

（4）鼻肌

1）横部：起自上颌骨尖牙及侧切牙的牙槽，肌纤维先斜向上外方，然后绕过鼻翼逐渐增宽，弯向内方，在鼻背与对侧者借腱膜相连。

2）翼部：居上肌的内侧部，肌纤维向上，较短，止于鼻翼软骨的外侧面。

3）降鼻中隔肌：分深浅两部，浅部起自口轮匝肌；深部起自上颌骨的中切牙的牙槽轭，止于鼻中隔软骨的下面。

（5）口周围肌

1）浅层

①口轮匝肌：或称口括约肌，肌纤维部分起自下颌骨及下颌骨的切牙窝，部分起自口角

附近的黏膜及皮肤内,部分肌纤维为颊肌、切牙肌、颧肌及降口角肌的延续。

②提上唇肌:起点分两部,内侧部起自上颌骨额突的下部,平梨状孔上缘附近,外侧部起自眶下缘至眶下孔之间的部分,两部分肌纤维向下集中于上唇,终止于上唇、鼻翼及鼻唇沟附近的皮肤。

③颧小肌:起自颧骨,肌纤维行向内下方至上唇,该肌下部同提上唇肌融合。

④颧大肌:起自同名骨的前面,肌束斜向内下方,终于口角的皮肤和颊黏膜,部分肌纤维移行于口轮匝肌。

⑤笑肌:部分起自腮腺咬肌筋膜,部分起自鼻唇沟附近的皮肤,还有部分肌束和颈阔肌后部肌束相连,肌束向内侧,集中于口角,终于口角皮肤。

⑥降口角肌:起自下颌骨的下缘,肌纤维斜向上内方,逐渐集中于口角,部分肌纤维终于口角皮肤,部分肌纤维移行于切牙肌,部分肌纤维至上唇移行于口轮匝肌。

2)中层

①提口角肌:起自眶下孔下方的切牙窝,肌纤维斜向下外方,集中于口角,部分肌纤维终于口角皮肤,部分肌纤维与降口角肌结合,部分肌纤维至下唇,移行于口轮匝肌。

②降下唇肌:或称下唇方肌,起自下颌体前面的斜线肌纤维斜向内上方,与口轮匝肌相互交错,终于下唇的皮肤及黏膜。

3)深层

①切牙肌:起自上、下颌骨侧切牙的牙槽轭与尖牙牙槽轭之间,肌纤维向外侧终于口角皮肤及黏膜。

②颏肌:或称颏提肌,起自下颌骨侧切牙和中切牙的牙槽轭部,肌纤维向内下方逐渐增宽,与对侧者靠近,终于颏部皮肤。

③颊肌:起点成弧形,起自下颌骨颊肌嵴、上颌骨的牙槽突的后外面及翼突下颌缝,或称颊咽缝,起自上述各部的肌束,向前至口角,部分终于口角的皮肤,部分移行于上、下唇,直接混入口轮匝肌,其中一部分肌纤维于口角后部上下交叉。

2. 咀嚼肌

(1)颞肌:起自颞窝的全部及颞筋膜的深面。前部肌纤维向下,后部肌纤维向前,逐渐集中,通过颧弓的深面,移行于强大的腱,止于下颌骨冠突的尖端及内侧面。

(2)咬肌:分深浅两部。浅部纤维借肌腱起自颧弓前 2/3,深部纤维以肌性起始于颧弓后 1/3 及其内侧面。浅部肌纤维斜向后下方,深部肌纤维垂直下降,两部会合,止于下颌支外面的咬肌粗隆。

(3)翼外肌:起自蝶骨大翼的颞下嵴、颞下窝和翼突外侧板的外面,肌纤维水平向后外方逐渐集中,止于下颌骨髁突内侧的翼肌凹、下颌关节囊及关节盘。

(4)翼内肌:起自翼突外侧板的内侧面及翼突窝,另一部分起自上颌结节,肌纤维方向与咬肌相同,斜向后外下方,止于下颌骨内侧面的翼肌粗隆。

3. 颈部诸肌

(1)颈浅肌:主要为颈阔肌。下缘起自胸大肌和三角肌筋膜,肌纤维斜向上内方,越过锁骨和下颌骨至面部,前部肌纤维止于下颌骨的下颌底和口角,其最前部的肌纤维左右相互交错,后部肌纤维移行于腮腺咬肌筋膜和部分面部肌肉表面。

(2)颈外侧肌:主要为胸锁乳突肌,起点有 2 个,一部分以短腱起自胸骨柄前面,称胸骨头;一部分起自锁骨的胸骨端,称锁骨头。肌纤维向上后方,止于乳突外侧面及上项线的外侧部。

(3)颈前肌:包括舌骨下肌和舌骨上肌。

1)舌骨下肌:分为两层,第一层自外向内,为肩胛舌骨肌、胸骨舌骨肌;第二层自下而上,为胸骨甲状肌和甲状舌骨肌。

①肩胛舌骨肌:被中间腱分为上腹和下腹。下腹起自肩胛骨上缘和肩胛横韧带,肌纤维斜向内上方,于胸锁乳突肌的深侧,在环状软骨平面以下移行于中间腱。该腱借颈深筋膜中层向下连于锁骨。上腹自中间腱斜向内上方,与胸骨舌骨肌并列,并在其外侧止于舌骨体外侧部的下缘。

②胸骨舌骨肌:起自胸锁关节囊的后面,胸骨柄和锁骨胸骨端的后面,肌纤维在正中线两侧垂直上行,止于舌骨体内侧部的下缘。

③胸骨甲状肌:下端起自胸骨柄的后面及第1肋软骨,肌纤维斜向上外,止于甲状软骨斜线。

④甲状舌骨肌:起自甲状软骨斜线,肌纤维斜向外上方,止于舌骨体外侧部及舌骨大角。

2)舌骨上肌

①二腹肌:前腹起自下颌骨的二腹肌窝,肌纤维向后下方移行于中间腱,中间腱以坚韧的结缔组织,固定于舌骨体和舌骨大角的分界处;后腹止于颞骨乳突内面。

②茎突舌骨肌:起自颞骨茎突,肌纤维斜向前下方,移行于肌腱,止于舌骨大角与体的结合处。

③下颌舌骨肌:起于下颌骨的下颌舌骨肌线,肌纤维向后内下方,前方的肌纤维在正中线上借一细纤维索与对侧同名肌的肌纤维相结合;其最后部的肌束,向后止于舌骨体的前面。

④颏舌骨肌:以短腱自下颌骨的颏棘起始,肌腹向后逐渐增宽,止于舌骨体前面。

(4)颈深肌:分为内侧群和外侧群。

1)内侧群(椎前肌):共有四块肌肉。

①颈长肌:分为下内侧和上外侧两部,两部相互掩盖。下内侧部起自上位三个胸椎体及下位三个颈椎体,止于上位颈椎体(第2~4)及下位颈椎横突(第5~7)的前结节。上外侧部起自下位颈椎横突(第3~6)的前结节,止于寰椎前结节。

②头长肌:起自第3~6颈椎横突的前结节,肌纤维斜向内上方,止于枕骨底部的下面(咽结节后侧的部分)。

③头前直肌:起自寰椎横突根部,肌纤维斜向上方,在头长肌止点后方,止于枕骨底部的下面(枕骨大孔前方)。

④头外侧直肌:起自寰椎横突,止于枕骨外侧部的下面。

2)外侧群

①前斜角肌:起自3~6颈椎横突的前结节,肌纤维斜向外下方,止于第1肋骨上面的斜角肌结节。

②中斜角肌:起自第2至第6颈椎横突的后结节,肌纤维斜向外下方,止于第1肋骨上面,锁骨下动脉沟以后的部分。

③后斜角肌:起自下3个颈椎(5~7颈椎)横突的后结节,肌纤维斜向外下方,止于第2肋骨的外侧面中部的粗隆。

4. 胸肌　分为两群:第一群是上肢所属的胸肌皆为阔肌;第二群是胸固有肌参与胸壁的构成。

（1）上肢所属的胸肌

①胸大肌:起点范围大,共分三部,上部为锁骨部,起自锁骨内侧 1/2 的前面,肌纤维斜向下外;中部为胸肋部,起自胸锁关节到第 6 肋软骨之间的胸骨前面半侧和上 6 个肋软骨的前面,肌纤维大部分横行向外;下部为腹部,此部分起点最小,起自腹直肌鞘前叶,肌纤维斜向上外旋行。三部分肌纤维向外集中,分别移行于坚韧的腱膜,在三角肌前缘及肱二头肌长头之间,止于肱骨大结节嵴。

②胸小肌:以分散的肌齿起自第 3、第 4、第 5 肋骨的前面(靠近肋软骨与肋骨结合处),肌纤维斜向外上方,在喙肱肌的内侧,以短腱止于肩胛骨喙突。

③锁骨下肌:起自第 1 肋软骨及肋骨,肌纤维斜向外上方,止于锁骨近肩峰端的下面,介于喙锁韧带及肋锁韧带止点处之间。

④前锯肌:以许多肌齿起自上 8~9 个肋骨的外侧面,肌纤维斜向后上内方,止于肩胛骨脊柱缘及其下角的内面。

（2）胸固有肌:分为三层。第一层为肋间外肌(包括肋提肌);第二层为肋间内肌;第三层为胸横肌、肋下肌、肋间最内肌(后内侧部)。

①肋间外肌:该肌起自上位肋骨下缘内面的肋沟下面(第 12 肋骨除外),肌纤维斜向前下,抵止于下位肋骨的上缘。

②肋间内肌:起自下位肋骨的上缘,从后下方斜向前上方,止于上位肋骨的下缘。

③肋间最内肌:位于肋间隙中份,肋间内肌深面,与肋间内肌纤维方向一致。

④胸横肌:起自剑突及胸骨体下部的内面。肌束斜向外上方,以 4 个肌齿分别止于 3~6 肋骨与肋软骨结合处的后面。

⑤肋下肌:位于胸廓后壁肋间内肌后内侧部的深面,数目极不恒定,肌纤维方向与肋间内肌同,但肌纤维较后者为长,常跨过 1 个或 2 个肋骨。

5. 背肌和项肌　按其位置可分三层,即背浅层肌、背中层肌及背深层肌。

（1）背浅层肌:分为两层。第一层有斜方肌和背阔肌,第二层有肩胛提肌和菱形肌。

1）斜方肌:自上而下,肌纤维以腱膜起自上项线内 1/3 部、枕外隆凸、项韧带全长、第 7 颈椎棘突、全部胸椎棘突及其棘上韧带。上部肌纤维斜向下外方,止于锁骨外 1/3 部的后缘及其附近的骨面;中部肌纤维平向外方,止于肩峰内侧缘和肩胛冈上缘的外侧部;下部肌纤维斜向上外方,止于肩胛冈下缘的内侧部。

2）背阔肌:以腱膜起自下 6 个胸椎棘突、全部腰椎棘突、骶中嵴、髂嵴外侧唇后 1/3。以 3~4 个肌齿起自下 3~4 个肋骨外面,有时有小部分肌纤维起自肩胛骨下角背面。肌纤维向外上方,逐渐集中,经腋窝的后壁、肱骨的内侧绕至大圆肌的前面,于大圆肌肌腱外侧移行于扁腱,止于肱骨小结节嵴。

3）肩胛提肌:起自上位 4 个颈椎横突的后结节,肌纤维斜向后下稍外方,止于肩胛骨的上角和肩胛骨内侧缘的上部。

4）菱形肌:起自下位 2 个颈椎及上位 4 个胸椎棘突,肌纤维斜向外下方,平行经过,止于肩胛骨内侧缘的下半部(冈以下)。该肌上部肌束(即起自下位两个颈椎棘突的部分),又称小菱形肌;其下部肌束(即起自上位 4 个胸椎棘突的部分)叫大菱形肌。

（2）背中层肌

1）上后锯肌：以腱膜起自项韧带下部和下2个颈椎棘突以及上2个胸椎棘突。肌纤维斜向外下方，止于第2~5肋骨肋角的外侧面。

2）下后锯肌：借腱膜起自下位2个胸椎棘突及上位2个腰椎棘突。肌纤维斜向外上方，止于下位4个肋骨（第9~12）外面，止点位于肋骨肋角的外侧。

（3）背深层肌

1）夹肌依其部位不同，分为两部分。

①头夹肌：起自项韧带的下部（约第3颈椎以下）以及第3胸椎棘突，肌纤维斜向外上方，止于上项线的外侧部分，并于胸锁乳突肌深侧，部分肌束止于乳突的后缘。

②颈夹肌：起自第3~6胸椎棘突，肌纤维斜向外上方，止于第2~3颈椎横突的后结节。

2）竖脊肌：又称竖躯干肌或骶棘肌，以一总的肌腱及肌束起自骶骨背面、腰椎棘突、髂嵴后部及胸腰筋膜。肌束向上，在腰部开始分为三个纵形的肌柱，外侧者叫髂肋肌，中间者叫最长肌，内侧者称为棘肌，每个部分自下而上又分为三部。

①髂肋肌：自下而上分三部，即腰髂肋肌、胸髂肋肌和颈髂肋肌。腰髂肋肌起自骶棘肌的总腱，肌纤维向上，借许多腱束止于下6个肋骨肋角的下缘；胸髂肋肌起自腰髂肋肌在下6个肋骨角的止点的内侧，向上分别止于上6个肋骨角的下缘；颈髂肋肌起自胸髂肋肌在上6个肋骨止点的内侧，止于第4~6颈椎横突的后结节。全肌虽然分为三部，但纤维互相重叠，外形上是一块肌肉。

②最长肌：自下而上分为三部，即胸最长肌、颈最长肌和头最长肌。除起于总腱外，还起自全部胸椎和第5~7颈椎横突，止于全部胸椎横突和其附近的肋骨，上部颈椎横突和颞骨乳突。

③棘肌：分为胸棘肌、颈棘肌和头棘肌，前者位于胸背面的中部，起自总腱和下部胸椎棘突，肌束一般越过1个或2个棘突，抵止于上部胸椎棘突。

3）横突棘肌：肌纤维起自下位椎骨横突，斜向内上方止于上位椎骨的棘突。由浅而深又分为三层：浅层肌束最长，跨过4~6个椎骨，其纤维方向较直，称半棘肌；中层肌束较短、较斜，越过2~4个椎骨，称多裂肌；深层肌束最短、最斜，位于上、下两个椎骨之间，或越过一个椎骨，称回旋肌。

①半棘肌：按其止点和分布位置，分为胸半棘肌、颈半棘肌和头半棘肌，腰部没有此肌。起自第2颈椎到第12胸椎的横突，肌束斜向上内，按部位分别止于背上部（T_1~T_4）、项部（C_2~C_7）和枕部的上、下项线之间的部分。颈半棘肌位于头半棘肌的深侧，大部分肌束止于第2颈椎棘突。

②多裂肌：起自骶骨背面、腰椎横突、胸椎横突和下位4个颈椎关节突，止于全部脊椎（寰椎除外）的棘突。

③回旋肌：分颈回旋肌，胸回旋肌及腰回旋肌。肌束似多裂肌，但更短，只连接上、下两个椎体，在胸部比较发达，可越过一个椎体。

4）枕下肌：包括两对直肌和两对斜肌。

①头后大直肌：起于第2颈椎棘突，肌纤维斜向外上方，止于枕骨下项线的外侧部。

②头后小直肌：起于寰椎后结节，肌纤维向上，止于下项线的内侧。

③头上斜肌：起自寰椎横突，肌纤维斜向内上方，止于下项线上方外侧部。

④头下斜肌：起自第2颈椎棘突，向外上方止于寰椎横突。

5）横突间肌:起止于相邻横突。

6）棘间肌:起止于上下相邻棘突的分叉部,项韧带的两侧。

7）肋提肌:共有 12 对。起自第 7 颈椎和第 1 至第 11 胸椎横突尖,斜向外下方,止于下位肋骨肋结节外侧的肋骨上缘。其上 8 对肌肉叫肋短提肌;下 4 对肌肉的肌束较长,越过一个肋骨,抵止于下一个肋骨,叫肋长提肌。

6. 腹肌 分类:前群(长肌)、外侧群(阔肌)、后群(方肌),见图 4-27、图 4-28。

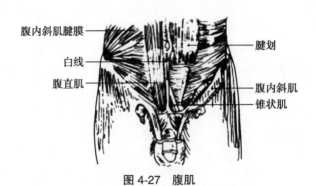

图 4-27 腹肌

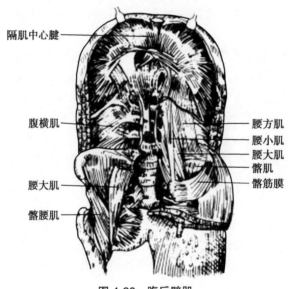

图 4-28 腹后壁肌

（1）前群

1）腹直肌:起自第 5~7 肋软骨的前面和剑突,肌纤维直向下方,止于耻骨上缘(耻骨结节与耻骨联合之间)及耻骨联合的前面。

2）锥状肌:起自耻骨上支前面(耻骨结节与耻骨联合之间),肌纤维斜向内上方,止于白线。

（2）外侧群

1）腹外斜肌:外半部是肌腹,内半部是腱膜。以 8 个肌齿起自第 5~12 肋骨的外面,肌纤维斜向前下方,后下部的肌纤维止于髂嵴前部的外唇;前上部的肌纤维向前下方,在半月线以内和髂前上棘高度以下,移行于宽阔的腱膜。该腱膜的下缘增厚成为腹股沟韧带,紧张于髂前上棘和耻骨结节之间。腹外斜肌肌腱膜在腹股沟韧带内侧端,即耻骨结节的外上方纤维裂开,形成一个三角形的裂孔。裂孔的内上方的纤维束,止于耻骨联合的前面,叫内侧脚;外下方的纤维束止于耻骨结节,叫外侧脚。裂孔的外上方两脚之间,借由腹股沟韧带分散来的弓形纤维组织相连接。此弓形纤维叫脚间纤维。

2)腹内斜肌:自后而前起自胸腰筋膜、髂嵴前部中间线和腹股沟韧带外侧 1/2。肌纤维方向与腹外斜肌纤维方向交叉。此肌后部肌纤维斜向前上方,止于第 12、第 11 及第 10 肋软骨及肋骨的下缘,中部靠上方的肌纤维(髂前上棘部)水平向内,这两部分肌纤维在半月线附近,移行于腱膜。下缘部的腱膜与腹横肌的腱膜形成联合腱,或叫腹股沟镰。联合腱向内侧参与腹直肌鞘下部前壁的构成,联合腱向下止于耻骨梳的内侧端及耻骨结节附近。

3)腹横肌:自上而下起自第 7~12 肋软骨的内面(自肋缘向上约一手掌宽的地方,其肌齿与膈肌的肌齿相互交错),胸腰筋膜、髂嵴前部的内唇和腹股沟韧带外侧 1/3。肌纤维向内横行,移行于腱膜,然后参加腹直肌鞘后叶的构成,并止于白线。

(3)后群

1)腰方肌:起自髂嵴后部的内唇、髂腰韧带及下方 3~4 个腰椎横突。肌纤维斜向内上方,止于第 12 肋骨内侧半下缘、上方 4 个腰椎横突及第 12 胸椎体。

2)腹直肌鞘:位于腹前壁,呈封套状。其内包藏腹直肌、锥状肌下六对胸神经的前支和腹壁上、下动脉等。

3)白线:上起自胸骨剑突,下至耻骨联合。

7. **上肢肌**　包括上肢带肌和自由上肢肌,见图 4-29、图 4-30、图 4-31、图 4-32。

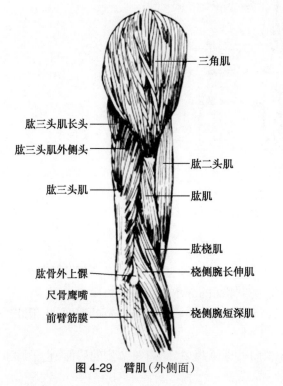

图 4-29　臂肌(外侧面)　　　　图 4-30　上肢带肌和臂肌(背面)

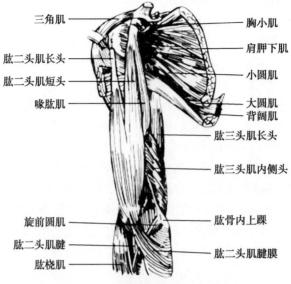

图 4-31　上肢带肌和臂肌（前面）

图中标注（左侧自上而下）：三角肌、肱二头肌长头、肱二头肌短头、喙肱肌、旋前圆肌、肱二头肌腱、肱桡肌

图中标注（右侧自上而下）：胸小肌、肩胛下肌、小圆肌、大圆肌、背阔肌、肱三头肌长头、肱三头肌内侧头、肱骨内上踝、肱二头肌腱膜

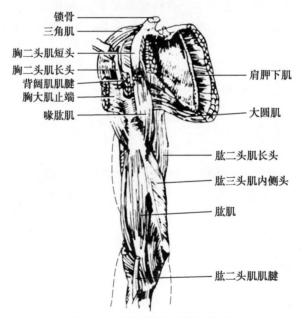

图 4-32　上肢带肌和臂肌（前面）

图中标注（左侧自上而下）：锁骨、三角肌、胸二头肌短头、胸二头肌长头、背阔肌肌腱、胸大肌止端、喙肱肌

图中标注（右侧自上而下）：肩胛下肌、大圆肌、肱二头肌长头、肱三头肌内侧头、肱肌、肱二头肌肌腱

（1）上肢带肌

1）三角肌:恰对斜方肌的止点而起自锁骨外侧 1/3 的前缘、肩峰外侧缘、肩胛冈下唇和冈下筋膜。肌纤维向外下方逐渐集中,止于肱骨体外侧面的三角肌粗隆。

2）冈上肌:起自冈上窝及冈上筋膜,肌束斜向外上方经肩峰及喙肩韧带的深面,止于肱骨大结节,并和肩关节囊相连。

3）冈下肌:起自冈下窝及冈下筋膜,肌纤维向外逐渐集中,经肩关节囊的后面,止于肱骨大结节和关节囊。

4）小圆肌：起自肩胛骨外侧缘的上 2/3 的背面,肌束向外移行于扁腱,抵止于肱骨大结节的下切迹和肩关节囊。

5）大圆肌：起自肩胛骨外侧缘下部和下角的背面及冈下筋膜。肌束向上外方集中,经过肱三头肌长头的前面,移行于扁腱,于背阔肌肌腱的下方,附着于肱骨小结节嵴。

6）肩胛下肌：肌纤维起自肩胛骨的前面、肩胛下筋膜,附着于肌线的结缔组织。肌纤维斜向外上方,移行于扁腱,此腱经肩关节囊前面,抵止于肱骨小结节、肱骨小结节嵴的上部及肩关节囊前壁。

（2）自由上肢肌：分为臂肌、前臂肌和手肌。

1）臂肌：分前后两群。

①前群

A. 肱二头肌：有长短二头,长头以长腱起始于肩胛骨的盂上粗隆及关节盂的后缘,经肱骨结节间沟、结节间韧带的深面穿出肩关节囊。短头与喙肱肌共同起自肩胛骨喙突尖,长短两头于肱骨中点处互相愈合,抵止于桡骨粗隆的后部。

B. 喙肱肌：以短的扁腱与肱二头肌短头合并,共同起自喙突尖,肌束斜向外下方,附着于肱骨中部的内侧,肱骨小结节嵴的下部和内侧肌间隔。

C. 肱肌：以肌质起自肱骨下 1/2 的前面以及内外侧肌间隔。肌纤维向下移行于短腱,经肘关节的前面,穿旋后肌和旋前圆肌之间,附着于尺骨粗隆和肘关节囊。

②后群

A. 肱三头肌：共有长头、外侧头和内侧头三个头。长头起自肩胛骨的盂下粗隆,肌束下行;外侧头起自肱骨后面上方的外侧,桡神经沟以上的区域和外侧肌间隔的上部;内侧头起自肱骨后面桡神经沟以下的区域及内、外侧两个肌间隔。三个头向下于肱骨后面的下 1/2 处,移行于扁腱,抵止于尺骨鹰嘴的上缘和两侧缘,内侧头深面的少量肌纤维抵止于肘关节囊。

B. 肘肌：起自肱骨外上髁和桡侧副韧带,肌纤维呈扇形向内,止于尺骨上端（上 1/4）的背面和肘关节囊。

2）前臂肌：按解剖位置,分为前群和后群。

①前群：分为浅层和深层。

A. 浅层（图 4-33、图 4-34、图 4-35、图 4-36）

a. 肱桡肌：起自肱骨外上髁上方和外侧肌间隔,肌腹向下移行于肌腱,止于桡骨茎突的基部。

b. 旋前圆肌：起点有两个头,一个是肱头,起自肱骨内上髁、臂内侧肌间隔和前臂深筋膜。另一个是尺头,起自尺骨喙突。两头在正中神经外侧汇合后,肌束斜向外下方,止于桡骨中 1/3 的背面和外侧面。

c. 桡侧腕屈肌：以粗的肌腹,起自肱骨内上髁和前臂筋膜,肌纤维斜向外下方移行于细长的腱。其腱穿经屈肌支持带下面,沿大多角骨沟到手掌,止于第 2~3 掌骨基底部的掌侧面。

d. 掌长肌：起自肱骨内上髁和前臂筋膜,肌纤维斜向下方移行于细长的肌腱,经屈肌支持韧带的浅面和掌腱膜相连。

e. 尺侧腕屈肌：起端有两个头,一个叫肱头,起自肱骨内上髁和前臂筋膜;另一个叫尺头,起自尺骨鹰嘴和尺骨背侧缘上 2/3。肌纤维向下移行于短腱,经腕横韧带深面,附着于豌

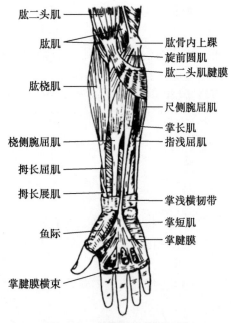

图 4-33 前臂肌浅层（前面）

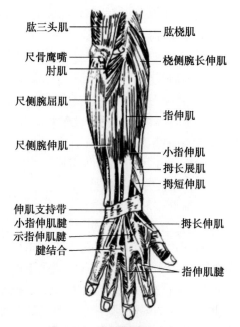

图 4-34 前臂肌浅层（后面）

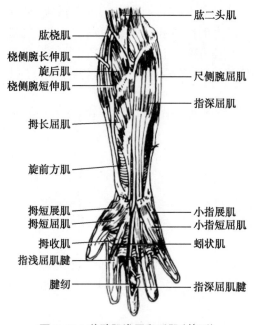

图 4-35 前臂肌浅层和手肌（前面）

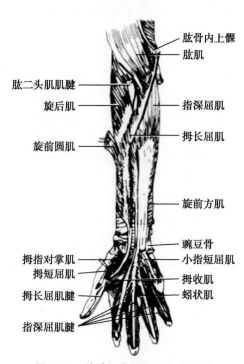

图 4-36 前臂肌浅层和手肌（后面）

豆骨,并续于豆钩韧带和豆掌韧带。

f. 指浅屈肌:起点宽大,分两个头,一个是肱尺头,起自肱骨内上髁和尺骨喙突;另一个是桡头,起自桡骨上 1/2 的掌侧面(即前臂前面深层各肌起点的上方),两头在中间的腱弓处互相愈合。肌纤维向下移行于 4 个肌腱,这些肌腱在腕部排列分成两层,至中指和环指的肌腱位于第 2 及第 5 指的肌腱浅面。4 个肌腱经过腕管和手掌而分别进入第 2~5 指的骨性纤维管和纤维鞘,在掌指关节水平,各腱呈扁平状,并逐渐变薄加宽,至近节指骨中部时,分裂为两半,形成菱形裂隙。以后分裂的腱板纤维经过扭转,合抱位于其深面的指深屈肌腱的侧方而至其背侧,彼此交叉到对侧,于近侧指骨间关节部位,又重新连接形成一个相当长的倒菱形裂沟,经过交叉的纤维最后止于中节指骨体掌面两侧。

B. 深层(图 4-37、图 4-38)

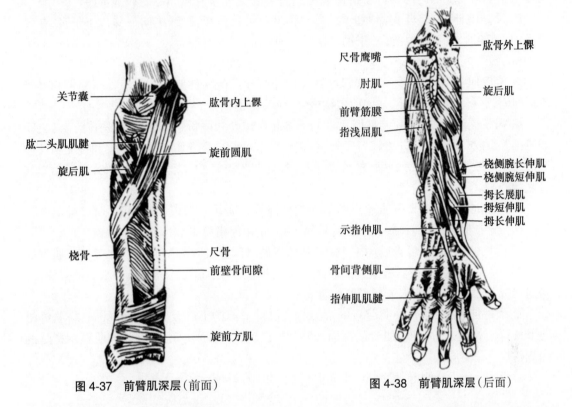

图 4-37 前臂肌深层(前面)　　　　　　图 4-38 前臂肌深层(后面)

a. 拇长屈肌:起自桡骨前面中部(指浅屈肌起点和旋前方肌止点之间的区域)和邻近的骨间膜,有时有一小肌束起自肱骨内上髁和尺骨。肌纤维向远侧移行于长腱,通过腕管至手掌,在外侧的拇短屈肌浅头与内侧的拇短屈肌深头和拇收肌之间,进入拇指的骨性纤维管(或鞘)而止于拇指末节指骨基底部的掌侧。

b. 指深屈肌:起自旋前方肌起点和肱肌止点之间的尺骨体上 2/3 的前面、前缘、内侧面和邻近的骨间膜,肌纤维向远侧移行于肌腱。经过手掌后分别进入指腱滑膜鞘,穿过指浅屈肌腱的二脚之间,止于第 2~5 指的末节指骨底的掌侧面。

c. 旋前方肌:肌纤维起自尺骨下 1/4 的前缘,肌束斜向外方,并微向下方止于桡骨下 1/4 的掌侧面及前缘。

②后群:分浅层和深层。

A. 浅层

a. 桡侧腕长伸肌:于肱桡肌起点的下方起自肱骨外上髁和臂外侧肌间隔。肌纤维向下移行于长腱,止于第 2 掌骨底的背侧。

b. 桡侧腕短伸肌:起自肱骨外上髁和前臂骨间膜,肌束向下移行于长而扁的肌腱,位于桡侧腕长伸肌肌腱的背内侧,止于第3掌骨底的背侧。

c. 指伸肌:起自肱骨外上髁和前臂筋膜,肌纤维向下移行于4个并排的长腱,与示指伸肌肌腱共同通过伸肌支持带深面的骨性纤维管至手背,分别移行于第2~5指的指背腱膜,腱膜的两侧部抵止于第2~5指末节指骨底的背面,中部抵止于第2~5指中节指骨底的背面。

d. 小指伸肌:为指伸肌的一部分,肌腱在桡尺远位关节背面通过伸肌支持带的深面,在指伸肌至小指肌腱的内侧移行于指背腱膜,止于小指之中节和末节指骨底的背面。

e. 尺侧腕伸肌:起自肱骨外上髁、前臂筋膜和尺骨后缘,肌纤维向下移行于长腱,在尺骨后面,经伸肌支持带的深面止于第5掌骨底的后面。

B. 深层

a. 旋后肌:起自肱骨外上髁(起点处与指伸肌和尺侧腕伸肌相连)、桡骨环韧带和尺骨旋后肌嵴,肌纤维斜向下外,并向前包绕桡骨上端,止于桡骨上1/3的前面。

b. 拇长展肌:在肘肌和旋后肌止点的下方起自尺骨和桡骨中部的背面及介于二者之间的骨间膜,肌纤维斜向下外方移行于长腱,在前臂下外侧与桡侧腕短伸肌肌腱和桡侧腕长伸肌肌腱斜行交叉,经上述两肌腱的浅面下行,经伸肌支持带的深面至手背桡侧,止于第1掌骨底的外侧。

c. 拇短伸肌:在拇长展肌起点的下方起自桡骨背面及其邻近的骨间膜,肌纤维斜向下外方移行于长腱,紧贴拇长展肌肌腱的外侧下行,止于拇指第1节指骨底的背侧。

d. 拇长伸肌:起自尺骨后面中1/3和其邻近的骨间膜,肌束斜向下方,在指伸肌肌腱的外侧移行于长腱,越过桡侧腕短伸肌肌腱和桡侧腕长伸肌肌腱的浅面,经伸肌支持带深面,斜向拇指背面,止于拇指末节指骨底的背面。

e. 示指伸肌:在拇长伸肌起点的下方起自尺骨背面的下部及其邻近的骨间膜,肌纤维向下移行于长腱,在指伸肌肌腱的深面,经伸肌支持带的深面至手背,在指伸肌至示指腱的内侧移行于指背腱膜。

3)手肌:分为桡侧群、尺侧群、中间群(图4-39、图4-40)。

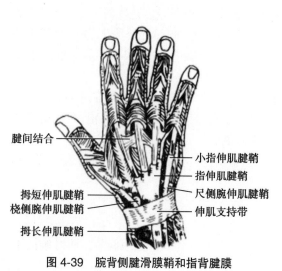

腱间结合
拇短伸肌腱鞘
桡侧腕伸肌腱鞘
拇长伸肌腱鞘
小指伸肌腱鞘
指伸肌腱鞘
尺侧腕伸肌腱鞘
伸肌支持带

图4-39 腕背侧腱滑膜鞘和指背腱膜

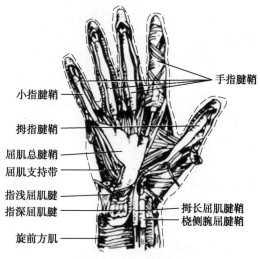

手指腱鞘
小指腱鞘
拇指腱鞘
屈肌总腱鞘
屈肌支持带
指浅屈肌腱
指深屈肌腱
旋前方肌
拇长屈肌腱鞘
桡侧腕屈肌腱鞘

图4-40 手掌指腱膜

①桡侧群

A. 拇短展肌:起自屈肌支持带和舟骨结节,肌纤维斜向下外方,附着于拇指近节指骨底的桡侧和桡侧籽骨。

B. 拇短屈肌:此肌有深浅两个头,浅头起自屈肌支持带;深头较弱,起自小多角骨和第2~3掌骨底,与拇短展肌并列,止于拇指第1节指骨底的桡侧缘和桡侧籽骨。

C. 拇对掌肌:起自屈肌支持带和大多角骨结节,肌纤维斜向下外方,止于第1掌骨外侧缘的全长,直至掌骨头。

D. 拇收肌:起点有2个头,即斜头和横头。斜头起自头状骨;横头起自头状骨和第3掌骨的前面。斜横两头的肌束,向桡侧方向集中,止于拇指第1节指骨底的尺侧及其籽骨。

②尺侧群

A. 掌短肌:起自屈肌支持带和掌腱膜,肌纤维向尺侧,附着于手掌尺侧缘的皮肤。

B. 小指展肌:起自豌豆骨和豆钩韧带,肌纤维斜向内,止于小指第1节指骨底的内侧,一部分移行于小指的指背腱膜。

C. 小指短屈肌:起自钩骨钩和屈肌支持带,止于小指第1节指骨底的内侧。

D. 小指对掌肌:起点与小指短屈肌相同,肌束斜向下内方,止于第5掌骨内侧缘的全长。

③中间群

A. 蚓状肌:起自各指深屈肌肌腱的外侧(桡侧),肌纤维向指端方向移行于肌腱,绕过第2~5指第1节指骨的桡侧,分别移行于第2~5指的指背腱膜。

B. 骨间掌侧肌:为3条小肌肉,第1条肌肉起自第2掌骨的尺侧面,第2、第3条肌肉分别起自第4、第5掌骨的桡侧面。第1骨间掌侧肌的肌腱绕过示指第1节指骨的尺侧,第2、3骨间掌侧肌的肌腱绕过第4、第5指达第1节指骨的桡侧。各肌腱分别抵止于各该指第1节指骨底,并平第1节指骨处移行于各指的指背腱膜。

C. 骨间背侧肌:起自相邻掌骨的相对面,肌束向指端移行于肌腱,第3掌骨两侧的骨间背侧肌,分别附着于中指第1节指骨底的两侧,并移行于它的指背腱膜。第1骨间隙内的骨间背侧肌,附着于示指第1节指骨底的外侧,并移行于该指的指背腱膜、第4骨间隙内的骨间背侧肌,附着于环指第1节指骨底的内侧,并移行于该指的指背腱膜。

8. 下肢肌 分为髋肌和自由下肢肌。

(1)髋肌:按其位置可分为两群,位于骨盆内者叫髋内肌(图4-41、图4-42、图4-43、图4-44、图4-45),位于骨盆外者称髋外肌。

1)髋内肌

①腰大肌:起自第12胸椎体、上4个腰椎体和椎间盘的侧面,以及全部腰椎横突。肌束向下逐渐集中,联合髂肌的内侧部,形成一个肌腱,穿过腹股沟韧带的肌腔隙,贴于髂耻隆起的前面及髋关节囊的前内侧面下行,止于股骨小转子。

②腰小肌:上端起自第12胸椎体及第1腰椎

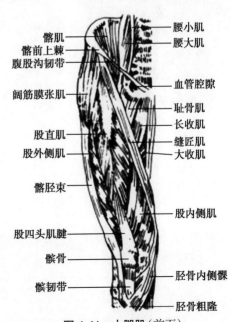

图 4-41 大腿肌(前面)

49

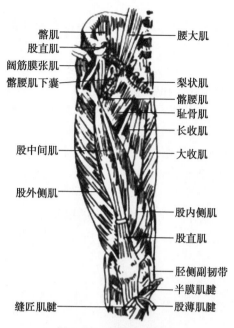

图 4-42　大腿肌（前面）

髂肌
股直肌
阔筋膜张肌
髂腰肌下囊

腰大肌
梨状肌
髂腰肌
耻骨肌
长收肌
大收肌

股中间肌

股外侧肌

股内侧肌
股直肌

胫侧副韧带
半膜肌腱

缝匠肌腱
股薄肌腱

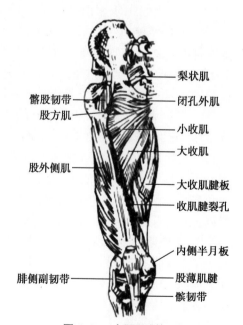

图 4-43　大腿肌（内面）

腰大肌
髂肌
闭孔内侧
耻骨肌
骶结节韧带
长收肌

梨状肌
骶棘韧带
臀大肌

大收肌
股薄肌
半腱肌

股直肌
缝匠肌

股内侧肌

半膜肌

腓肠肌

鹅足

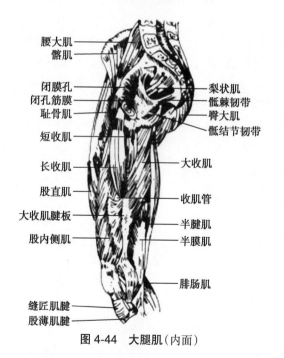

图 4-44　大腿肌（内面）

腰大肌
髂肌

闭膜孔
闭孔筋膜
耻骨肌
短收肌

长收肌
股直肌
大收肌腱板
股内侧肌

梨状肌
骶棘韧带
臀大肌
骶结节韧带

大收肌

收肌管
半腱肌
半膜肌

腓肠肌

缝匠肌腱
股薄肌腱

图 4-45　大腿肌（前面）

髂股韧带
股方肌

股外侧肌

梨状肌
闭孔外肌
小收肌
大收肌

大收肌腱板
收肌腱裂孔

内侧半月板
股薄肌腱
髌韧带

腓侧副韧带

体的侧面，下端止于髂耻隆起，并以腱移行于髂筋膜和耻骨梳韧带。

　　③髂肌：绝大部分肌束起自髂窝，部分起自髂筋膜、髂前下棘和骶骨翼。肌束向下逐渐集中，部分肌纤维编入腰大肌，部分肌纤维止于股骨小转子及髋关节囊，上述腰大肌和髂肌常合称为髂腰肌。

　　④梨状肌：起自骶骨两侧部的盆面（第 2~5 骶椎体）骶前孔外侧的部分。肌纤维向外集

中,经坐骨大孔出小骨盆至臀深部,绕过髋关节囊的后面,止于大转子尖端。

　　⑤闭孔内肌:起自闭孔筋膜的内面及其周围的骨面。肌束向后逐渐集中,穿过坐骨小孔出小骨盆,沿该孔向外侧作直角弯曲,然后向外经梨状肌与股方肌之间和髋关节囊的后面,止于转子窝。此肌的上方与下方各有一个小肌肉,上方的称上孖肌,起自坐骨棘;下方的叫下孖肌,起自坐骨结节,两肌的肌纤维加入闭孔内肌的肌腱,止于转子窝。

　　2) 髋外肌:按其位置的深浅,分浅层、中层、深层(图 4-46、图 4-47)。

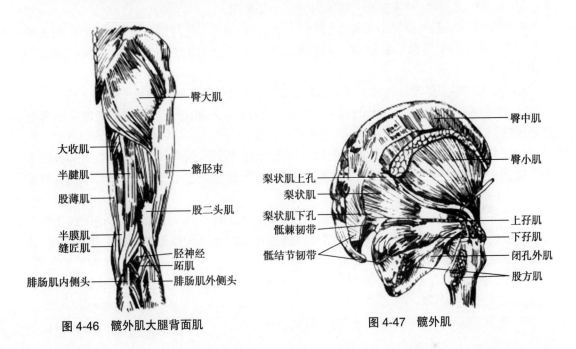

图 4-46　髋外肌大腿背面肌　　　　　　　　图 4-47　髋外肌

　　①浅层

　　A. 臀大肌:此肌以广泛的短腱起自髂后上棘到尾骨尖之间的部位,计有臀后线以后的髂骨背面、骶骨下部和尾骨的背面以及两骨之间的韧带、胸腰筋膜和骶结节韧带,肌纤维平行斜向外下方,至股骨上部,止点有 2 个:上部(大部分)移行于髂胫束的深面;下部(小部分)止于股骨的臀肌粗隆。

　　B. 阔筋膜张肌:短的腱膜起自髂前上棘。在股骨上、中 1/3 交界处,移行于髂胫束,束的下端止于胫骨外侧髁。

　　②中层

　　A. 臀中肌:肌纤维起自臀前线以上、臀后线以前的髂骨背面,髂嵴外唇和阔筋膜。纤维向下集中形成短腱,止于股骨大转子尖端的上面和外侧面。

　　B. 股方肌:起自坐骨结节的外面,止于转子间嵴和大转子。

　　C. 梨状肌、闭孔内肌已述于髋内肌。

　　③深层

　　A. 臀小肌:起自臀前线以下、髋臼以上的髂骨背面。此肌在形态、功能、止点和神经支配等都与臀中肌相同,故可视为臀中肌的一部分。

　　B. 闭孔外肌:起自闭孔膜外面和闭孔周围的耻骨和坐骨骨面,肌纤维向后外方集中,止于转子窝。

（2）自由下肢肌

1）大腿肌:分为股前肌群（图 4-41、图 4-42）、股内侧肌群（图 4-43、图 4-44、图 4-45）和股后肌群（图 4-46）。

①股前肌群

A. 缝匠肌:起自髂前上棘,肌纤维自外上方斜行向内下方,绕过股骨内收肌结节的后方至小腿,止于胫骨粗隆,胫骨前嵴上端的内侧和小腿筋膜。

B. 股四头肌:起点由 4 个头组成,其中 1 个头（股直肌）起自髂前下棘,其余 3 个头均起自股骨。4 个头于股骨下端合成一扁腱,跨过膝关节前面而止于胫骨粗隆。现将此肌的 4 个头分述于下。

a. 股直肌:借短腱起自髂前下棘和髋臼上部,下端借股四头肌肌腱止于髌的上缘。

b. 股外侧肌:起自股骨大转子根部,股骨嵴的外唇,外侧肌间隔,下端借股四头肌肌腱抵止于髌的外侧缘和上缘。

c. 股内侧肌:起自股骨粗线的内侧唇和内侧间隔,肌纤维斜向前下方,此肌大部分肌束止于股四头肌肌腱及髌的内侧缘,小部分止于髌上缘,部分止于膝关节囊,并有小部分肌束移行于髌内侧支持带。

d. 股中间肌:起自转子间线以下至股骨下 1/4 以上的股骨前面,肌束向下借股四头肌肌腱止于髌的上缘,此肌下部深面的少许肌束,分别止于髌上缘和膝关节囊的上部和两侧,特称这部分肌束为膝关节肌。

②股内侧肌群:起于闭孔外面周围的耻骨和坐骨的上支和下支,抵止于股骨粗线内侧唇的全长和胫骨粗隆内侧。

A. 耻骨肌:起自耻骨梳和耻骨上支,肌束斜向后下外方,绕过股骨颈向后,借扁腱止于股骨小转子以下的耻骨肌线。

B. 长收肌:以短腱起自耻骨体和耻骨上支前面上部,肌束斜向外下方,逐渐移行于宽阔的扁腱,止于股骨粗线内侧唇中 1/3。

C. 股薄肌:与长收肌起点并列,借宽腱起于耻骨下支的前面（耻骨联合附近）。肌束向下移行于长腱,经股骨内上髁和膝关节后方的内侧,在缝匠肌肌腱的深面止于胫骨粗隆内侧。

D. 短收肌:在长收肌和股薄肌起点的外侧起自耻骨下支,其肌束向下方逐渐变宽阔,抵止于股骨粗线的上 1/3。

E. 大收肌:起自坐骨结节、坐骨支和耻骨下支的前面,肌束呈放射状,斜向外下方,上部肌束几乎呈水平方向,愈向下侧愈倾斜,分为前后两层,前层止于股骨嵴内侧唇的全长,后层移行于短腱向下止于股骨内上髁（内收肌结节）。

③股后肌群

A. 股二头肌:肌的长头起自坐骨结节,短头起自股骨嵴的外侧唇和外侧肌间隔,肌束自各起点起始后向下方移行于肌腱,肌腱越过腓侧副韧带的外侧,止于腓骨头。

B. 半腱肌:起自坐骨结节,肌束向下逐渐集中移行于一长腱,该腱经过股骨内侧髁后面（腓肠肌内侧头的内侧）,在股薄肌和缝匠肌的肌腱深面及下方,止于胫骨粗隆内侧。

C. 半膜肌:起自坐骨结节,肌束向下集中于一短的肌腱,止点有 3 个:腘斜韧带、胫骨髁下缘和腘肌筋膜。

2）小腿肌：分为前群（图 4-48，图 4-49）、后群（图 4-50、图 4-51、图 4-52、图 4-53）和外侧群（图 4-54）。

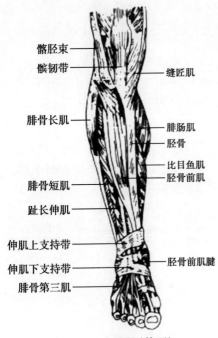

图 4-48　小腿肌（前面）

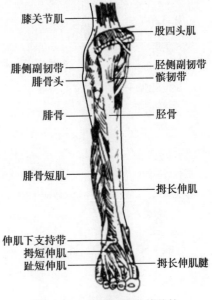

图 4-49　小腿肌前群（深层）

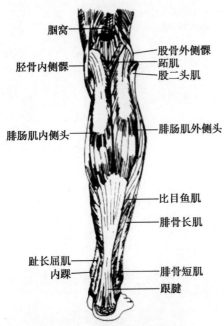

图 4-50　小腿肌后群（浅层）

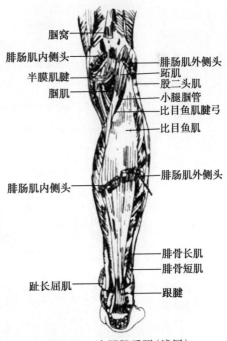

图 4-51　小腿肌后群（浅层）

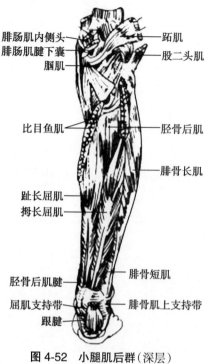

图 4-52 小腿肌后群（深层）

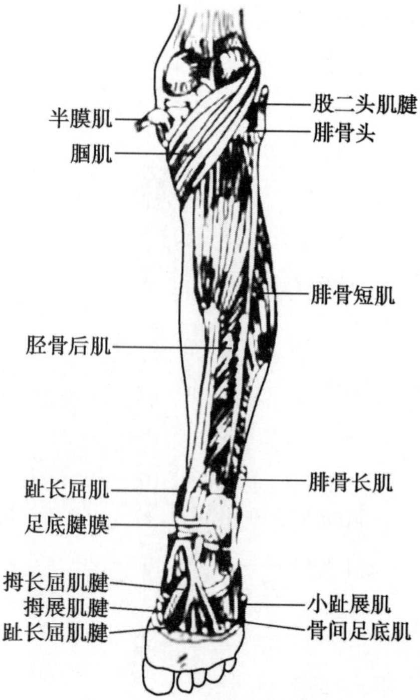

腓肠肌内侧头
腓肠肌腱下囊
腘肌
比目鱼肌
趾长屈肌
拇长屈肌
胫骨后肌腱
屈肌支持带
跟腱

跖肌
股二头肌
胫骨后肌
腓骨长肌
腓骨短肌
腓骨肌上支持带

图 4-53 小腿肌和足底肌

半膜肌
腘肌
胫骨后肌
趾长屈肌
足底腱膜
拇长屈肌腱
拇展肌腱
趾长屈肌腱

股二头肌腱
腓骨头
腓骨短肌
腓骨长肌
小趾展肌
骨间足底肌

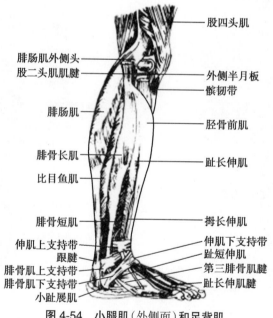

图 4-54 小腿肌（外侧面）和足背肌

腓肠肌外侧头
股二头肌肌腱
腓肠肌
腓骨长肌
比目鱼肌
腓骨短肌
伸肌上支持带
跟腱
腓骨肌上支持带
腓骨肌下支持带
小趾展肌

股四头肌
外侧半月板
髌韧带
胫骨前肌
趾长伸肌
拇长伸肌
伸肌下支持带
趾短伸肌
第三腓骨肌腱
趾长伸肌腱

①前群

A. 胫骨前肌：起自胫骨外侧面的上 2/3 及其邻近的小腿骨间膜和小腿筋膜。肌束向下移行于长腱，经过伸肌上支持带和伸肌下支持带深面的内侧管至足背，绕过足的内侧缘，止于内侧楔骨及第 1 跖骨基底部。

B. 跛长伸肌:起于腓骨内侧面下 2/3 及其邻近的骨间膜,肌束向下移行于长腱,经过十字韧带深面的中间管至足背内侧,止于跛趾末节趾骨基底部的背面。

C. 趾长伸肌:起自腓骨前嵴和邻近骨间膜、胫骨上端、前肌间隔及小腿深筋膜,肌束向下移行于长的总腱,经伸肌下支持带的外侧管至足背,分为 5 个腱;内侧 4 个腱分别止于第 2~5 趾的末节趾骨及中节趾骨的基底部的背面,最外侧 1 个腱抵止于第 5 跖骨基底部的背侧。

②后群:分为浅层、深层。

A. 浅层

a. 腓肠肌:有内、外两个头。外侧头起自股骨外上髁,内侧头起自股骨内上髁。两个头的肌束于小腿的中部相互附着,移行于较厚的腱膜,抵止于跟骨结节。

b. 比目鱼肌:起自腓骨上端、腓骨头、比目鱼肌肌腱弓、胫骨比目鱼肌线和胫骨体后面内侧缘中 1/3。肌束向下移行于一腱,为构成跟腱的主要部分,抵止于跟骨结节。

c. 跖肌:起自股骨外上髁及膝关节囊,向下移行于跟腱的内侧或单独抵止于跟骨。

B. 深层

a. 胫骨后肌:起自小腿骨间膜上 2/3 及邻近的胫骨、腓骨骨面,肌束向下移行于长的肌腱至足内侧缘。其腱分叉如指状,主要抵止于舟骨粗隆及内侧、中间和外侧楔骨的基底面。

b. 跛长屈肌:肌纤维起自腓骨后面下 2/3 及其邻近的小腿骨间膜,其外侧还起自腓骨肌后面的后肌间隔,其腱在踝关节后面,内、外踝连线的中点,经屈肌支持带深面单独的骨性纤维管至足底,止于跛趾末节趾骨基底部。

c. 趾长屈肌:起自胫骨后面中 1/3 及小腿深筋膜深层,肌束向下移行于较长的肌腱达到足底。在足底从跛长屈肌肌腱的表面与之交叉并接受起自跛长屈肌肌腱的副纤维束。足底方肌附着于趾长屈肌肌腱的腓侧缘。此肌肌腱向前分成 4 个腱,分别至第 2~5 趾,穿过趾短屈肌的肌腱,止于末节趾骨的基底部。

d. 腘肌:以细腱起自股骨外上髁,此外还以肌束自关节囊起始,肌束斜向内下方,经腓侧副韧带和外侧半月板之间达到胫骨上端的后面,止于胫骨比目鱼肌线以上的骨面。

③外侧群

A. 腓骨长肌:起自腓骨头、腓骨上 2/3 的外侧面和小腿深筋膜。肌束向下移行于长的肌腱,至足内侧缘,止于内侧楔骨和第 1 跖骨基底部跖侧面的外侧。

B. 腓骨短肌:起自腓骨外侧面下 2/3 及小腿前、后肌间隔,其肌腱与腓骨长肌肌腱一同下降,止于第 5 跖骨粗隆。

3)足肌

①足背肌(图 4-49)

A. 趾短伸肌:在跗骨窦入口的前方起自跟骨前端的上面和外侧面及伸肌下支持带,肌束起始后向前内方走行,移行于细腱,腱与趾长伸肌肌腱斜行交叉,分别移行于第 2~4 趾的趾背腱膜。

B. 跛短伸肌:起点与趾短伸肌同,肌纤维斜向前内方,移行于细腱,抵止于跛趾第 1 节趾骨基底部的背面。

②足底肌:分为内侧群、外侧群及中间群(图 4-53)。

A. 内侧群

a. 蹈展肌:起自跟骨结节的内侧及舟骨粗隆,部分肌束起自足底腱膜和屈肌支持带,肌束向前移行于坚强的肌腱,止于第 1 节趾骨基底部的跖侧。

b. 蹈短屈肌:起于内侧楔骨的底面、胫骨后肌的肌腱和足底面的各个肌腱,肌束向前分成两个肌腹,内侧肌腹与蹈展肌合成一腱,止于蹈趾第 1 节趾骨基底部跖面的内侧;外侧肌腹与蹈收肌斜头合成一腱,抵止于蹈趾第 1 节趾骨基底部跖面的外侧。

c. 蹈收肌:分为斜头及横头。斜头肌纤维起自足底长韧带、腓骨长肌肌腱、外侧楔骨跖面和第 2~3 跖骨基底部的足底面,肌纤维斜向前内方与蹈短屈肌内侧腹合成一腱,止于蹈趾第 1 节趾骨基底部跖侧面的外侧。横头以单独肌束起自第 3~5 跖趾关节囊,肌纤维横行向内,至蹈趾第 1 节趾骨后面,移行于斜头的肌腱。

B. 外侧群

a. 小趾展肌:起自跟骨结节的足底侧,肌纤维向前移行于两个短腱,外侧腱抵止于第 5 跖骨粗隆,内侧腱止于小趾第 1 节趾骨基底部的足底面。

b. 小趾短屈肌:起自第 5 跖骨基底部的足底面和足底长韧带,抵止于小趾第 1 节趾骨基底部跖侧面的内侧。

C 中间群

a. 趾短屈肌:起自跟骨结节及足底腱膜,肌纤维向前移行于 4 个肌腱,分别至第 2~5 趾。

b. 足底方肌:大部分起自跟骨底面的外侧,小部分起自内侧,肌纤维斜向前内方,止于趾长屈肌肌腱的外侧缘。

c. 足蚓状肌:一般有 4 条,第 1 条蚓状肌起自屈第 2 趾的趾长屈肌肌腱内侧缘,其余 3 条,起自屈第 2~5 趾的趾长屈肌肌腱的相对缘。各腱分别沿跖骨深横韧带的跖面绕过第 2~5 趾第 1 节趾骨基底部的内侧,移行于各相应趾的趾背腱膜。

d. 骨间足底肌:有 3 条,分别起自第 3~5 跖骨近侧端的内侧面,肌腱向前绕过第 3~5 趾的第 1 节趾骨基底部的内侧,止于第 3~5 趾的第 1 节趾骨基底部,其中部分腱纤维移行于趾背腱膜。

e. 骨间背侧肌:每条肌肉起自相邻两个跖骨的侧面,第 1 骨间背侧肌的肌腱向前,绕过第 2 趾第 1 节趾骨的内侧面,部分抵止于该节趾骨基底部的内侧,部分移行于趾背腱膜。第 2~4 骨间背侧肌分别绕过 2~4 趾第 1 节趾骨的外侧,部分止于该节趾骨基底部的外侧,部分止于趾背腱膜,屈第 2~4 趾跖趾关节,伸趾间关节,并使第 2~4 趾外展。

七、韧带起止点

1. 脊柱韧带起止点的精细解剖

(1) 前纵韧带:前纵韧带很坚韧,为人体中最长的韧带(图 4-55)。上方起自枕骨的咽结节,向下经寰椎前结节及各椎体的前面,止于第 1 或第 2 骶椎的前面。韧带的宽窄与厚薄各部不同,于胸椎部及各椎体前面的部分均较窄而略厚;于颈部、腰部和椎间盘前面的部分则相反,即较宽而略薄。前纵韧带由三层并列的纵行纤维构成,浅层纤维可跨越 3~4 个椎体;中层纤维可跨越 2~3 个椎体;而深层纤维仅连接相邻的两个椎体。它与椎间盘及椎体的边缘紧密相连,但与椎体上下缘之间的部分则连接较为疏松。

(2) 后纵韧带:细长而坚韧,位于椎体的后方,椎管的前壁(图 4-56)。起自第 2 颈椎体,向上方移行于覆膜;向下沿各椎体的后面至骶管,与骶尾后深韧带相移行。韧带的宽窄与厚薄各部也不同,在颈椎、上部胸椎及椎间盘的部分则较宽;而下部胸椎、腰椎和各椎体的部分则较窄。其浅层纤维可跨越 3~4 个椎体;而深层者只连接相邻的两个椎体之间。其与椎体的上、下缘之间则紧密相连,而与椎体后面的连接则较松,其间有椎体的静脉通过。

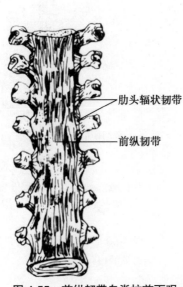

图 4-55　前纵韧带自脊柱前面观

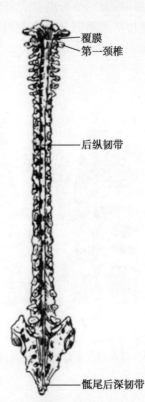

图 4-56　后纵韧带(椎弓除去后)自后面观

(3)弓间韧带或称黄韧带:本身呈膜状,由弹力纤维构成,位于相邻的两个椎弓之间。上方起自上位椎弓板下缘的前面,向下止于下位椎弓板的上缘及后面。韧带的前面凹陷,正中部有一裂隙,为静脉所穿通。其厚薄与宽窄各部不同,于颈椎部则较薄而宽;胸椎部者则较窄而略厚,其中以腰椎部者最厚。此韧带有时发生肥厚,可压迫马尾或神经根,常发生在第 4 与第 5 腰椎之间(图 4-57)

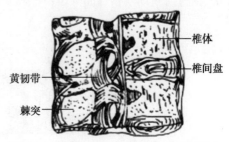

图 4-57　黄韧带(第 12 胸椎与第 1 腰椎矢状切面,自右侧面观)

(4)横突间韧带:连接相邻的两个横突之间,在颈椎部此韧带常缺如;胸椎部者常呈细索状;腰椎部者发育较好,呈膜状。

(5)棘间韧带:较薄,连接相邻的两个棘突之间,从棘突根部至其尖部,呈矢状位,其前方则与椎弓间韧带愈合;后方移行于棘上韧带。在腰部者则宽而厚,呈四方形;胸椎部者则窄而较长;颈椎部者则往往发育不佳。

(6)棘上韧带:细长而坚韧,起自第 7 颈椎棘突,向下沿各椎体的棘突尖部下行,止于骶中嵴;向上移行于项韧带;在其两侧部与背部的腱膜相延续;前方与棘间韧带愈合。其各部的宽窄与厚薄均不相同,于腰椎部则宽而肥厚;胸椎部者呈细索状。韧带的浅层纤维可跨越3~4个椎体的棘突;中层纤维可跨越2~3个椎体的棘突;而深层纤维只连接相邻的两个棘突之间(图4-58)。

(7)项韧带:为三角形的弹力纤维膜。其底部向上方,附着于枕外隆凸和枕外嵴;尖部向下方,与寰椎后结节及下6个颈椎棘突的尖部相连;其后缘游离而肥厚,为斜方肌的附着部(图4-59)。

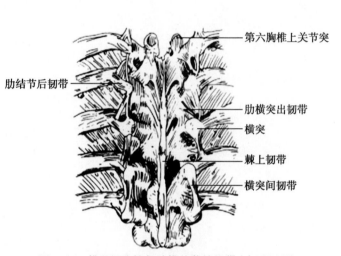

图 4-58 椎弓间连接与肋椎关节的韧带(自后面观)

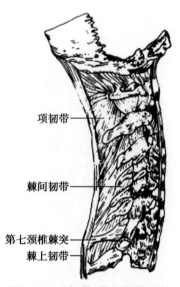

图 4-59 项韧带、棘间韧带及棘上韧带(自右面观)

(8)寰枕前膜:形态比较宽阔,连接枕骨大孔前缘与寰椎前弓上缘之间。韧带的前面中部,因有前纵韧带移行而变厚;其两侧略薄,多与关节囊相愈合(图4-60)。

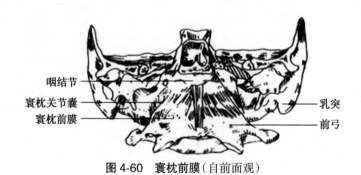

图 4-60 寰枕前膜(自前面观)

(9)寰枕后膜:较寰枕前膜薄而略窄,连接枕骨大孔后缘与寰椎后弓上缘之间(图4-61)。该膜的中部略厚;其前面与硬脊膜紧密相连;后面接头后小直肌;两侧移行于关节囊;其与寰椎后弓的椎动脉沟之间,围成一管,其内有椎动脉和枕下神经通过。

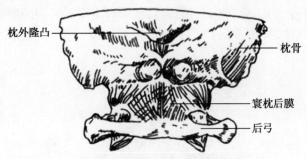

图 4-61　寰枕后膜（自后面观）

（10）寰枕外侧韧带：连接寰椎横突的上面与枕骨的颈静脉突之间，有加强关节囊外侧壁的作用。

（11）寰枢前膜：长而坚韧，位于两侧的寰枢关节之间，上方起自寰椎前弓的前面和下缘，向下止于枢椎体的前面。膜的中部因前纵韧带相移行而增厚。

（12）寰枢后膜：薄而宽阔，位于寰椎与枢椎之间，连接寰椎后弓的下缘与枢椎椎弓上缘之间。其中部略厚，两侧有第 2 颈神经穿过。

（13）寰椎横韧带：坚韧而肥厚，连接寰椎左右侧块的内侧面。前面微凹；中部略宽，有一纤维软骨构成的关节面，其与枢椎齿突后面的关节面相关节（图 4-62）。寰椎的椎孔，由此韧带分成为前、后两部：前部小，只有齿突；而后部大，容纳脊髓及其被膜等。自韧带中部，向上、下方各发出一条纵行纤维束，前者称为上脚，其末端附着于枕骨大孔前缘。后者称为下脚，其与枢椎体的后面相连。此上、下两束纤维与寰椎横韧带共同构成寰椎十字韧带（图 4-63）。当暴力引起寰椎横韧带撕裂时，齿突则移向后方，从而压迫延髓引起严重的后果。

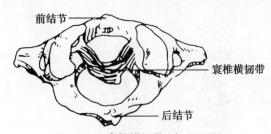

图 4-62　寰椎横韧带（自上面观）

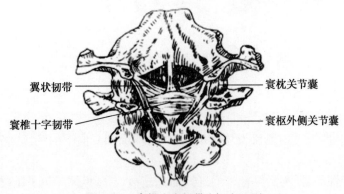

图 4-63　寰椎十字韧带（自后面观）

（14）覆膜：位于椎管内，宽阔而强韧，自斜坡沿齿突及其周围的韧带后面下降，于枢椎体的后面移行于后纵韧带（图 4-64）。其外侧与寰枢外侧关节的关节囊相愈合；前面连接寰椎十字韧带。

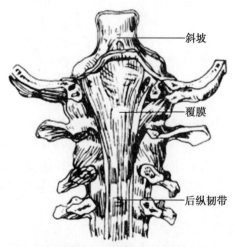

斜坡

覆膜

后纵韧带

图 4-64　覆膜（自后面观）

（15）翼状韧带：为强韧的圆索状韧带，左右各一条，位于寰椎横韧带的上方。起自齿突尖的两侧，各自斜向外上方，止于枕骨髁内侧面的粗糙部（图 4-65），并分别与寰齿前、后关节囊及寰枕关节囊相愈合。

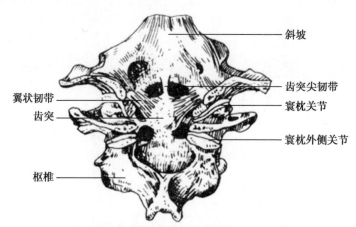

斜坡

齿突尖韧带

翼状韧带

寰枕关节

齿突

寰枕外侧关节

枢椎

图 4-65　翼状韧带和齿突尖韧带（自后面观）

（16）齿突尖韧带：为细小的索状韧带，位于两侧翼状韧带上缘之间，连接齿突尖与枕骨大孔前缘，并分别与寰枕前膜和寰椎十字韧带（上脚）相愈合。

（17）骶尾前韧带：位于骶骨及尾骨的前面，为前纵韧带向下的延续部分，到达骶、尾骨的前面而终止（图 4-66）。

（18）骶尾后深韧带：为后纵韧带的延续部分，沿第 5 骶椎体和第 1 尾椎体的后面下降，于第 1 尾椎的下缘与终丝及骶尾后浅韧带愈合（图 4-67）。

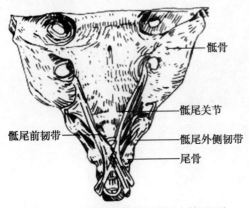

图 4-66 骶尾联合及其韧带（自前面观）

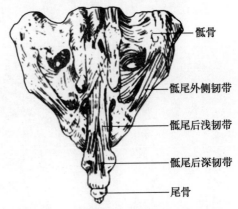

图 4-67 骶尾关节及其韧带（自后面观）

（19）骶尾后浅韧带：为棘上韧带的延续部，自骶管裂孔的边缘，沿尾骨的后面下降。此韧带经过骶管裂孔的上方，几乎完全封闭该孔。

（20）骶尾外侧韧带：连接骶骨外侧缘的下端与第1尾椎横突之间。其上方与骶结节韧带愈合；其与骶骨外侧缘之间，围成一孔，为第5骶神经的前支通过。

（21）尾侧韧带：连接尾骨尖与皮肤之间。

2. 颞颌部韧带起止点精细解剖

（1）颞下颌韧带：即外侧韧带，呈三角形，上宽下窄，其与关节囊的外侧壁愈合。其上方起自颧骨颧突的下缘，斜向后下方，止于下颌头和下颌颈。

（2）蝶下颌韧带：位于关节内侧的扁薄韧带，连接蝶骨角棘与下颌小舌之间。

（3）茎突下颌韧带：为颈部深筋膜的一部分，位于咬肌和翼内肌之间，其自颞骨茎突斜向前下方，止于下颌角和下颌支的后缘（图4-68）。

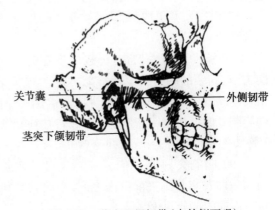

图 4-68 茎突下颌韧带（自外侧面观）

3. 胸背部韧带起止点精细解剖

（1）肋头辐状韧带：位于关节囊的前方，自肋骨头的前面和上、下两缘，放射于相邻的两个椎体及其椎间盘。上部的纤维斜向上方，附着于上位椎体的外侧面；下部者则斜向下方到达下位椎体的外侧面；中部的纤维则较少些，呈水平方向前伸，与椎间盘相连（图4-69）。

（2）肋头关节内韧带：位于关节腔内，由致密而坚韧的短纤维构成，连接肋头嵴与椎间盘之间，分隔关节腔为上、下两部。第1、第10、第11及第12肋头关节腔内无此韧带。

（3）肋颈韧带：由坚韧的短纤维构成，连接肋颈的后面与横突的前面之间。韧带、横突及肋颈之间，有一裂隙，称为肋横突孔。第11和第12肋骨的肋颈韧带，一般都已退化。

（4）肋结节韧带：短而强韧，自横突尖部，斜向外上方，止于肋结节。第11和第12肋骨的肋结节韧带一般都缺如。

（5）肋横突前韧带：起自肋颈嵴，斜向外上方，止于上位椎骨横突的下缘。外侧则与肋

61

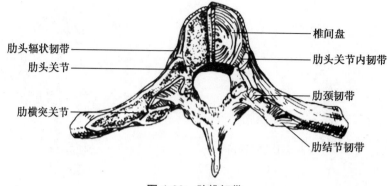

图 4-69 肋椎韧带

间内韧带相移行;内侧缘与椎体之间围成一孔,有肋间动脉和肋间神经后支通过。

　　(6)肋横突后韧带:较肋横突前韧带细而薄,呈条索状,自肋颈的后面,斜向内上方,止于上位椎骨横突和下关节突的根部;其外侧与肋间外肌相接。

　　(7)胸肋辐状韧带:呈三角形,薄而宽阔,自肋软骨内侧端的前面,放射于胸骨的前、后面。其浅层纤维与对侧同名韧带的上、下方纤维相交错。于胸骨的前面,此韧带与胸大肌的起始腱相愈合,并形成胸骨膜,被覆于胸骨骨膜的表面。

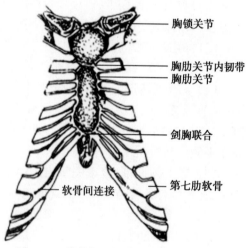

图 4-70 胸骨与肋软骨的连接(自前面观)

　　(8)胸肋关节内韧带:一般出现在第 2 胸肋关节,其余的胸肋关节则有无不定。其本身由纤维软骨构成,自第 2 肋软骨内侧端,横行向内与胸骨的第 2 肋切迹相连。此韧带往往把第 2 胸肋关节腔分为上、下两部分(图 4-70)。

　　(9)肋剑突韧带:连接第 6 或第 7 肋软骨的前后面及胸骨剑突前后面之间,于肋软骨和胸骨前面的部分则较明显。

　　4. 上肢韧带起止点的精细解剖

　　(1)胸锁关节韧带(图 4-71)

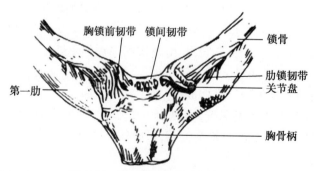

图 4-71 胸锁关节韧带(自前面观)

　　1）胸锁前韧带:位于关节囊的前面,比较宽阔。上方的纤维起自锁骨胸骨端的前上部,斜向内下方,止于胸骨柄的前上部。

　　2）胸锁后韧带:较前韧带薄而紧张,位于关节的后面。上方起自锁骨胸骨端的后面,斜向内下方,止于胸骨柄的后上部。

　　3）锁间韧带:较强韧,横过胸骨柄的颈静脉切迹,连接两侧锁骨胸骨端的上缘。此韧带向下方发出一些纤维束,与胸骨柄的上缘相连;其向上方移行于颈深筋膜。

　　4）肋锁韧带:为强韧的纤维组织,上方起自锁骨内侧端的肋粗隆,向下止于第1肋骨和肋软骨。可分为前后两层,前层向外上方1后层向内上方。两层之间夹有黏液囊;两层于外侧部相愈合,而内侧部则与胸锁关节囊相连。

　　（2）肩锁关节韧带（图4-72）

　　1）肩锁韧带:为该关节囊上部增厚的部分,呈长方形,连接锁骨肩峰端与肩峰的上面之间。

　　2）喙锁韧带:为一强韧的纤维束,连接锁骨下面的喙突粗隆与肩胛骨的喙突之间,可分为内外两部。

　　3）斜方韧带:居前外侧,较薄,呈斜方形,连接锁骨的喙突粗隆与肩胛骨喙突之间。其前缘游离,而底部与喙肩韧带相接;其后缘较短,与锥状韧带的后外侧部相邻。

　　4）锥状韧带:居前者的后内侧,呈锥状,较肥厚。其底部与锁骨下面的后缘相接,其尖端连于喙突根部的内侧缘与后缘,并有一部分纤维与肩胛上横韧带相愈合。

　　（3）肩胛骨固有韧带（图4-72,图4-73）

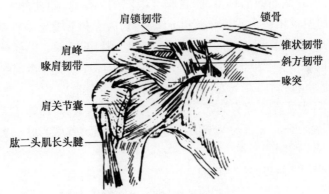

图4-72　肩锁关节韧带（自前面观）

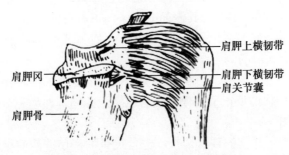

图4-73　肩锁关节韧带（自后面观）

1）喙肩韧带：呈三角形，连接喙突外侧缘与肩峰尖部的前缘之间。其前后部较厚，而中间部很薄，呈薄膜状，此韧带构成所谓的"喙肩弓"。

2）肩胛上横韧带：为三角形的小韧带。连接肩胛骨背侧面的上缘与喙突根部之间，横跨肩胛切迹的上方，因此，将切迹围成一孔，其内有肩胛上神经通过。

3）肩胛下横韧带：呈薄膜状，连接肩胛冈的外侧缘与关节盂的周缘之间，其与骨面之间围成一孔，其内有肩胛上动脉和肩胛上神经通过。

（4）肩关节韧带（图 4-74）

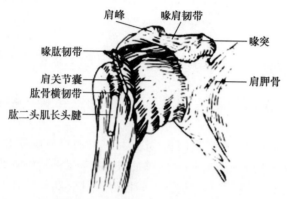

图 4-74 肩关节韧带（自前面观）

1）喙肱韧带：为一宽而强的韧带，起自喙突根部的外侧缘，斜向外下方，到达肱骨大结节的前面，与冈上肌肌腱相愈合。其前缘和上缘游离，后缘和下缘与关节囊愈合。

2）盂肱韧带：位于关节囊前壁的内面，可分为上、中、下三部。上部起自喙突根部附近的关节盂边缘，斜向外下方，止于肱骨小结节的上方；中部连接关节盂前缘与肱骨小结节之间；下部起自关节盂下缘，斜向外下方，到达肱骨解剖颈的下部。

3）肱骨横韧带：为肱骨的固有韧带，它横跨结节间沟的上方，即连接大、小结节之间，其一部分纤维与关节囊愈合。韧带与结节间沟之间，围成一管，其内为肱二头肌长头肌肌腱通过。该韧带对后者有固定作用。

（5）肘关节韧带（图 4-75、图 4-76）

1）尺侧副韧带：呈三角形，比较肥厚。上方起自肱骨内上髁的前面和下面，向下呈放射状，分为前中后三部。前部止于尺骨冠突的尺侧缘；中部较薄，止于鹰嘴与冠突之间的骨嵴上；后部向后方，止于鹰嘴的内侧面，其表面有几条向下斜行的纤维束与横跨鹰嘴和冠突的横纤维相交织。后者的下缘与骨之间形成一裂隙，当肘关节运动时，滑膜层可经此处膨出。两侧的副韧带有防止肘关节的侧屈作用。

2）桡侧副韧带：亦呈三角形，较肥厚，连接肱骨外上髁的下部与桡骨环状韧带之间，其后部的部分纤维经过环状韧带止于尺骨的旋后肌嵴。此韧带加强关节囊的外侧壁，有防止桡骨头向外脱位的作用。

3）桡骨环韧带：为一强韧的环状韧带。起自尺骨的桡切迹的前缘，环绕桡骨头的 4/5，止于尺骨的桡切迹后缘，但有少部分纤维则紧贴桡切迹的下方，继续环绕桡骨，形成一完整的纤维环。韧带的上缘和外侧面与关节囊愈合。环状韧带实际上是呈杯形，上口大，下口小，

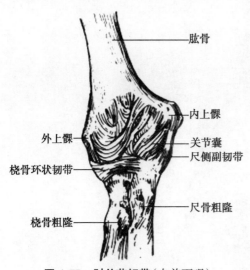

图 4-75 肘关节韧带（自前面观）

肱骨

内上髁

外上髁

关节囊

桡骨环状韧带

尺侧副韧带

桡骨粗隆

尺骨粗隆

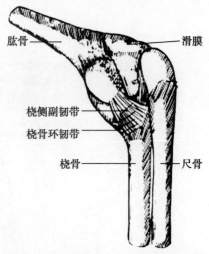

图 4-76 肘关节韧带（除去关节囊的纤维膜后，自外侧观）

肱骨

滑膜

桡侧副韧带

桡骨环韧带

桡骨

尺骨

因此,可防止桡骨头脱出。4 岁以下的儿童,由于桡骨头发育还不完全,桡骨头与桡骨颈的粗细相似,故在伸肘关节时而突然牵拉前臂,此时桡骨头可被环状韧带卡住,形成桡骨小头半脱位。

　　4）方形韧带:薄而松弛,连接桡骨颈和尺骨桡切迹的下缘之间,被覆在关节下端的滑膜表面。此韧带有支撑滑膜的作用。

　　（6）桡腕关节韧带（图 4-77、图 4-78）

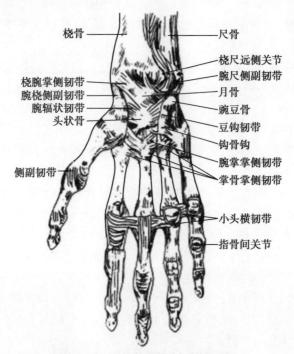

桡骨

尺骨

桡尺远侧关节

腕尺侧副韧带

月骨

豌豆骨

豆钩韧带

钩骨钩

腕掌掌侧韧带

掌骨掌侧韧带

桡腕掌侧韧带

腕桡侧副韧带

腕辐状韧带

头状骨

侧副韧带

小头横韧带

指骨间关节

图 4-77 手关节韧带（自掌侧面观）

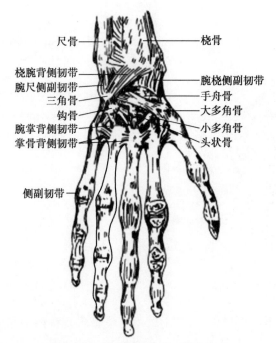

图 4-78 手关节韧带（自背侧面观）

1）桡腕掌侧韧带：宽阔而坚韧，位于关节囊的前外侧部，其上方起自桡骨下端的前缘和茎突，斜向内下方，止于舟骨、月骨、三角骨和头状骨的掌侧面。

2）桡腕背侧韧带：较掌侧韧带薄弱，位于关节囊的后面，其上方起自桡骨下端的后缘，斜向内下方，止于舟骨、月骨和三角骨，并与腕骨间背侧韧带相移行。

3）腕桡侧副韧带：上方起自桡骨茎突尖部的前面，呈放射状止于舟骨、头状骨和大多角骨。

4）腕尺侧副韧带：呈扇形，其上方起自尺骨茎突，并与关节盘的尖部相愈合，而再向下分为两部，一部向前外侧方向，止于豌豆骨和腕横韧带上缘的内侧部；另一部分则与三角骨的内侧面和背侧面相连。

（7）腕骨间关节韧带

1）腕骨间掌侧韧带：计有 2 条，位于桡腕掌侧韧带的深面，分别连接舟骨与月骨及月骨与三角骨之间。

2）腕骨间背侧韧带：也有 2 条，分别连接舟骨与月骨及月骨与三角骨之间。

3）腕骨间骨间韧带：有 2 条，分别介于舟骨与月骨及月骨与三角骨之间，并与骨间掌侧和背侧韧带相愈合。此韧带与舟骨、月骨及三角骨共同构成桡腕关节的关节头（图 4-79）。

4）腕骨间背侧韧带：共有 3 条，分别连接大、小多角骨之间，小多角骨与头状骨，头状骨与钩骨之间。

5）腕骨间掌侧韧带：有 3 条，分别连接远侧列各腕骨之间，较背侧韧带强韧。

6）腕骨骨间韧带：也有 3 条，较近侧列的腕骨骨间韧带肥厚，介于头状骨与钩骨，头状骨与小多角骨，大、小多角骨之间。

7）腕辐状韧带：位于关节的掌侧面，大部纤维起自头状骨头，呈放射状，止于舟骨、月骨

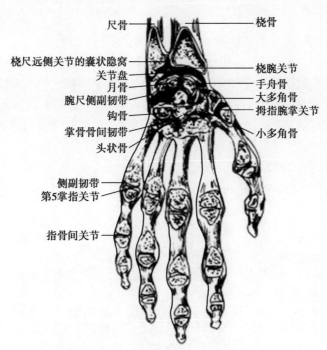

尺骨　　　　　　　　　　　　桡骨

桡尺远侧关节的囊状隐窝

关节盘　　　　　　　　　　　桡腕关节

月骨　　　　　　　　　　　　手舟骨

腕尺侧副韧带　　　　　　　　大多角骨

钩骨　　　　　　　　　　　　拇指腕掌关节

掌骨骨间韧带　　　　　　　　小多角骨

头状骨

侧副韧带
第5掌指关节

指骨间关节

图 4-79　右手关节额状断面（自背侧面观）

和三角骨；另一部纤维则连接大、小多角骨与舟骨之间，以及钩骨与三角骨之间。

8）腕骨间背侧韧带：也有斜行纤维连接远、近侧两列腕骨之间，其内侧部的较为强韧。

（8）腕掌关节韧带

1）腕掌背侧韧带：为数条坚韧的短韧带，分别连接大、小多角骨与第2掌骨；小多角骨、头状骨与第3掌骨；头状骨、钩骨与第4掌骨及钩骨与第5掌骨之间（图4-78）。

2）腕掌掌侧韧带：排列与背侧韧带相似，但连接第3掌骨的有3条，分别起自大多角骨、头状骨和钩骨（图4-77）。

3）腕掌骨间韧带：为短而强韧的韧带，共有2条，分别连接钩骨、头状骨与第3和第4掌骨之间，及大多角骨与第2掌骨底的外侧缘之间。

（9）掌部韧带

1）掌骨背侧韧带：为横行的短韧带，其厚薄不同，连接第2至第5掌骨底背侧面之间。

2）掌骨掌侧韧带：连接第2至第5掌骨底掌侧面之间。

3）掌骨骨间韧带：位于各掌骨底侧面之间，附着在掌骨间关节面的远侧端，即封闭该关节的远侧端。此韧带于第4与第5掌骨底之间的则较薄弱。

4）掌侧韧带：位于关节的掌侧面，厚而致密，由纤维软骨构成。此韧带与掌骨连接较松弛，但与第1节指骨连接甚紧。韧带的两侧，分别与掌骨深横韧带和侧副韧带相愈合。

5）掌骨深横韧带：较宽短，共有3条，分别连接第2与第3掌骨小头、第3与第4掌骨头和第4与第5掌骨头之间。

6）第2至第5掌指侧副韧带：很强韧，位于关节的两侧，连接掌骨小头两侧的后结节与指骨底的两侧。

7）第1掌指侧副韧带：短而强韧，起自掌骨小头附近，呈放射状，止于第1节指骨底及籽骨。

8）第1掌指背侧韧带：为连接第1掌骨两侧副韧带间的纤维。

9）指间掌侧韧带：较强韧，纤维软骨样结构，位于两侧副韧带间的掌侧面，连接近节指骨远侧端与中节指骨近侧端的掌侧面以及从后者的远侧端连接远位指骨的近侧端。

10）指间侧副韧带：外形圆隆较强韧，位于指骨间关节的两侧，连接近节指骨远侧端侧面的小窝与中节指骨近侧端侧面的粗糙部以及从后者的远侧端连接远节指骨近侧端侧面的粗糙部。

5. 下肢韧带起止点精细解剖

（1）骶髂部韧带（图4-80，图4-81）

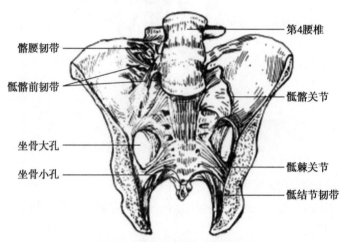

图4-80 骨盆的韧带（自前面观）

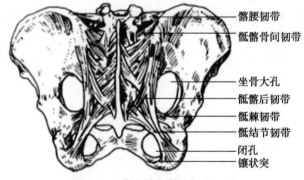

图4-81 骨盆的韧带（自后面观）

1）骶髂前韧带：宽而薄，位于关节的前面，连接骶骨骨盆面的侧缘与髂骨的附关节沟之间。

2）骶髂后短韧带：起自髂骨粗隆、髂骨耳状面后部和髂后下棘，斜向内下方，止于骶外侧嵴和骶关节嵴；浅层的称为骶髂后长韧带，自髂后上棘，抵达第2至第4骶椎的关节突，其外侧与骶结节韧带相连，内侧接胸腰筋膜。

3）骶髂骨间韧带：很坚韧，被骶髂后韧带覆盖，连接髂骨粗隆与骶骨粗隆之间，由纵横交错的短纤维构成,填充于关节囊的上方与后方。

4）骶结节韧带:为强韧的扇状韧带,位于骨盆的后下部。起自髂后下棘、骶骨下部的外侧缘和尾骨的上部,斜向外下方,经骶棘韧带的后方,止于坐骨结节的内侧缘,有一部分纤维则呈钩状,继续延伸至坐骨支,称为镰状突。

5）骶棘韧带:位于骶结节韧带的前方,较薄,呈三角形。起自骶骨和尾骨的外侧缘,向外方与骶结节韧带交叉后,止于坐骨棘。

6）髂腰韧带:为肥厚而强韧的三角形韧带。起自第 5 腰椎横突前面、横突尖部的后面及第 4 腰椎横突的前面和下缘,呈放射状止于髂嵴的内唇。

7）髂腰韧带:髂腰韧带的一部分,起自第 5 腰椎体与横突,止于髂窝与骶骨底。

（2）耻骨联合部韧带（图 4-82）

1）耻骨上韧带:连接两侧耻骨之间,中部与耻骨间纤维软骨板愈合。此韧带有加强耻骨联合上部的作用。

2）耻骨前韧带:肥厚而强,位于耻骨联合的前面,由相互交错的斜行纤维构成。

3）耻骨弓状韧带:较肥厚,呈弓状跨越耻骨联合的下方,连接两侧的耻骨下支之间。上面与耻骨间纤维软骨板愈合;下面游离,与尿生殖膈之间以裂隙相隔,有血管通过。

（3）髋关节的韧带

1）髂股韧带（图 4-83）:长而坚韧,呈倒置的"V"形,位于关节囊的前面。上方起自髂前下棘的下方,向外下方呈扇形分散,止于股骨的转子间线。此韧带的内侧部和外侧部较厚,中间部则较薄。内侧部的纤维呈垂直方向,附着于转子间线的下部;外侧部的纤维斜行下达转子间线的上部。此韧带限制大腿过度的后伸;其内侧部的纤维限制大腿的外展;外侧部者则限制大腿的外展和旋外。

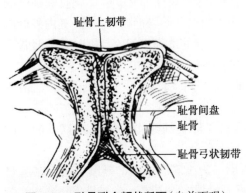

图 4-82　耻骨联合额状断面（自前面观）

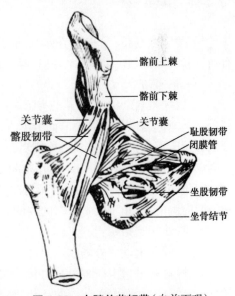

图 4-83　右髋关节韧带（自前面观）

2）耻股韧带:呈三角形,起自髂耻隆起、耻骨上支、闭孔嵴及闭孔膜,斜向外下方,移行于关节囊及髂股韧带的内侧部。此韧带限制大腿外展及旋外运动。

3）坐股韧带：较薄,位于关节的后面,起自髋臼的后部与下部,向外上方,经股骨颈的后面,一部分纤维移行于轮匝带;另一部分则附着于股骨大转子的根部。此韧带限制大腿的内收及旋内运动。

4）轮匝带(图 4-84):呈环形,紧贴滑膜层的外面,由关节囊纤维层的环形纤维构成,环绕股骨颈的中部。其外侧部肥厚,略向关节腔突出。此韧带有一部分纤维分别与耻股韧带及坐股韧带愈合,但不直接附着在骨面上。

5）股骨头韧带(图 4-85):为关节囊内扁平的三角形纤维带。基底部附着于髋臼横韧带及髋臼切迹两部分;尖部连接股骨头凹的前上部。韧带周围有滑膜包绕。此韧带的发育程度常因人而异,有时可完全缺如。其功能目前尚有争论,有人认为是营养股骨头的血管经过此处;有的则与上述观点相反;有人提出此韧带起着关节垫的作用等。当大腿前屈及内收时,此韧带紧张;外展时则变松弛。

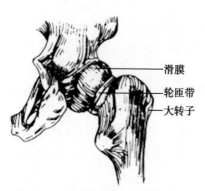

图 4-84　右髋关节韧带(自后面观)

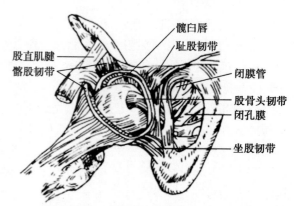

图 4-85　髋关节韧带(关节囊切开,自前面观)

6）髋臼横韧带：也在关节囊内,很强韧,呈桥状横跨髋臼切迹的上面。由此围成一孔,有血管和神经通过。此韧带与关节囊及股骨头韧带相愈合。

（4）膝部韧带

1）髌韧带(图 4-86、图 4-87):肥厚而坚韧,位于关节囊的前部,为股四头肌肌腱延续的部分。上方起自髌尖和髌关节面的下方,向下止于胫骨粗隆及胫骨前嵴的上部;其内外两缘分别移行于髌内侧支持带和髌外侧支持带。韧带与关节囊的滑膜之间,有膝脂体;与胫骨之间则以髌下深囊相隔。伸时时,此韧带松弛;屈膝时则紧张。

2）髌内侧支持带(图 4-86):为股内侧肌肌腱的一部分。起自股内肌肌腱及髌底,沿髌韧带的内侧向下,止于胫骨上端的内侧面。

3）髌外侧支持带：为股外肌肌腱的一部分。起自股外肌肌腱及髌底,沿髌韧带的外侧向下,止于胫骨上端的外侧面。此韧带的外侧与髂胫束愈合。

4）腘斜韧带(图 4-88):扁宽,位于关节面的后面。为半膜肌肌腱的延续部分。其起自胫骨内侧髁的后部,沿关节囊的后部斜向外上方,止于股骨的外上髁。有一部分纤维与关节囊后部的纤维层愈合。该韧带有防止膝关节过度前伸的作用。

5）腘弓韧带(图 4-88):位于关节的后外侧。起自腓骨头后面,斜向后上方,分为前后两部,前部与腓肠肌的外侧头愈合;后部则附着于胫骨髁间后区的后缘。

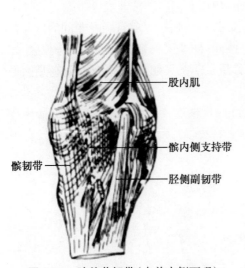

图 4-86　膝关节韧带（自前内侧面观）

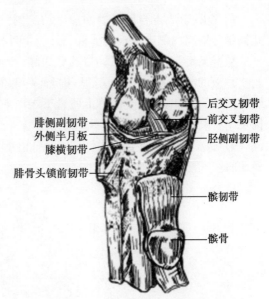

图 4-87　膝关节韧带（自前外侧面观）

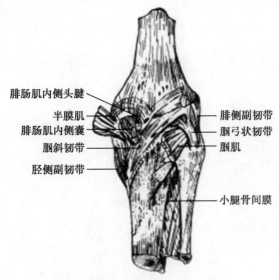

图 4-88　膝关节韧带（自后面观）

6）胫侧副韧带（图 4-87）：扁宽而坚韧，位于关节的内侧。上方起自股骨内上髁，向下止于胫骨内侧髁及胫骨体的内侧面。韧带的前部与髌内侧支持带愈合，其与关节囊之间有黏液囊相隔；其后部则与关节囊及内侧半月板愈合。

7）腓侧副韧带（图 4-87）：为索状坚韧的纤维束，位于关节的外侧。上方起自股骨外上髁，向下止于腓骨头外侧面的中部。此韧带与关节囊之间有疏松结缔组织相隔。与半月板之间，以腘肌肌腱相隔，二者不直接相连。当屈膝及小腿旋内时，胫侧与腓侧副韧带均松弛；相反，伸膝及小腿旋外时则紧张，因此，有限制膝关节过度伸展及旋外的作用。

8）膝交叉韧带（图 4-87、图 4-88）：位于关节囊内，为连接股骨与胫骨之间坚强的韧带，可分为前、后交叉韧带，它们彼此相互交叉。

前交叉韧带：起自胫骨髁间前区的内侧，斜向后外上方，止于股骨外侧髁内侧面的上部。此韧带分别与内侧半月板的前端和外侧半月板的前端相愈合。

后交叉韧带：居前交叉韧带的后内侧，较前交叉韧带短而强韧。起自胫骨髁间后区与外侧半月板的后端，斜向内上方，止于股骨内侧髁的外侧面。膝交叉韧带的主要功能是使胫骨、股骨两骨紧密相接，防止胫骨沿股骨下端向前后方移位。前交叉韧带限制胫骨前移；后交叉韧带则有制止胫骨后移的作用。

9）膝横韧带（图 4-87、图 4-89）：呈圆索状，横行连接两个半月板的前端，其出现率为 55.53%。

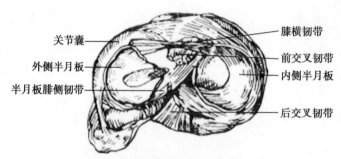

图 4-89　膝关节韧带（胫骨上端及半月板）

10）板股前、后韧带（图 4-90）：板股前韧带起自外侧半月板的后部，沿后交叉韧带的前方，斜向内上方，止于股骨内侧髁；板股后韧带起自外侧半月板的后缘，沿后交叉韧带的后方，斜向内上方，止于股骨的内侧髁。

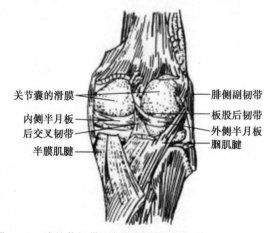

图 4-90　膝关节韧带（关节囊纤维膜后壁切开，自后面观）

（5）胫腓部韧带

1）胫腓前韧带（图 4-91）：为一坚韧的三角形韧带，位于胫骨和腓骨的前面。起自胫骨下端踝关节面的边缘，斜向外下方，止于腓骨下端的前缘及附近的骨面上。韧带的前部与跟腓前韧带的起始部相移行，后部接骨间韧带。

2）胫腓后韧带（图 4-92）：较外踝前韧带强韧，连接胫骨和腓骨下端的后面。前部与骨间韧带相连,下部愈合于胫腓横韧带。

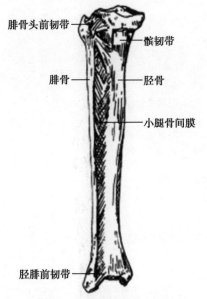

图 4-91　胫腓韧带(自前面观)

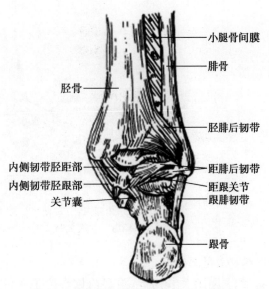

图 4-92　胫腓韧带(右踝关节,自后面观)

3)骨间韧带:由许多强韧的短纤维构成,连接胫骨和腓骨下端的相邻面之间,其向上移行于小腿骨间膜。

4)胫腓横韧带:为一强韧的索状韧带,起自胫骨后面的下缘,斜向前外下方,止于外踝的内侧面。此韧带对保持踝关节的稳固性,防止胫骨、腓骨沿距骨上面向前脱位,有重要的作用。

(6)踝关节韧带

1)三角韧带:为强韧的三角形韧带,位于关节的内侧。上方起自内踝的前后缘及尖部,呈扇状向下止于跗骨。由于各部的附着部不同,可分为以下四部。

胫距后部(图 4-92)位于后部,为一短韧带,略斜向后方,止于距骨的内侧面及距骨后突内侧的小结节,此韧带有防止胫骨和腓骨向前脱位的作用。

胫跟部(图 4-92,图 4-93)位于中部,肥厚而坚韧。起自内踝的尖部,向下止于跟骨的载距突,此韧带有防止足向后脱位的作用。

胫舟部(图 4-93)位于前部,起自内踝的前面,斜向前下方,止于舟骨粗隆与跟舟足底韧带的内侧缘。

胫距前部位于胫舟韧带的内侧,起自内踝前缘,止于距骨内踝关节面的前缘。三角韧带(前部除外)主要限制足的背屈;其前部纤维则限制足的跖屈。

2)距腓前韧带:位于关节的外侧,起自外踝的前缘,向前内方,止于距骨外踝关节面的前方及距骨颈的外侧面。于足跖屈及内翻时,容易损伤此韧带。

3)距腓后韧带:很强韧,位置较深,起自外踝后缘,水平向后内方,止于距骨后突(图 4-92)。该韧带有防止胫骨和腓骨向前脱位的作用。

4)跟腓韧带:为一强韧的圆形纤维束,起自外踝尖部的前方,向后下方,止于跟骨外侧面中部的小结节(图 4-92)。当足内翻时,容易扭伤此韧带。

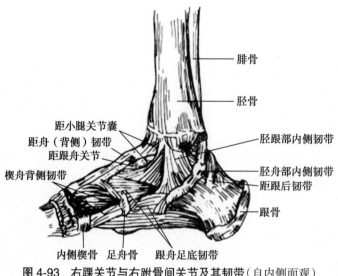

图 4-93　右踝关节与右跗骨间关节及其韧带（自内侧面观）

（7）足部韧带

1）距跟关节韧带：距跟前韧带位于跗骨窦入口的后侧，连接距骨、跟骨二骨之间（图4-94）；距跟后韧带起自距骨后突及拇长屈肌肌腱沟的下缘，止于跟骨后关节面的后侧（图4-93）；距跟内侧韧带细而强韧，起自距骨后突的内侧（胫侧结节），斜向前下方，止于跟骨载距突的后部（图4-95）；距跟外侧韧带扁而短，位于跟腓韧带的前上方，起自距骨外突，向后下方，止于跟骨的外侧面。

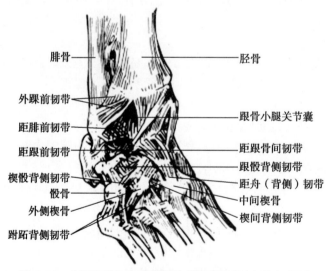

图 4-94　右踝关节与右跗骨间关节及其韧带（自前上面观）

2）距跟舟关节韧带：是由许多强韧的纤维束构成，位于跗骨窦内，起自跗骨窦的顶部，斜向外下方，止于跟骨后关节面的前方，与距跟关节囊的前壁相移行（图4-94、图4-96）；跟舟足底韧带（图4-93）强韧而肥厚，由纤维软骨构成，起自跟骨载距突的前缘，止于舟骨的下面和内侧面；分歧韧带（图4-94、图4-96）为一强韧的韧带，后方起自跟骨前关节面的外侧，向

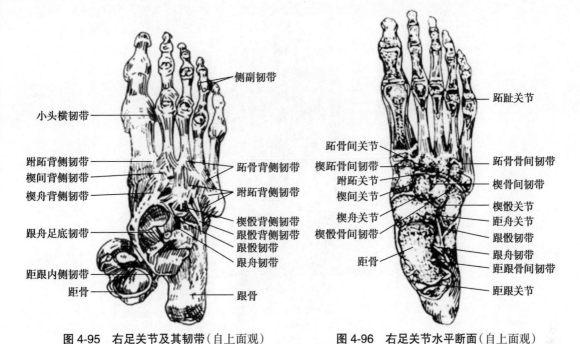

图 4-95 右足关节及其韧带（自上面观）　　　图 4-96 右足关节水平断面（自上面观）

前分为内外两部,内侧部称为跟舟韧带,它很强韧,起自跟骨的上面,斜向前内方,止于舟骨的外侧面;距舟(背侧)韧带宽而薄,起自距骨颈上面和外侧面,止于舟骨的上面(图 4-94)。

3）跟骰关节韧带:跟骰背侧韧带连接跟骨、骰骨的上面(图 4-94、图 4-95);足底长韧带(图 4-97)强韧而肥厚,后部起自跟骨下面的跟结节内外侧突的前方,其大部分纤维向前,附着于骰骨下面的锐嵴上,另一部分纤维则向前内方,跨过骰骨的腓骨长肌肌腱沟,止于第 2至第 4 跖骨底;跟骰足底韧带为短宽而强韧的纤维带,起自跟骨下面前端的圆形隆起,斜向前内方,止于骰骨下面(图 4-97)。

4）楔舟关节韧带:楔舟背侧韧带为 3 条细而强韧的韧带,起自舟骨上面与骰舟背侧韧带之间,向前外方,止于三个楔骨的上面;楔舟足底韧带位于足的跖侧,连接舟骨的下面与三个楔骨下面之间。

5）骰舟关节韧带:骰舟背侧韧带起自舟骨的上面,斜向前外方,止于骰骨上面;骰舟足底韧带为一强韧的韧带,起自舟骨的下面,向外方,止于骰骨的内侧面及下面(图 4-97);骰舟骨间韧带为强韧的横行韧带,连接骰骨、舟骨的相对面之间,其后部纤维可延伸至足跖下面,并斜向后外方,与跟骰足底韧带相愈合。

6）楔骰关节韧带:楔骰背侧韧带为连接骰骨与外侧楔骨上面之间(图 4-94、图 4-95);楔间背侧韧带有 2 条,连接楔骨的上面之间(图 4-94、图 4-95);楔骰足底韧带连接外侧楔骨的尖部与骰骨的内侧面之间,后方与骰舟足底韧带愈合(图 4-97);楔间足底韧带很强韧,连接内侧楔骨底部与中间楔骨尖端之间(图 4-97);楔骰骨间韧带位于外侧楔骨与骰骨之间,连接两骨的相对面,与楔骰背侧及足底韧带愈合(图 4-96);楔骨间韧带(图 4-96)为两条强韧的韧带,连接 3 个楔骨的相对面之间。

7）跗跖关节韧带:跗跖背侧韧带(图 4-94、图 4-95)由一些扁宽的纤维束组成,分别连接内侧楔骨的外侧缘与第 2 跖骨底的内侧缘之间,中间楔骨与第 2 跖骨底之间,外侧楔骨与

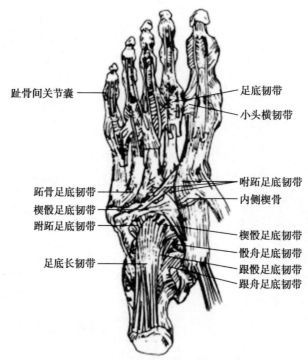

趾骨间关节囊 —— | —— 足底韧带
　　　　　　　　　　 —— 小头横韧带

　　　　　　　　　　 —— 跗跖足底韧带
跖骨足底韧带 —— | —— 内侧楔骨
楔骰足底韧带 ——
跗跖足底韧带 —— | —— 楔骰足底韧带
　　　　　　　　　　 —— 骰舟足底韧带
足底长韧带 —— | —— 跟骰足底韧带
　　　　　　　　　　 —— 跟舟足底韧带

图 4-97　右足关节及其韧带（自上面观）

第 2 至第 4 跖骨之间及骰骨与第 4、第 5 跖骨底之间；跗跖足底韧带（图 4-97）为一强韧的纤维束，分别连接内侧楔骨与第 2、第 3 跖骨底之间及骰骨与第 4、第 5 跖骨底之间；楔跖骨间韧带（图 4-96）共 3 条，分别连接内侧楔骨外侧面与第 2 跖骨底的内侧面之间，中间楔骨与第 2 跖骨底之间及外侧楔骨与第 3、4 跖骨底之间。

　　8）跖骨关节间韧带：跖骨背侧韧带呈膜状，连接第 2 至第 5 跖骨底的上面（图 4-94，图 4-95）；跖骨足底韧带很强韧，连接第 2 至第 5 跖骨的下面（图 4-97）；跖骨骨间韧带由横行强韧的纤维束构成，连接第 2 至第 5 跖骨底相对面的粗糙部（图 4-96）。

　　9）跖趾关节韧带：侧副韧带位于关节的两侧，强韧而肥厚（图 4-95），起自跖骨头两侧的结节，斜向前下方，止于近节趾骨底的两侧及足底韧带；跖骨深横韧带连接跖骨头之间的下面，与足底韧带愈合；足底韧带位于关节的下面，介于两侧副韧带之间，与跖骨连接较松，但紧密连接于趾骨、小头横韧带及侧副韧带（图 4-97）。

　　10）趾骨间关节韧带：侧副韧带位于关节的两侧，连接各趾骨间关节；背侧韧带为关节上面的膜状韧带，两侧与侧副韧带愈合；足底韧带为关节下面的纤维软骨板，两侧与侧副韧带愈合，其与骨面之间有短纤维相连。

八、神经、血管束

　　神经、血管束是人体内的一种极微小的解剖结构，其中的神经组织往往为神经末梢，并和毛细血管缠绕在一起，故名神经、血管束，它在人体内可以说是能够忽略的精细解剖结构。但是，在人体疼痛性疾病当中，它却是极有价值的解剖结构，因为神经、血管束极为敏感，当它受到损害时（包括挤压、缺血、炎性刺激、损伤），可以引起极为明显的疼痛感觉。甚至可以说,人体的疼痛性疾患,都是通过神经、血管束传递到中枢的,它是最灵敏的感受器。

神经、血管束是一种比头发还要微细的较一般神经末梢要长得多的一种组织结构,所以它不是一般意义上的神经末梢,也可以说它是一种特殊的末梢神经。它的主要功能是调节相关的毛细血管和感知疼痛,其他感觉的传导相对迟钝,如温觉、触觉等对它没有构成伤害时,它的反应就差。

因此,关于神经、血管束的研究对于治疗一些疼痛性疾病是极有价值的,知道了神经、血管束的解剖特点和功能,有些疾病就不必要进行复杂的治疗操作,会找到一种极为简单的立竿见影的治疗方法,如用针刀直接将神经、血管束切断,或者解除其压迫,或疏通微循环。这样对人体既不带来严重的损伤,更没有后遗症。因为切断神经、血管束对人体的局部运动功能和感觉功能并无任何影响。

神经、血管束在人体内分布很广,由于过去对它的功能不甚了解,所以对它的研究也就很少,下边就来介绍一部分神经、血管束的解剖位置和分布情况。

1. 头面部

(1)在头顶部的正中间和两耳尖的连线的交叉点处有一根神经、血管束,在头顶部疼痛时,将此神经、血管束切断,可以缓解疼痛。

(2)头后部枕骨粗隆的尖端部位有一根神经、血管束,当后枕部有局限性疼痛时可将此神经、血管束切断,疼痛可立即缓解。

(3)在头部两侧乳突的尖部略偏上后方有一神经、血管束,当偏头痛局限于耳郭上方周围时,将此神经、血管束切断,可使症状迅速消失。

(4)在枕额肌的额腹外侧,相当于人的额角内侧离额角1~1.5cm 的位置,两侧各有一根神经、血管束,在头额部疼痛时,将此两神经、血管束切断,可使疼痛立即缓解。

(5)在枕额肌额腹最内侧肌束的抵止点额骨的下极及鼻骨的顶上端交界处,相当于印堂穴的部位有一个神经、血管束,如额中、下部及眶上部疼痛可切断此神经、血管束。

(6)在上下后磨牙后侧边缘的牙龈上分别有一根神经、血管束;在上下门牙根部牙龈上分别有两根神经、血管束,当牙龈痛时,可以分别切断这些神经、血管束。

2. 肩背部

(1)在第 7 颈椎的棘突顶端有一神经、血管束,当此处有敏感之痛点时,将此神经、血管束切断,症状可以立即缓解。

(2)在肩峰的骨突处有一神经、血管束,当肩部此处疼痛,影响肩功能时,将此神经、血管束切断。

(3)在喙突的尖端部位有一神经、血管束,当此处疼痛时,影响上肢外展、后伸运动时,将此神经、血管束切断,疼痛可以立刻缓解。

3. 上肢部

(1)肱骨外上髁骨突处,有一神经、血管束,所谓肱骨外上髁炎其实质就是前臂的伸肌群附着点处因劳损形成的瘢痕组织压迫该神经、血管束所致,将该神经、血管束切断,肱骨外上髁炎就可以很快治愈。

(2)肱骨内上髁骨突部位稍下方有一神经、血管束,如此处肌腱受到劳损而变硬,挤压该神经、血管束,就会引起该处疼痛,即所谓学生肘。用针刀将此神经、血管束切断,疼痛就会很快消失。

（3）桡骨茎突处的腱沟两侧边缘有两条神经、血管束，当此处受到劳损时，腱鞘变窄，伸肌肌腱运动受到障碍时，牵拉此神经、血管束，将引起明显的疼痛症状，用针刀将狭窄的腱鞘切开，使伸肌肌腱运动恢复正常功能并切断此神经、血管束，所谓"桡骨茎突狭窄性腱鞘炎"就得到根本性的治疗。

（4）十个手指的指端偏指腹部位都有一条神经、血管束，当某种病变伤害该神经、血管束时可将此神经、血管束切断，能够缓解该处的疼痛症状。

4. 胸背部

（1）在胸大肌深面，乳头的内下方有数条神经、血管束，如某种疾病引起该处剧烈疼痛时，可用针刀将该处的神经、血管束切断，可迅速缓解症状。

（2）在冈下肌的起点冈下窝处有数条神经、血管束，当冈下肌劳损使起点部位变性，或冈下肌痉挛，挤压或牵拉该处神经、血管束时，将引起剧烈疼痛，用针刀将该处神经、血管束迅速切断或松解该处的肌腱，可使症状立即得到缓解。

5. 腰臀部

（1）在腰部每一个棘突棘上韧带的外侧缘都有一条神经、血管束，当此处受到损害，使该神经、血管束受到伤害时，会引起严重的疼痛症状，在临床上除了对症处理棘上韧带的损伤外，立即用针刀将此神经、血管束切断，可使症状马上缓解。

（2）在髂后上棘外下方即臀上皮神经的走行部位有数条神经、血管束，当臀上皮神经受到损害时，或该处肌肉受到损伤时，牵拉或挤压该处神经、血管束，会引起剧烈的疼痛症状，在临床上除了对症治疗臀上皮神经的损害或该处肌肉、筋膜的损伤外，用针刀切断该处的神经、血管束会使疼痛症状得到缓解。

6. 下肢部

（1）在股骨的内侧髁处内侧副韧带的深面有一条神经、血管束，由于内侧副韧带的病变使神经、血管束受到牵拉将会引起该处的明显疼痛，用针刀将该处神经、血管束切断，疼痛症状会立即得到缓解。

（2）在𧿹趾趾甲内上角的皮下有一条神经、血管束，如此处有明显的疼痛症状，将此处的神经、血管束切断，症状即可缓解。

（3）在𧿹趾跖趾关节的背侧面的内缘，有 2 条或 3 条神经、血管束，如此处有疼痛症状时用针刀将此神经、血管束切断，症状即可得到缓解。

九、筋膜变异的部分微小结构

1. 环枕筋膜 是颈项、枕部深筋膜在枕骨大孔后侧缘、寰椎后弓部位的增厚部分。其作用是控制头的过度前屈。环枕筋膜上端附着于枕骨大孔后侧上缘，下端附着于寰椎后弓的外侧缘，此筋膜极易劳损而挛缩，因此将枕骨大孔后缘和寰椎后弓的距离拉近，而使横卧于寰椎后弓上面椎动脉沟里的椎动脉受到挤压，造成大脑缺血性眩晕。

2. 腰肋韧带 为腰部的深筋膜。分三层：浅层较厚，位于背阔肌和下后锯肌的深侧面、骶棘肌的表面，向上与颈部深筋膜连续，向下附着在髂嵴和骶外侧；中层位于骶棘肌与腰方肌之间，呈腱膜状，白色有光泽。在骶棘肌的外侧缘与浅层筋膜愈合而构成腹肌起始的腱膜；深层筋膜的上部特别增厚部分叫腰肋韧带，此韧带上止于 12 肋背侧下缘，下附于髂嵴。此韧带腰部两侧各有一条，对维持人类的直立姿势起重要作用。腰背筋膜损伤中最多见的是腰肋韧带损伤。

第二节 立体解剖学的意义

一、定义

系统描述与针刀入路相关的人体立体解剖结构。

二、内容

施行针刀医学的闭合性手术,需要对人体的解剖结构有一个立体的了解,才能安全操作闭合性手术,在大多数教科书和解剖学的著作里,有关章节的部分内容其实就是立体解剖学的内容,只是缺乏系统的叙述和明确的概念。针刀医学由于临床的需要必须使立体解剖学系统化,并明确提出立体解剖学的概念,使之成为解剖学的一门专门学科。

三、对安全进行闭合性手术的意义

针刀施术者需要清楚了解施术部位的层次及重要神经、血管、脏器立体空间的位置,从而能有效避开它们,确保手术安全,比如治疗肱桡关节滑囊炎,不仅以体表的平面定位(上肢伸直状态在肘横纹偏桡侧的远侧约1.5cm处),而且要知道它浅层被桡肱肌近端尺侧所覆盖,在肱二头肌止腱的深面,在桡骨粗隆前面,它的内侧中层有桡动脉、桡静脉和正中神经走行,向远端桡侧走行,在肱二头肌止腱的末端尺侧一角为桡动脉、桡静脉所覆盖,桡动脉、桡静脉的尺侧就是正中神经,肱二头肌止腱的桡侧缘还有桡动脉返支及桡神经深支和浅支。

(一) 头颈部

1. **常以 6 个标线为依据将头部划分为若干部分** 即下横线(自眶下缘至外耳门上缘的连线);上横线(自眶上缘向后画一条与下横线平行的线);矢状线(即从鼻根至枕外隆凸的连线);前垂直线(经颧弓中央作一条与上、下横线呈直角的线);中垂直线(经颞下颌关节中央作一条与前垂直线平行的线);后垂直线(经乳突根部后缘作一条与前、中垂直线平行的线)。见图4-98。

2. **颞部的立体解剖结构** 颞区所指的位置相当于颞线(是一弧线,前、后端两部分明显。前端起自额骨颧突,弯行经过冠状缝达顶骨侧面后份,继而转向前下,在乳突前方续于乳突上嵴)与颧弓之间的区域,后方以乳突基部和外耳门为界,前方到达颧骨额突和额骨颧突后面;向下通颞下窝。由浅入深的层次为皮肤、浅筋膜、颞浅筋膜、颞深筋膜、颞

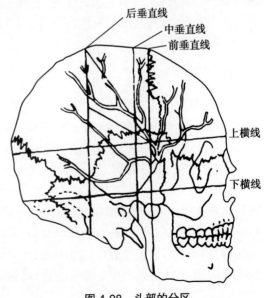

图 4-98 头部的分区

筋膜下疏松结缔组织、颞肌、颅骨外膜、颞骨。在浅筋膜内有颞浅动脉、静脉、耳颞神经、面神经颞支走行。脑膜中动脉主干在颞部的体表投影点相当于下横线与前垂直线的相交处,脑膜中动脉前、后支相当于上横线与前、后垂直线的相交处。

3. 颅顶部的立体解剖结构　关于颅顶部的界定:在中垂线至上横线的交点至矢状线的上 1/3 处取一点,再在此点上作一条与中垂线垂直的(即和上横线平行的)线,两端分别交于矢状线的前段和后段,此线和矢状线之间的部分即为颅顶之一侧,和另一侧对称的部分合起来即为颅顶部。由浅入深的层次为皮肤、浅筋膜、帽状腱膜及颅顶肌(额肌、枕肌)、腱膜下疏松结缔组织、颅骨外膜、顶骨。血管和神经分布在浅筋膜中,由四周基底部向颅顶走行,其中有额动脉、眶上动脉、滑车上神经、眶上神经等。

4. 肩胛舌骨肌斜方肌三角(枕三角)**的立体解剖结构**　位于斜方肌前缘、胸锁乳突肌后缘和肩胛舌骨肌下腹之间,由浅入深的层次为皮肤、浅筋膜、颈阔肌、斜方肌前缘、胸锁乳突肌后缘,有锁骨上神经、副神经、枕小神经、耳大神经、颈横神经、颈横动脉、颈横静脉、颈外浅静脉走行(图 4-99)。

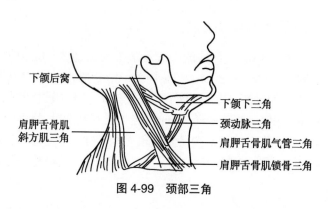

图 4-99　颈部三角

标注:下颌后窝、肩胛舌骨肌斜方肌三角、下颌下三角、颈动脉三角、肩胛舌骨肌气管三角、肩胛舌骨肌锁骨三角

5. 颈动脉三角的立体解剖结构　位于胸锁乳突肌前缘、二腹肌后腹及肩胛舌骨肌上腹之间,由浅入深的层次为皮肤、浅筋膜及其内的颈阔肌、胸锁乳突肌前缘及其筋膜鞘、肩胛舌骨肌上腹及颈血管神经鞘,有颈内动脉、颈外动脉、喉上动脉、舌下动脉、喉上神经、舌下神经走行(图 4-99)。

(二)肩背部

1. 三角肌区的立体解剖结构　相当于三角肌(是笼罩肩部的三角形多羽肌,起自锁骨的外侧段前面、肩峰外侧缘和肩胛冈下缘,肌束从前、外、后三面包被肩关节,向外下方集中,以腱止于肱骨三角肌粗隆)范围的区域。由浅入深的层次为皮肤、浅筋膜、深筋膜(三角肌筋膜、冈上筋膜、冈下筋膜)、三角肌、冈上肌、冈下肌、小圆肌(其中三角肌覆盖冈上肌、冈下肌、小圆肌的止点,三肌均附有腱下囊)。有旋肱前、后动脉和腋神经走行。旋肱前动脉起自腋动脉第 3 段,经三角肌深面,绕肱骨外科颈的前面,向后与旋肱后动脉的分支吻合。旋肱后动脉起自腋动脉第 3 段,与腋神经伴行,穿过四边孔,绕肱骨外科颈的后外侧,分支至三角肌和肩关节,并有分支与旋肱前动脉吻合。腋神经为臂丛后束的分支,与旋肱后动脉一起通过四边孔,在三角肌后缘中点紧靠肱骨外科颈后面走行(图 4-100)。

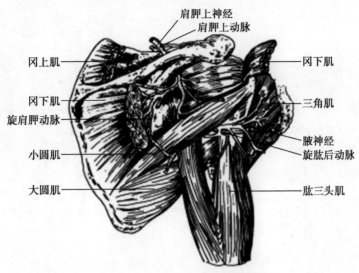

图 4-100 三角肌区和肩胛区结构

2. 肩胛区的立体解剖结构 关于肩胛区的界定:肩胛骨上、肩胛冈以下、大圆肌内侧的区域。由浅入深的层次为皮肤、浅筋膜、深筋膜(肩胛下筋膜)、大圆肌、肩胛下肌。有肩胛下动脉、颈横动脉降支的分支、旋肱后动脉、腋神经走行。肩胛下动脉起自腋动脉第 3 段,沿肩胛下肌下缘向后下方走行 2~3cm 分出旋肩胛动脉和胸背动脉,旋肩胛动脉穿过三边孔到达冈下窝。颈横动脉降支的分支走向冈下窝。旋肱后动脉与腋神经走行见图 4-100。

(三)上肢部

1. 肘窝的立体解剖结构 肘窝是肘关节前方的三角形凹陷,尖向下。其外侧界为肱桡肌,内侧界为旋前圆肌,肱桡肌叠掩旋前圆肌构成肘窝;上界为肱骨内、外上髁的连线,窝底(后壁)为肱肌(内侧)和旋后肌(外侧);窝顶为深筋膜和肱二头肌肌腱膜。在肘伸直时肘前区可出现三个肌隆起,上正中隆起为肱二头肌,下外侧隆起为肱桡肌和桡侧诸伸肌,下内侧隆起为旋前圆肌和尺侧诸屈肌。由浅入深的层次为皮肤、浅筋膜、肱二头肌肌腱及血管神经,肘窝内填充有脂肪和结缔组织。并有正中神经、桡神经、肱动脉、肱静脉走行(图 4-101,图 4-102)。

2. 腕前区的立体解剖结构 介于前臂前区和手掌面之间,包括桡腕关节、桡尺关节和腕掌关节,它是前臂屈肌肌腱和血管神经到达手部的通路,腕前区有 2~3 条横行的皮肤皱纹,即近侧横纹:比较恒定,约与尺骨小头相平,又与桡腕关节线对应;中间横纹:不甚恒定,其两端与桡、尺骨茎突相平,即桡腕关节线的桡侧端与尺侧端;远侧横纹:最明显,约与腕横韧带上缘相对应,于该纹外、中 1/3 交点处,可摸到舟骨结节,从此向远侧约 1cm 处,可触及大多角骨结节,此横纹尺侧端的突起为豌豆骨,它是腕前区的重要标志之一(其桡侧可摸到尺动脉的搏动;向上连尺侧腕屈肌;向下外方为钩骨钩,适对环指的尺侧缘)。当屈腕时有 3 条纵行皮肤隆起:位于腕前中线的是掌长肌肌腱,其桡侧为桡侧腕屈肌肌腱,最内侧的是尺侧腕屈肌肌腱。在桡侧腕屈肌肌腱与桡骨茎突之间,可扪到桡动脉的搏动。由浅入深的层次为皮肤、皮下组织、深筋膜(在腕部增厚形成 2 条韧带:腕掌侧韧带、腕横韧带)、桡侧腕屈

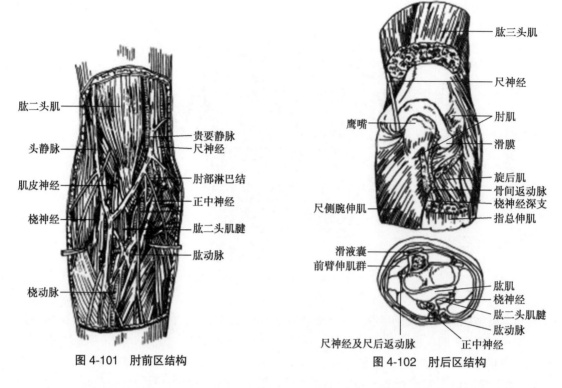

图 4-101　肘前区结构

图 4-102　肘后区结构

肌肌腱、掌长肌肌腱、拇长屈肌肌腱、指浅屈肌肌腱、指深屈肌肌腱,并有正中神经、尺神经、桡神经、桡动脉、尺动脉走行(图 4-103)。

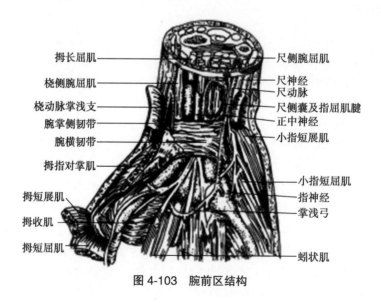

图 4-103　腕前区结构

(四)腰臀部

1. **胸腰结合区的立体解剖结构**　界定此区上至第 12 胸椎上缘,下至第 2 腰椎下缘,两侧至相应 3 个椎体横突的尖部。由浅入深的层次为皮肤、浅筋膜、胸腰筋膜后层,棘突上有棘上韧带,棘突间有棘间韧带,椎弓间有黄韧带,横突间有横突间韧带和横突间肌,椎管体后面上下缘间有后纵韧带,椎管内有脊髓(成人至第一腰椎下缘),第2腰椎以下的椎管内有马尾,椎体前面的上下缘间有前纵韧带,横突后侧有竖脊肌,横突前侧有腰大肌,并有腰神经丛和腰动、静脉走行。

2. 臀区的立体解剖结构　臀区界定为髋骨后近似为四方形的区域,以臀沟与股后区分开。由浅入深的层次:第一层为皮肤;第二层为浅筋膜;第三层为深筋膜(臀筋膜);第四层为臀大肌;第五层从上向下依次为臀中肌、梨状肌、闭孔内肌、股方肌;第六层从上向下依次为臀小肌、闭孔外肌、上孖肌、下孖肌,并有臀上动、静脉(浅支行于臀大肌和臀中肌之间,深支行于臀中肌和臀小肌之间),臀上神经(与臀上动脉深支伴行),坐骨神经(发自腰骶丛,在大转子间至坐骨结节连线中点附近,经臀大肌下缘深面降至大收肌后面进入股部),臀下动、静脉(循梨状肌下缘出坐骨大孔至臀大肌深面),臀下神经(与臀下动脉伴行),股后皮神经(出梨状肌下孔,沿坐骨神经后外侧下降入股部)走行(图4-104)。

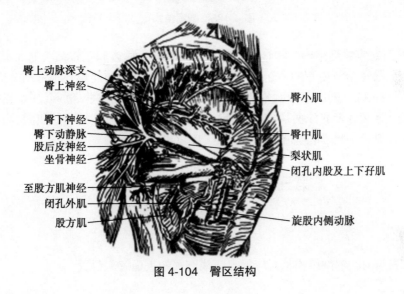

图4-104　臀区结构

(五) 下肢部

1. 腘窝的立体解剖结构　腘窝是膝关节后方的一个上长下短的菱形窝,其上外侧界为股二头肌,上内侧界为半膜肌和半腱肌,下内侧界和下外侧界分别为腓肠肌内侧头和外侧头,窝顶(后壁)是腘筋膜,窝底(前壁)由上而下依次为股骨的腘面、膝关节囊的后部(腘斜韧带)与腘肌及其筋膜。由浅入深的层次为皮肤、浅筋膜,其内容物为神经、血管、淋巴结、淋巴管和脂肪组织,其中神经的位置最浅,动脉最深。重要的血管、神经有胫神经(为坐骨神经的分支,紧贴腘筋膜的深面,沿腘窝的正中线下降,经腓肠肌二头间的前面进入小腿深部)、腓总神经(亦为坐骨神经分支,沿腘窝外上界斜下至腓骨头,经股二头肌肌腱与腓肠肌外侧头之间出腘窝)、腘动脉(在腘窝内贴近窝底行向下外,到腘肌下缘分为胫前和胫后两动脉)、腘静脉(在胫神经与腘动脉上行至收肌肌腱裂孔)。见图4-105。

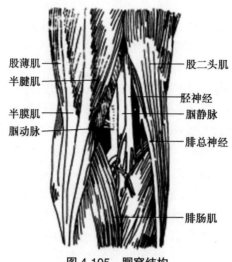

股薄肌
半腱肌
半膜肌
腘动脉

股二头肌
胫神经
腘静脉
腓总神经

腓肠肌

图 4-105 腘窝结构

2. 踝管的立体解剖结构 踝管的界定在足内踝的下后方和跟骨结节的前上方,从足内踝的后下角至跟骨结节内侧的后角画一条连线,在内踝下缘的前角到跟骨结节的内前角画一条连线,这两条线之间的部分就是踝管。由浅入深的层次为皮肤、筋膜、屈肌支持带(又叫分裂韧带),屈肌支持带的深面从前向后依次是胫骨后肌肌腱、趾长屈肌肌腱、胫后动脉、胫后静脉及胫后神经、踇长屈肌肌腱,最深面是跟骨的内侧面。

第三节 体表定位学的意义

一、定义

描述体表与内在解剖结构相对应的点或线有关的表面解剖位置。

二、内容

从体表定位对于针刀医学的临床治疗操作是非常必要的,因为针刀治疗是一种闭合性手术,要有效地避开刀下的神经、血管和其他重要脏器,都必须对进针点以内的解剖结构有明确的了解,体表定位学就是为了解决针刀医学临床上这一问题而提出来的。

三、对安全进行闭合性手术的意义

在施行针刀手术过程中,能有效地避开刀下的神经、血管和其他重要脏器。

(一)头颈部

1. 眶下孔的体表定位 位于眶下缘中点以下,相当于鼻尖至眼外角连线的中点。

2. 颏孔的体表定位 位于下颌骨体的外侧面,正对下颌第一、二前磨牙间的下方。

3. 面动脉的体表定位 下颌骨下缘和咬肌前缘的相交点为面动脉进入面部的起点,在此处可扪及搏动,先从此点引线至口角外侧约 1cm 处,再将引线引至内眦。由眼外眦向下作一垂线,再自鼻翼下缘外侧与口角分别向外侧引上、下两条水平线与上一垂线相交,此两条水平线可将面动脉分为 3 段:口角水平线以下为面动脉第 1 段;在上、下两水平线间的一段,为面动脉第 2 段;上水平线至内眦间的一段为面动脉第 3 段。

4. 腮腺导管的体表定位　位于颧弓下方约 1cm 处,耳垂至鼻翼与口角间中点连线的中 1/3 段。

5. 颞浅动脉的体表定位　是颈外动脉终支之一,起自外耳道前下方平下颌角的后方处,自腮腺上缘穿出后,于颞下颌关节与外耳道间垂直上行,至眶上缘平面以上,继而分为额、顶两支。

6. 面神经的体表定位　在头转向对侧时,取 4 个点,既鼓乳切迹点、下颌支后缘上 3/5 与下 2/5 的交点、下颌支后缘上 1/3 与下 2/3 的交点、下颌支后缘上 2/3 与下 1/3 的交点;作 3 条线:①第 1、2 点连线的上半部为面神经干的体表投影,此线的中点为面神经干分叉处的定位点;②自①线的中点至第 3 点的连线表示面神经颞面干的投影线;③自①线中点至第 4 点的连线表示颈、面神经干的投影线。

7. 枕大神经的体表定位　枕大神经起自枢椎横突内侧寰椎后弓,斜向上向外上升,穿行头半棘肌之间,在头半棘肌附着于枕骨处,穿过该肌,更穿过斜方肌肌腱及颈深筋膜(以上是枕大神经在深部的走行,此点在上项线平面距正中线约 2cm 处),到达皮下,随即分成许多分支,分布于头后部大部分皮肤。

8. 颈总动脉的体表定位　在右侧,从下颌角至乳突连线的中点划线至胸锁关节;在左侧,连线的下端稍偏外侧,此线平甲状软骨上缘以下为该动脉的体表定位。

9. 锁骨下动脉的体表定位　从胸锁关节至锁骨中点的凸向上方的曲线,其最高点距锁骨上缘约 1cm。

10. 颈外静脉的体表定位　下颌角至锁骨中点的连线。

11. 副神经的体表定位　由胸锁乳突肌后缘上、中 1/3 交点至斜方肌前缘中、下 1/3 交点的连线。

(二) 肩背部

1. 肩胛上神经的体表定位　此神经起于臂丛的上干(C_5、C_6),位于臂丛的上侧,向上外方行,经斜方肌及肩胛舌骨肌的深侧,至肩胛切迹处,与肩胛上动脉邻接。此动脉经肩胛横韧带上侧至冈上窝,然后转至冈下窝。而肩胛上神经则经肩胛横韧带下侧至冈上窝。在此该神经发出分支支配冈上肌、肩关节及肩锁关节。继而伴肩胛上动脉绕过肩胛颈切迹至冈下窝,支配冈下肌。

2. 肩胛下动脉的体表定位　在肩胛下肌下缘附近起自腋动脉,走向后下方,主要分为胸背动脉和旋肩胛动脉。前者伴随胸背神经行走,分布于前锯肌和背阔肌;后者迂曲后行穿三边孔,至冈下窝,分支营养附近诸肌。

(三) 上肢部

1. 肱动脉的体表定位　将上肢外展 90° 并稍旋后,由锁骨中点到肘窝中点作一条连线,连线与肱二头肌内侧缘交点以下的部分。

2. 尺动脉的体表定位　由肘窝中点稍下方到豌豆骨桡侧的连线。

3. **桡动脉的体表定位** 由肘窝中点稍下方到桡骨远端掌侧面桡动脉搏动处的连线。

4. **正中神经的体表定位** 在臂部与肱动脉的投影相同。在前臂部为肱骨内上髁与肱二头肌肌腱连线的中点,向下到腕部桡侧腕屈肌肌腱与掌长肌肌腱之间的连线。

5. **尺神经的体表定位** 在臂部为从腋窝顶至肱骨内上髁与鹰嘴连线中点(肘后内侧沟)的连线。在前臂部为从肱骨内上髁与鹰嘴连线中点至豌豆骨桡侧缘的连线。

6. **桡神经的体表定位** 在臂部为自腋后皱襞的下方经臂部后方至臂部外侧中、下 1/3 处,再从该处至肱骨外上髁的连线。在前臂部为自肱骨外上髁至桡骨茎突的连线为桡神经浅支的投影;自肱骨外上髁至前臂背侧中线的中、下 1/3 交界处的连线,为桡神经深支的体表投影。

7. **贵要静脉的体表定位** 在前臂部为从尺骨茎突经前臂掌侧面至肘窝尺侧的连线;在臂部从肘窝尺侧沿肱二头肌内侧沟上升至臂中点稍下方伴肱动脉上行,汇入腋静脉。

8. **腕横韧带的体表定位** 为腕前区从桡侧端舟骨结节和大多角骨结节至尺侧端豌豆骨和钩骨钩的长、宽各约 2.5cm 的区域。

(四)腰臀部

1. **臀上血管、神经出骨盆点的体表定位** 自髂后上棘至股骨大转子连线的上、中 1/3 交界点。

2. **臀下血管、神经出骨盆点的体表定位** 自髂后上棘至坐骨结节连线的中点。

3. **坐骨神经在臀部的体表定位** 髂后上棘至坐骨结节连线的上 1/3 与中 1/3 的交界点、股骨大转子与坐骨结节连线的中点,此两点的连线为坐骨神经在臀部的投影。

4. **臀上动脉的体表定位** 是髂内动脉后干的分支,经梨状肌上孔出骨盆(该动脉穿出梨状肌上孔的体表定位为髂后上棘与股骨大转子尖端连线的上、中 1/3 交界点)至臀部分为浅、深两支,浅支行于臀大肌和臀中肌之间,深支行于臀中肌和臀小肌之间。

5. **臀上皮神经的体表定位** 起自上 3 对腰神经后支的外侧支,穿过背阔肌的腱膜,在骶棘肌的外侧缘跨过髂嵴的后部,分布于臀中间上部的皮肤。

6. **臀内侧皮神经的体表定位** 起自第一至第三骶神经,从髂后上棘至尾骶连线的中 1/3 穿出深筋膜,分布于臀内侧部皮肤。

7. **梨状肌的体表定位** 起自骶骨前外侧面(第二至五骶椎)骶前孔外侧的部分,穿坐骨大孔止于股骨大转子尖端的三角形区域。自髂后上棘与尾骨尖连线的中点至大转子尖的连线为该肌下缘的体表定位。

8. **股方肌的体表定位** 起自坐骨结节外侧面,止于转子间嵴和大转子的扁长方形区域。

(五)下肢部

1. **股动脉的体表定位** 屈髋并稍外展、外旋位,由髂前上棘至耻骨联合的连线中点,画一条直线至股骨内收肌结节,此线的上 2/3,即为股动脉的体表定位。

2. **胫前动脉的体表定位** 胫骨粗隆和腓骨小头之间的中点与两踝之间的中点画一条连线,即为胫前动脉的体表定位。

3. **胫后动脉的体表定位** 自腘窝中点正下方 7~8cm 处至内踝与跟腱的中点,两者之间的连线为胫后动脉的体表定位。

4. **坐骨神经在股后部的体表定位**　股骨大转子与坐骨结节连线的中点、股骨两髁连线的中点,此两点的连线为坐骨神经在股后部行径的体表定位。

5. **股神经的体表定位**　是腰丛中较大的神经,经腹股沟韧带中点深面、髂腰肌前面进入股三角,位于股鞘外侧,下行约 3cm 即分为多支:股神经前皮支(分布于股前面下 2/3 的皮肤)、隐神经(亦为皮神经,伴股血管行经股三角,进入收肌管,继穿出该管,在缝匠肌与股薄肌之间出现于膝关节内后方)、肌支(发出许多小支,支配缝匠肌、股四头肌与耻骨肌)。

6. **腓总神经的体表定位**　起于第 4~5 腰神经及第 1、2 骶神经的后股,是坐骨神经的分支,沿腘窝外上界斜向至腓骨头前下方,绕腓骨颈,穿腓骨长肌分为腓深神经和腓浅神经。腓深神经穿腓骨长肌和趾长伸肌起始部,至小腿前部与胫前动脉伴行,先在胫骨前肌和趾长伸肌间,后在胫骨前肌与踇长伸肌间下行至足背。分布于小腿肌前群、足背肌及第 1、2 趾相对面的背面皮肤。腓浅神经穿腓骨长肌起始部,在腓骨长、短肌和趾长伸肌间下行,分出肌支支配腓骨长、短肌,在小腿下 1/3 处浅出为皮支,分布于小腿外侧、足背和趾背的皮肤。

7. **腘绳肌的体表定位**　由股二头肌、半腱肌、半膜肌组成。起自坐骨结节,向下分为二组,在膝后区向两侧分开,构成腘窝的内上壁和外上壁,并分别止于腓骨头、胫骨干内侧上部、胫骨内侧髁后面。

8. **足背动脉的体表定位**　是胫前动脉的延续,在伸肌支持带下缘后方出现于踇长伸肌肌腱及趾长伸肌肌腱之间,行至第 1 跖骨间隙分为足底深支和第 1 跖背动脉二终支。它在踇长伸肌外侧的位置表浅,可扪及其搏动。

第四节　动态解剖学的意义

一、定义

系统描述非解剖标准体位下人体组织器官解剖结构的相互毗邻关系。

二、内容

在针刀进行闭合性手术时,有精细解剖学、立体解剖学、体表定位学,一般情况下可以顺利进行了。但是,当疾病造成患者的肢体畸形或某种强迫体位时,闭合性手术又遇到了困难,因为上述的立体解剖、微观解剖、体表定位都是在标准体位的情况下,确定它们内、外位置的,当无法使患者处于标准体位时,它们内部的解剖结构和体表定位就发生了很大的变化,所以应建立一门新的解剖学学科来解决这一难题,动态解剖学就这样应运而生了。

三、对安全进行闭合性手术的意义

能在患者无法处于标准体位时,了解施术部位的动态解剖结构,准确进行针刀手术。

(一)颈部

1. **颈椎椎体的动态解剖**　以颈椎棘突中点的连线为中线,以此中线作一矢状切面,这样所有椎体前面的正中点都在此矢状切面内。当头部向左侧旋转 10° 时除第 7 颈椎外,其余椎体棘突的中点都将向右侧程度不同地偏离此矢状面,各个椎体棘突偏离矢状面的距离:C_1 1.5cm、C_2 1.1cm、C_3 0.7cm、C_4 0.3cm、C_5 0.2cm、C_6 0.1cm;当头部向左侧旋转 20° 时各个椎体偏离矢状面的距离:C_1 1.8cm、C_2 1.3cm、C_3 0.9cm、C_4 0.5cm、C_5 0.3cm、C_6 0.1cm;当头部向左侧旋转 45° 时各个椎体偏离矢状面的距离:C_1 2.5cm、C_2 1.8cm、C_3 1.1cm、C_4 0.5cm、C_5 0.3cm、C_6 0.1cm。

当头部转动不同角度时,其本椎体的椎动脉节段移动的方向,一侧与其相应棘突移动的方向一致,移动的距离也是基本一致的(和转动方向相反的一侧);另一侧的方向是相反的,移动的距离是缩短基本相同厘米数(和转动方向同侧)。

头向左侧转动,左侧神经根前移,靠近神经孔的前缘;右侧神经根向后移,靠近神经孔的后缘。

2. 胸锁乳突肌的动态解剖　该肌起点为胸骨柄和锁骨胸骨端,止点为颞骨乳突,自两侧乳突下缘中点作一冠状面,此面记作"A 面",此面和乳突的垂直距离为 0cm;自寰椎后弓中点作一矢状面,此面记作"B 面",乳突至"B 面"的垂直距离约为 5.5cm,在此面上作一条线,这条线的起点为胸骨柄上端的中点,止点为下颏角的中点,此线记作 M 线,胸锁乳突肌和 M 线下端夹角为 49°,此角记作 α。当左侧胸锁乳突肌收缩时,头向左侧屈并转向右侧 25° 时,则该肌止点离"A 面"的垂直距离约为 3cm,和"B 面"的垂直距离则约为 3.5cm,α 则变为 93°;当两侧胸锁乳突肌同时收缩时,头向后仰 15°,两肌止点远离"A 面"约 1.8cm,与"B 面"距离保持不变,则 α 又变为 39°。

颈外静脉从下颌角至锁骨中点是它的体表定位,且在胸锁乳突肌的外侧缘皮下,副神经在颈外静脉的后侧,在胸锁乳突肌的深面,几乎和颈外静脉平行下降;臂丛神经主干也在胸锁乳突肌的深面,在颈外静脉的前侧,也几乎和颈外静脉平行下降。副神经和颈外静脉的平面距离约为 1cm,臂丛神经主干和颈外静脉的平面距离约为 1.2cm。副神经和胸锁乳突肌的后侧缘交点在胸锁乳突肌的上、中 1/3 交界处,颈外静脉和胸锁乳突肌后缘的交点在胸锁乳突肌上 2/5 和下 3/5 交界处,臂丛神经主干和胸锁乳突肌后缘的交点在胸锁乳突肌中点稍偏下处。

当头向右侧旋转 25° 时,左侧副神经、颈外静脉、臂丛神经主干和胸锁乳突肌的后侧缘交点分别上升约 1.1cm、0.3cm、0.5cm;右侧副神经、颈外静脉、臂丛神经主干和胸锁乳突肌的后侧缘交点分别下降约 1cm、0.4cm、0.6cm。

当头向后仰 15° 时,副神经、颈外静脉、臂丛神经主干和胸锁乳突肌后缘的交点分别上升约 0.8cm、0.3cm、0.6cm。

(二)上肢部

1. 桡神经在上臂的动态解剖　为臂丛神经中较大的分支,其中含有第 5、6、7、8 颈神经的纤维,第 1 胸神经的纤维亦可加入其中。起于臂丛后束,在腋窝内位于腋动脉的背侧,经肩胛下肌、背阔肌及大圆肌的前面,至上臂与肱深动脉伴行,沿肱骨后面的桡神经沟,经肱骨肌管(由肱骨、肱三头肌内侧头、外侧头所围成),转至外侧,穿过臂外侧肌间隔。

桡神经在三角肌下缘的截面上,位于上臂背侧中分;在肱骨髁近侧,位于上臂背侧外、中 1/3 交点处。

当上臂上举 120° 时,桡神经在上述两点处分别向内侧移动约 0.5cm、0.8cm;在上举 180° 时,桡神经向内侧移动的距离和在 120° 时近似(上述所指移动距离为在体表的定位)。肱深动脉与桡神经的动态变化同。

当上臂最大限度地后伸、内旋时,桡神经在上述两点向内侧移动的距离分别约 1.5cm、2.5cm(上述所指移动距离为在体表的定位),肱深动脉和桡神经的动态变化同。

2. 正中神经在上臂部的动态解剖　由正中神经内、外侧根,约在腋动脉第 3 段前外侧合并构成。在臂部,它先行于肱动脉外侧,而后经动脉前方／后方绕至动脉内侧下行至肘窝,向下穿旋前圆肌进入前臂。正中神经在上臂无分支,但其至旋前圆肌的分支常在穿过该肌之前发出。正中神经在前臂的体表定位:自肱动脉始端搏动点至肱骨内、外上髁连线中点稍内侧的连线。

正中神经在三角肌下缘的截面上,位于上臂掌侧内 2/5 与外 3/5 交点处;在肱骨髁近侧,位于上臂掌侧内、中 1/3 交点处。

当上臂上举 120° 时,正中神经在上述两点处分别向内侧移动约 0.7cm、1.1cm;在上举 180° 时,正中神经在上述两点处分别向内侧移动约 0.9cm、1.5cm(上述所指移动距离为在体表的定位)。肱动脉与正中神经的动态变化同。

当上臂最大限度地后伸、内旋时,正中神经在上述两点向内侧移动的距离分别约 1.3cm、2.2cm(上述所指移动距离为在体表的定位)。肱动脉和正中神经的动态变化同。

3. 桡侧腕屈肌的动态解剖　位于前臂前面中部皮下,外侧为旋前圆肌和肱桡肌,内侧为掌长肌,是一块典型的梭状肌。它以粗的肌腹,起自肱骨内上髁和前臂筋膜,肌纤维斜向外下方移行于细长的腱。其腱穿经屈肌支持带下面,沿大多角骨沟到手掌,止于第 2~3 掌骨基底部的掌侧面。肌腱经过大多角骨沟内时,周围包绕腱滑膜鞘,称桡侧腕屈肌肌腱鞘。此肌主要是屈腕关节,但因止点偏外,从而也可使手外展和前臂旋前。桡侧腕屈肌受正中神经支配。

正中神经自肘窝向下,穿过旋前圆肌两个起头之间,由肱二头肌肌腱膜内上方处进入桡侧腕屈肌肌腹的深面,偏于肌腹之外侧下行,于掌长肌和桡侧腕屈肌肌腱之间穿出,然后经腕管入掌。正中神经在前臂上 2/3 的一段,位置较深,在指浅屈肌与指深屈肌之间;在前臂下 1/3 的部分,位置比较表浅,仅被深筋膜和皮肤覆盖。

在肘横纹下 2.5cm 处正中神经位于前臂内 3/8 与外 5/8 的交界点,记作 Z_1 点,往下略向外行,至前臂上 2/3 与下 1/3 交界点(记作 Z_2 点)左右处垂直下降,在 Z_2 点处正中神经位于前臂掌侧的中点。

桡动脉、桡静脉与正中神经的外侧缘伴行,通过桡侧腕屈肌肌腹的外侧缘深面后,桡动脉、桡静脉即和正中神经分离(相距约 2cm),行于肱桡肌和桡侧腕屈肌肌腱之间入掌。

当肘关节屈曲 90° 并内旋 90° 时,肱桡肌即离开桡骨面,Z_1 点即向外侧移动约 1cm,Z_2 点基本不变。当手掌外旋 45° 时,Z_1 点与 Z_2 点之间的正中神经基本成一条直线。桡动脉和桡静脉与正中神经的动态变化同。

(三)腰背部

胸腰椎的动态解剖　从前面看椎体由上向下依次加大,从侧面看胸段呈凸向后的胸曲,腰段呈凸向前的腰曲。胸椎椎体呈短柱状,其矢状径比横状径略长。椎体两侧面在横径上略为凸隆,上下各有一半圆形的浅窝,分别为上肋凹与下肋凹。上下位椎骨的肋凹与椎间盘相合构成一整个的凹,此凹与肋骨小头相关节,横突呈圆柱状,前面有一凹面,称横突肋凹,与肋结节相关节。胸椎横突自上而下逐渐变短,上部6个胸椎的横突肋凹均凹陷,向前外方;下部6个胸椎的横突肋凹则平坦,向前外上方。各胸椎棘突的长度和方向不一,第5至第8胸椎的棘突最长,呈垂直位,彼此相互重叠;上部及下部胸椎的棘突则略为倾斜。腰椎为所有椎骨中最大者,前面比后面略为凹陷。第1至第3腰椎的横突逐渐增长,以第3腰椎的为最长;而第4、第5腰椎则逐渐变短,并且向上倾斜。腰椎棘突为长方形的扁板,呈水平位伸向后方,各棘突间距离大致如下:T_1~T_2 为 1.3cm、T_2~T_3 为 1cm、T_3~T_4 为 1.5cm、T_4~T_5 为 1cm。

从骶中嵴通过第3腰椎棘突尖部中点作一条直线,然后从第6胸椎棘突尖部中点(此点为胸椎生理后曲的最高点)至第4颈椎棘突尖部中点(此点为颈椎生理前曲的最低点)作一条直线,此两条线是接近于平行的线,它们的交点在人体的脊柱以上,当脊柱前屈时,此点就在脊柱以内,故上两条直线上、下方的夹角即可测量脊柱前屈的度数。

当脊柱前屈 20° 时,第6~10肋骨前侧间距缩短 1/4,第 10~11、11~12 肋骨在背侧的间距增宽 1/4,椎间盘的前侧缩短 1/5,椎间盘的后侧增宽 1/4,棘突间的间距增宽 1/5,横突间的间距变化不大,神经根在神经孔内的位置变化不大。

当脊柱前屈 40° 时,第6~10肋骨前侧间距缩短 1/3,第 10~11、11~12 肋骨在背侧的间距增宽 2/5,椎间盘的前侧缩短 1/3(在弯曲度最大的部位),椎间盘的后侧增宽 2/5,棘突间的间距增宽 2/5,横突间的间距缩短 1/5(在弯曲度最大的部位),神经根在神经孔内的位置向前移动,贴近神经孔的前侧。

当脊柱前屈 80° 时,第6~10肋骨前侧间距缩短 4/5,第 10~11、11~12 肋骨在背侧的间距增宽 3/5,椎间盘的前侧缩短 1/2,椎间盘的后侧增宽 1/2,棘突间的间距增宽 1/2,横突间的间距缩短 1/4,神经根在神经孔内的位置进一步向前移动,紧贴在神经孔的前壁上。

(四) 下肢部

1. 坐骨神经的动态解剖　自梨状肌下孔穿至臀部,被盖于臀大肌深侧,约在坐骨结节与大转子之间中点处(此点记作 I_1 点)下降,临床上常用此点作为测验坐骨神经的压痛点。继经上孖肌、闭孔内肌、下孖肌及股方肌的后面至股部。在此神经的内侧有臀下动脉及股后皮神经。在股后部坐骨神经行于大收肌与股二头肌长头之间,下降至腘窝。一般于腘窝的上角处(在腘窝上角处的这个点位于大腿后侧之中分,此点记作 I_2 点),分为二终支,内侧者为胫神经,外侧者为腓总神经,胫神经较腓总神经为大。

当下肢外旋 60° 时,I_2 点向外移动 1.5cm,I_1 点基本不动。

当下肢上抬 60° 时,I_1 点向下移 1cm,I_2 点向下移 1cm。

当下肢上抬 90° 时,I_1 点向下移 1.5cm,I_2 点向下移 1.5cm。

当下肢后伸 30° 时,I_1 点向上移 0.8cm,I_2 点向上移 0.8cm。

当下肢内旋 60° 时,I_2 点向内移动 1.5cm,I_1 点基本不动。

2. 髌骨的动态解剖　髌骨是人体最大的籽骨,全骨扁平,呈三角形,位于膝关节前方的股四头肌肌腱中。其前面粗糙而凸隆,表面上有许多血管孔。后面光滑,称为关节面,此面有一纵行钝嵴,将此面分为内、外两个部分,每个部分又分上、中、下 3 个小关节面;内侧 3 个关节面的内侧另有一纵行的小关节面。髌骨的关节面分成 7 个小关节面,关节面多而小,对运动有利,可以减少摩擦,但对髌骨本身来说,容易造成骨折。关节软骨厚薄不一致,最厚处达 7mm。

膝关节完全伸直时,髌骨上部两个关节面与股骨髌面相吻合。

膝关节屈曲 30° 时,髌骨中部两个关节面与股骨髌面相吻合。

膝关节屈曲 100° 时,髌骨下部两个关节面与股骨髌面相吻合。

膝关节屈曲 140° 时,髌骨最内侧的关节面与股骨髁间切迹之内侧缘的月形面相吻合。

3. **胫神经的动态解剖** 自坐骨神经分出后,经腘窝中间垂直下降,初位于腘动脉外侧;至腘窝中点(此点记作 T_1 点),跨过动脉背面至其内侧;下达腘肌下缘,与腘动脉共同穿过比目鱼肌肌腱弓深侧,至小腿后侧的上部,神经位于深浅屈肌之间(即位于腓肠肌及比目鱼肌的深侧)。至小腿后侧下 1/3 以下,该神经仅被皮肤及深筋膜覆盖。胫神经深侧,大部分贴在胫后肌的后面,而至小腿下部则贴在胫骨的后面。在内踝以上 4cm 处,胫神经位于小腿后侧中分(此点记作 T_2 点)。在内踝后侧,胫神经穿过分裂韧带的深侧,进入足底,于此,胫神经分为足底外侧神经及足底内侧神经。

胫后动脉在小腿后上部位于胫神经的外侧,继而由神经的前侧转至其内侧。在内踝后侧,与胫神经一同穿过分裂韧带的深侧,并行进入足底。

当下肢外旋 45° 时,T_1 基本不动,T_2 向内侧移动约 0.5cm。

当下肢外旋 90° 时,T_1 向外侧移动约 0.5cm,T_2 向内侧移动 0.75cm。

当下肢内旋 60° 时,T_1 向内侧移动约 0.3cm,T_2 向内侧移动 0.5cm。

胫后动脉的动态变化与胫神经基本相同。

第五节 进针刀四步规程的重要性

一、定义

是指针刀手术在刺入时,必须遵循的 4 个步骤。一步也不能省略,而且每一步都有丰富的内容。

二、内容

1. **定点** 根据病变部位,确定最佳的体表解剖位置的进针刀点。

2. **定向** 刀口线与较大的血管、神经走向平行,避免损伤神经、血管,如无重大血管、神经,与肌纤维平行。

3. **加压分离** 针刀在刺入皮肤之前,施加一定压力,使皮肤沿刀口线方向形成一个长形的凹陷,以分开针刀下的重要神经、血管。

4. **刺入** 加压分离后针刀刺入皮肤,直达病灶。

三、对安全进行闭合性手术的意义

定点就是定进针点,定点的正确与否直接关系到治疗效果。定点是基于对病因病理的精确诊断,对进针部位解剖结构立体的掌握。定向是在精确掌握进针部位的解剖结构前提下,采取何种手术入路能够确保安全进行,有效地避开神经、血管和重要脏器,又能容易确保手术的成功。加压分离能在浅表部位有效避开神经、血管。

第六节　闭合性手术入路的建立

一、定义

针刀的手术入路,是一种闭合性手术入路,要想保证手术的安全有效,必须建立一套精确科学的手术入路方法来达到治疗目的。

二、内容

闭合性手术入路,有治疗多种疾病的一般手术入路,有用于特殊疾病的特殊手术入路。这里主要是指用于慢性软组织损伤疾患的治疗。定点、定向、加压分离、刺入这四步规程是治疗骨伤科疾病普遍使用的手术入路方法。当定好点,将刀口线放好以后(刀口线和施术部位的神经、血管走行方向平行,无神经、血管处和肌肉纤维的走行方向平行),给刀锋施加适当压力,不使刺破皮肤,使体表形成一长形凹陷,这时刀锋下的神经、血管都被推挤在刀刃两侧,再刺入皮肤进入体内,借肌肉、皮肤的弹性,肌肉和皮肤膨隆,长形凹陷消失,神经、血管也随之膨隆在针体两侧。这一方法可有效地避开神经、血管,避免损伤正常组织,将针刀刺入体内。

三、对安全进行闭合性手术的意义

闭合性手术的手术入路和开放性手术的手术入路不同,针刀医学研究出十种闭合性手术的入路方法,这些闭合性手术入路的方法应用于不同疾病的进针部位,可以确保闭合性手术的安全和顺利操作,能够使针刀安全地达到人体所需治疗的部位和深度。

四、具体介绍

闭合性手术入路,有治疗多种疾病的一般手术入路,有用于特殊疾病的特殊手术入路。本节所谈之手术入路是应用于骨伤科疾病的手术入路,其主要入路方法有以下 10 种。

(一)一般手术入路

1. **定点**　确定体表最佳的解剖位置。
2. **定向**　确定针刀的刀口线方向,如有神经、血管要与它们平行,没有则与肌纤维走行平行。
3. **加压分离**　入针施加一定的压力,使皮肤沿刀口线形成长形的凹陷,把皮下重要组织挤压到刀刃两端。
4. **刺入**　感到皮肤下无重要组织,方可再施加压力入皮,此时健康或重要组织都是在针刀的周围,而不是刀刃下。

4 个步骤如图 4-106 所示。

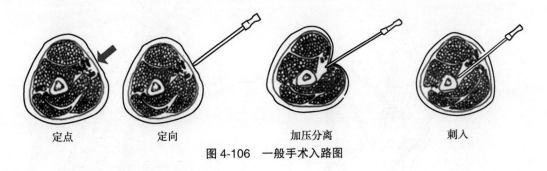

定点　　　　定向　　　　加压分离　　　　刺入

图 4-106　一般手术入路图

（二）治疗腱鞘炎的手术入路方法

按一般手术入路（称"手术入路 1"）的方法刺入，刺穿腱鞘的外侧壁（离骨远侧的腱鞘壁），再穿过肌腱（因刀口线和肌肉纤维走向平行，故不会损伤肌纤维）到达腱鞘内侧壁（和骨相邻的腱鞘壁），然后再进行手术。如纵行剥离粘连，切开硬结（即瘢痕组织）等（图 4-107）。从腱鞘侧方进针刀，根据病变内外侧腱鞘壁都可以松解。

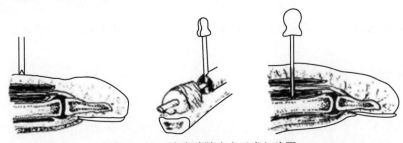

图 4-107　治疗腱鞘疾患手术入路图

（三）治疗深层组织的手术入路方法

治疗深层组织，首先要找准深层组织的体表投影，然后找准病变位置，并充分了解覆盖于病变各种组织（包括神经、血管、肌肉、韧带等）的解剖层次，依浅层组织为依据，这时医生的手感就很重要了，每突破一层组织就会出现一次落空感。按手术入路 1 的方法刺入，到达病变部位以后，掉转刀锋，使刀口线和病变部位的神经、血管或肌肉纤维走向平行，然后再进行各种治疗手术（图 4-108）。

（四）按骨突标志的手术入路

骨突标志是在人体体表都可以精确触知的骨性突起，如喙突、桡骨茎突、关节突、上下肢的内外髁、足部的内外踝等。依据这些骨性突起，除了可以给部分病变组织定位外，也是手术入路的重要参考。骨突一般是肌肉和韧带的起止点，也是慢性软组织损伤的好发部位。如是骨突处附着的软组织病变，按手术入路 1 刺入后，直达骨面，然后再进行手术。如果是腱鞘病变，按腱鞘的手术入路方法。如骨突周围的滑囊病变，根据滑囊的立体定位，先按手术入路 1 的方法刺入，穿过滑囊，刀锋到达滑囊对侧的内侧壁就是靠近骨的一侧滑囊的内壁进行十字型切开（图 4-109）。

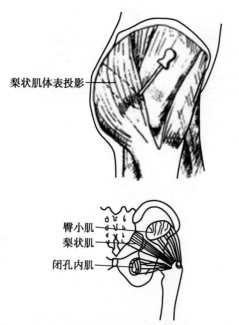

图 4-108　治疗深层组织按体表投影手术入路图

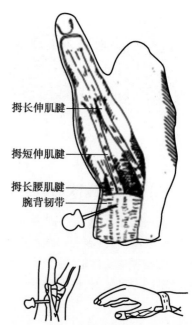

图 4-109　按骨突标志手术入路图

（五）按肋骨标志手术入路

在治疗胸背部疾病的时候,肋骨虽潜藏于肌肉之内,但在针刀刺入浅层以后即达到肋骨平面,此时以肋骨为依据。当胸部的慢性软组织损伤疾病不在肋骨表面上而在肋骨的上下缘时,让刀锋先刺到病变部位最靠近肋骨上或肋骨边缘,然后再移动刀锋到病变部位,这样术者会心中有数,能很好掌握深度,也不会使刀锋失控而刺入胸腔(图 4-110)。

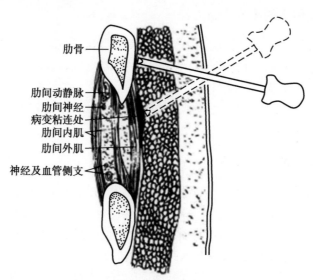

图 4-110　按肋骨标志进刀图

（六）以横突为依据的手术入路

在治疗脊柱两侧,颈、胸、腰部慢性软组织损伤疾患时,以横突这个骨性组织为依据,先按手术入路 1 的方法刺入,当刀锋到达横突以后,再移动刀锋到病变组织部位进行治疗。这样可以做到心中有数,易掌握住深度,不会使刀锋刺入胸腔、腹腔,也不会损伤颈椎横突前方的重要组织。注意,脊柱附近软组织损伤疾病的手术入路,首选从背侧,极少从前方入路(图 4-111)。

（七）按组织层次手术入路

病灶在多种组织层次之间时,应分清组织层次,不断掉转刀口线,使刀口线和各层的神经、血管、肌纤维平行,逐层深入,直到到达病变部位。注意,勿使刀锋穿过病变组织,否则手术不能施行到病变组织,轻则无效,重则后果严重(图 4-112)。

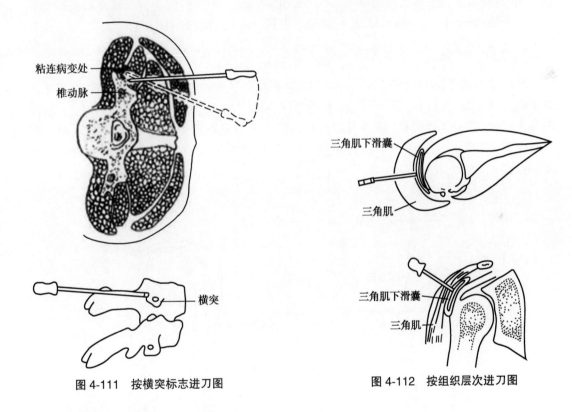

图 4-111　按横突标志进刀图

图 4-112　按组织层次进刀图

（八）治疗腕管综合征的手术入路

腕管有 9 条肌腱并有神经和动静脉通过,掌面有腕横韧带覆盖,且腕横韧带厚而坚韧。要想把腕横韧带松开,把腕管综合征治好,而不减弱腕横韧带的强度,保持它对屈肌肌腱的支持功能,同时做到手术安全,就要采取特殊的手术入路方法。令患者用力握拳、屈腕,腕部有 3 条肌腱隆起,桡侧的一条就是桡侧腕屈肌肌腱,尺侧的一条是尺侧腕屈肌肌腱,这两条肌腱的内侧缘和远侧腕横纹的两个交点,正是腕横韧带近侧边缘的两端。沿着桡侧和尺侧腕屈肌肌腱内侧缘和远侧腕横纹的两个交点向远端移 2.5cm 左右,正是腕横韧带远侧边缘两端的内侧,这 4 个点既是要在腕横韧带上的施术部位,又是深面没有重要神经、血管的位置。这样刺入皮肤就达腕横韧带两侧两端的施术部位,进行切开松解手术(图 4-113)。

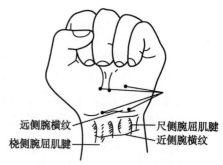

图 4-113 按体表特征进刀图

尺侧腕屈肌腱
近侧腕横纹
远侧腕横纹
桡侧腕屈肌腱

(九)手法推开浅层组织,直接进入深层的手术入路方法

本法用于很多比较深的组织且较危险的疾病,将有效地缩短入针的距离,提高安全性。如治疗肱桡关节滑囊炎,因肱桡关节滑囊位于肱桡肌上端的深面,且深层尚有诸多神经、血管,为了能够安全手术,用手法将肱桡肌扳开,左手拇指下压,将深层的神经、血管分开,推挤到两侧,刀锋紧贴左手拇指指甲刺入(刀口线和指甲面平行),这样,刀锋可以穿过皮肤到肱二头肌止腱,穿过肱二头肌止腱即达桡肱关节滑囊,进行手术治疗(图 4-114)。

(十)闭合性截骨的手术入路

治疗陈旧性骨折的畸形愈合,也有特殊的手术入路方法。从皮肤到达骨面,按手术入路 1 刺入,到达骨面以后,采取一点三孔的手术入路方法,在皮肤上就只有 1 个点,在骨质内穿 3 道孔,甚至 4、5 道孔,依骨直径大小而定。此方法可避免损伤软组织结构,最大限度地保证了软组织结构组织形态的完整,对保证重新复位后的功能恢复具有重要的意义(图 4-115)。

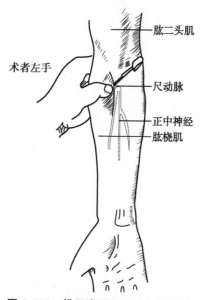

肱二头肌
术者左手
尺动脉
正中神经
肱桡肌

图 4-114 推开浅层组织进入深层的手术入路方法

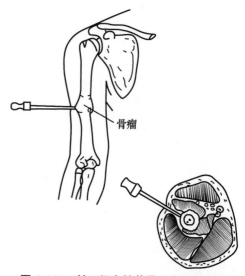

骨瘤

图 4-115 针刀闭合性截骨手术入路方法

以上简单叙述了十种手术入路方法,必须补充说明的一点是,这十种方法只是概括性的

叙述,在个别疾病的治疗时,还有详细说明。但这些是最重要、最基本的手术入路方法。这里的每一种手术入路,有两个角度问题:一是刀口线和神经、血管、肌纤维、肢体纵轴之间的夹角;二是针体和施术部位体表或骨平面的夹角。这两个方面,在具体施术时要充分了解。当然在对个别具体疾病的具体治疗时还要详细叙述。

另外,在施术过程中,刀口线和针体变换角度时需充分了解方位,否则将导致手术失败。

第七节　闭合性手术方法的建立

一、定义

闭合性手术方法是指用针刀将病变组织切开、剥离、松解、铲削,或切断病变组织的营养供应,使病变组织不能够生长,进而萎缩、凋谢的手术方法。

二、内容

闭合性手术方法不同于开放性手术方法,开放性手术除了可以切开、剥离,还可以将病变组织取出;闭合性手术不能将病变组织取出,针刀可以将在内部切碎病变组织,或切断其营养供应,使其不能生长,进而萎缩、凋谢成为人体内的一种废物,依靠人体的自身调节能力将其吸收。针刀闭合性手术方法共有 8 种不同的方法,以应对不同的疾病的治疗。

三、对安全进行闭合性手术的意义

闭合性手术方法使外科手术无创伤,避免了过去外科手术的并发症和后遗症,痛苦小,疗程短,功能恢复好。

第八节　闭合性手术器械的发明

一、定义

凡是以针的形式进入人体,在人体内进行治疗时是刀的功用的各种治疗器械都叫针刀。

二、内容

由于闭合性手术的广泛开展,适应于各种治疗要求的不同模式的针刀很多,现已获得国家专利的系列针刀有 14 种模型,共 39 枚不同尺寸的、有各种不同功用的针刀。

三、对安全进行闭合性手术的意义

针刀作为闭合性手术的器械,吸收了中医针灸的理念,既不需要完全切开皮肤就能够进入人体进行治疗,又吸收了现代医学外科手术刀的作用原理,对人体的病变组织器官能够恰当地切开、剥离、松解、切除。目前已经研究出不同型号的针刀,以满足和适应针刀医学临床中不同疾病的治疗需要。

第九节　总结论述安全性

由于针刀医学建立了系统的精细解剖学、立体解剖学、体表定位学及动态解剖学的理论,规范了进针刀四步规程,创立了闭合性手术入路及手术方法,发明研制了闭合性手术器械,从而保证了针刀治疗的安全性。

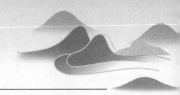

第五章

针刀疗法异常情况的处理及预防

第一节 晕 针

晕针是指在针刀治疗过程中或治疗后的 30min 左右,患者出现头昏、心慌、恶心、肢冷汗出、意识淡漠等症状的现象。现代医学认为晕针多为"晕厥"现象,是由于针刀的强烈刺激使迷走神经兴奋,导致周围血管扩张、心率减慢、血压下降,从而引起脑部短暂/一过性的供血不足而出现的缺血反应。

晕针本身不会给机体带来器质性损害,如果在晕针出现的早期(患者反应迟钝,表情呆滞或头晕、恶心、心慌等)及时采取应对措施,一般可避免发生严重的晕针现象。有人统计,在接受针刀治疗患者中,晕针的发生率为 1%~3%,男女之比约为 1:1.9。

一、发生原因

1. 体质因素 有些患者属于过敏性体质,血管、神经功能不稳定,多有晕厥史或肌内注射后的类似晕针史,采用针刀治疗时很容易出现晕针现象。

在饥饿、过度疲劳、大汗、泄泻、大出血后,患者正气明显不足,此时接受针刀治疗亦容易导致晕针。

2. 精神因素 恐惧、精神过于紧张是不可忽视的原因,特别是对针刀不了解和怕针的患者。对针刀治疗过程中出现的正常针感(酸、胀、痛)和发出的响声,如针刀在骨面剥离的"嚓嚓"声,切割硬结的"咯吱、咯吱"声,切割筋膜的"嘣、嘣"声往往使患者情绪紧张加剧。

3. 体位因素 正坐位、俯伏坐位、仰靠坐位、颈椎牵引状态下坐位进行针刀治疗时,晕针发生率较高。卧位治疗时晕针发生率较低。

4. 刺激部位 在肩背部、四肢末端部位治疗时,针刀剥离刺激量大,针感强,易出现晕针。

5. 环境因素 严冬酷暑、天气变化、气压明显降低时,针刀治疗易致晕针。

二、临床表现

1. 轻度晕针 轻微头痛、头晕、上腹及全身不适、胸闷、恶心、精神倦怠、打呵欠、站起时有些摇晃或有短暂意识丧失。

2. 重度晕针 突然昏厥或摔倒,面色苍白,大汗淋漓,四肢厥冷,口唇乌紫,双目上视,大小便失禁,脉细微。

三、处理方法

1. 立即停止治疗,将未拔出的针刀一并迅速拔出,用创可贴保护针孔。

2. 扶患者去枕平卧，抬高双下肢，松开衣带，盖上薄被，打开门窗。

3. 症轻者静卧片刻，或温开水送服即可恢复。

4. 症重者，在上述处理的基础上，点按或针刺人中、合谷、内关穴。必要时，温灸关元、气海穴，一般 2~3min 即可恢复。

5. 如果上述处理仍不能使患者苏醒，可考虑吸氧或做人工呼吸、静脉推注 50% 葡萄糖 10ml 或采取其他急救措施。

四、预防

1. 初次接受针刀治疗的患者要先行做好解释工作，打消其顾虑。

2. 选择舒适持久的体位，一般可采取卧位治疗。

3. 治疗前应询问病史、家族史，对有晕针史的患者及心脏病、高血压病患者，治疗时应格外注意。

4. 选择治疗点要精、少，操作手法要稳、准、轻、巧。

5. 患者在大饥、大饱、大醉、大渴、疲劳、过度紧张、大病初愈时，不做针刀治疗。

6. 对个别痛觉敏感部位，如手、足、膝关节部位或操作起来较复杂、较费时间的部位，可根据情况用 0.5%~1% 利多卡因局部麻醉。必要时也可配合全身麻醉、硬膜外麻醉等。

7. 对体质较弱、术中反应强烈、术后又感疲乏者，应让患者在候诊室休息 15~30min，待恢复正常后再行离开，以防患者在外面突然晕倒而发生危险。

第二节　断　　针

在针刀手术操作过程中，针刀突然折断没入皮下或深部组织里，是较常见的针刀意外之一。

一、发生原因

1. 针具质量不好，韧性较差。

2. 针刀反复多次使用，在应力集中处易发生疲劳性断裂。针刀操作中借用杠杆原理，以中指或环指做支点，手指接触针刀处是针体受剪力最大的部位，也是用力过大容易造成弯针的部位，所以也是断针易发部位，而此处多露在皮肤之外。

3. 长期使用消毒液造成针身有腐蚀、锈损；或因长期放置而发生氧化反应，致使针体生锈；或术后不及时清洁刀具，针体上附有血迹而发生锈蚀，操作前又疏于检查。

4. 患者精神过于紧张，肌肉强烈收缩，或针刀松解时针感过于强烈，患者因不能耐受而突然大幅度改变体位。

5. 发生滞针。针刀插入骨间隙，刺入较硬、较大的变性软组织中，或治疗部位肌肉紧张痉挛时，仍强行大幅度摆动针体或大力拔、强抽。

二、临床现象

针体折断，残端留在患者体内，或部分针体露在皮肤外面，或残端全部陷没在皮肤、肌肉内。

三、处理方法

1. 术者一定要保持冷静,切勿惊慌失措。嘱患者不要紧张、切勿乱动或暂时不告诉患者针断在体内。让患者保持原来体位,以免使针体残端向肌肉深层陷入。

2. 若断端尚留在皮肤之外一部分,应迅速用手指捏紧慢慢拔出。

3. 若残端与皮肤相平或稍低,但仍能看到残端时,可用左手拇、示指下压针孔两侧皮肤,使断端突出皮外。用手指或镊子夹持断端拔出体外。

4. 针刀断端完全没入皮肤下面,若断端下面是坚硬的骨面,可从针孔两侧用力下压,借骨面做底将断端顶出皮肤。或断端下面是软组织,可用手指将该部分捏住将断端向上托出。

5. 若针刀断在腰部,因肌肉较丰厚,深部又是肾脏,加压易造成断端移位而损伤内脏。若能确定断针位置,应迅速用左手绷紧皮肤,用 2% 利多卡因在断端体表投影点注射 0.5cm 左右大小的皮丘及深部局部麻醉。手术刀切开 0.5cm 小口,用刀尖轻拨断端,断针多可自切口露出。若断针依然不外露可用小镊子探入皮肤内夹出。

6. 若断针部分很短,埋入人体深部,在体表无法触及和感知,必须采用外科手术探查取出。手术宜就地进行,不宜搬动移位。必要时,可借助 X 线照射定位。

四、预防

1. 术前要认真检查针具,有无锈蚀、裂纹,左手垫小纱布捋一下针体,并捏住针体摆动一下试验其钢性和韧性。不合格的针刀坚决不用。

2. 针前应嘱患者,针刀操作时绝不可随意改变体位,尽量采取舒适耐久的姿势。

3. 针刀刺入深部或骨关节内治疗时应避免用力过大,操作期间阻力过大时,绝不可强力摆动。滞针、弯针时,也不可强行拔针。

4. 医者应熟练手法,常练指力,掌握用针技巧,做到操作手法稳、准、轻、巧。

5. 目前市场上多为一次性无菌针刀,原则上是一点一针。注意,不可反复消毒使用一次性针刀。

6. 针刀有别于现在的毫针,一是其带刃,可以切割;二是其刚性大于毫针,因为针刀除了切割外,还有个重要功能——剥离,所以针刀的质量标准是刚性要强,且有韧性,须对折 90° 再复原仍然不留弯曲痕迹。对于针刀材质,按照汉章教授对针刀器械的要求,3CRI13 为首选材质。注意,必须选用合法、三证(医疗器械注册证、医疗器械生产许可证、医疗器械经营许可证)齐全的针刀,且生产厂家的生产地址与注册证一致,可以在国家药品监督管理局网站搜索合法针刀厂家目录。

第三节　出　　血

针刀需刺入体内寻找病变部位,切割、剥离病变组织,而细小的毛细血管无处不在,所以出血是不可避免的。但刺破大血管或较大血管,引起大出血或造成深部血肿的现象在临床中偶有出现,不能不引起临床工作者的高度重视。

一、发生原因

1. 对施术部位血管分布情况了解不够,或对血管分布情况的个体差异估计不足而盲目下刀。

2. 在血管比较丰富的地方施术不按四步进针规程操作,也不问患者感受,强行操作,一味追求快。

3. 血管病变,如动脉硬化使血管壁弹性下降,壁内因附着粥样硬化物而致肌层受到破坏,管壁变脆,受到突然意外的刺激容易破裂。

4. 凝血机能障碍,如有些患者血小板减少,出凝血时间延长,血管破裂后,出血不宜停止。凝血机能障碍(如缺少凝血因子)的患者,一旦出血,常规止血方法难以遏制。

5. 某些肌肉丰厚处,深部血管刺破后不易发现,针刀术后又行手法治疗或在针孔处再行拔罐,造成血肿或较大量出血。

二、临床表现

1. **表浅血管出血** 针刀起出,针孔迅速涌出色泽鲜红的血液,多是因刺中浅部较小动脉血管。若是刺中浅部小静脉血管,针孔溢出的血多是紫红色且发黑、发暗。有的血液不流出针孔而淤积在皮下形成青色瘀斑,或局部肿胀,活动时疼痛。

2. **肌层血管** 针刀治疗刺伤四肢深层的血管后多造成血肿。损伤较严重,血管较大者,则出血量也会较大,使血肿非常明显,致局部神经、组织受压而引起症状,可表现局部疼痛、麻木、活动受限。

3. **胸腹部血管** 如刺破胸腹部血管,血液可流入胸腹腔,引起胸闷、咳嗽、腹痛等,失血过多可引起休克。

4. **椎管内出血** 针刀松解黄韧带时,如果用力过大或刺入过深可刺破椎管内动脉,易在椎管内形成血肿压迫脊髓。因压迫部位不同而表现不同的脊髓节段压迫症状,严重者可致截瘫。若在颈椎上段损伤,可影响脑干血供,而出现生命危险。

三、处理方法

1. **表浅血管出血** 用消毒干棉球压迫止血。手、足、头面、后枕部等小血管丰富处,针刀松解后,无论出血与否,都应常规按压针孔 1min。若少量出血导致皮下青紫瘀斑者,可不必特殊处理,一般可自行消退。

2. **较深部位血肿** 局部肿胀疼痛明显或仍继续加重,可先做局部冷敷止血或肌注酚磺乙胺。24h 后,局部热敷、理疗、按摩、外擦活血化瘀药物等以加速瘀血的消退和吸收。

3. **有重要脏器的部位出血** 椎管内、胸腹腔内出血较多或不易止血者,需立即进行外科手术。若出现休克,则先做抗休克治疗。若出现急腹症则对症处理。

四、预防

1. 熟练掌握治疗局部精细、立体的解剖知识。弄清周围血管运行的确切位置及体表投影。

2. 严格按照四步进针规程操作,施术过程中密切观察患者反应。认真体会针下感觉,若针下有弹性阻力感,患者有身体抖动,避让反应,并诉针下刺痛,应将针刀稍提起略改变一下进针方向再行刺入。

3. 术前应耐心询问病情,了解患者出凝血情况。若是女性,应询问是否在月经期,平素月经量是否较多。询问患者有无血小板减少症、血友病等,必要时,先做出凝血时间检验。

4. 术中操作切忌粗暴,感觉针下变松即止。若手术部位在骨面,松解时针刀刀刃应避免离开骨面(心中有感觉针刀是在骨膜以上操作,所以要有回退针刀的微小动作),更不可大幅度提插。值得说明的是,针刀松解部位少量的渗血是有利于病变组织修复的。

第四节　周围神经损伤

临床中治疗时,针刀多在神经、血管周围进行操作,如对各种神经卡压综合征的治疗。因在针刀技术培训时,已经特别强调针刀治疗的基础是精细、立体、动态的解剖知识,针刀临床大夫对神经的分布、走向等情况一般掌握较好,所以针刀损伤周围神经的案例较少。只有少数因针刀操作不规范,术后手法过于粗暴而出现神经损伤的患者,大多数也只引起强烈的刺激反应,遗留后遗症者极少。

一、发生原因

1. 解剖知识不全面,立体概念差,没有充分考虑人体生理变异。

2. 手术部位采用局部麻醉,特别是在肌肉丰厚处,如在腰、臀部治疗时针刀刺中神经干,患者没有避让反应或避让反应不明显而被忽视。

3. 盲目追求快针,强刺激,采用重手法操作而致损伤。

4. 针刀术后,用手法矫形时过于粗暴,夹板固定太紧、时间太久。尤其是在全身麻醉或蛛网膜下腔麻醉情况下,针刀、手法操作易造成损伤,如关节强直的矫形。

二、临床表现

1. 在针刀进针、松解过程中,突然有触电感或出现沿外周神经向末梢或逆行向上分散的一种麻木感。若有损伤,多在术后 1d 左右出现异常反应。

2. 轻者可无其他症状,较重者可同时伴有该神经支配区内的麻木、疼痛、温度觉改变或功能障碍。

根据损伤的神经干不同,其临床表现也各有特点,具体如下。

(1) 正中神经损伤:桡侧 3 个半手指掌侧及背侧 1~2 节皮肤感觉障碍;前臂屈肌无力,桡侧 3 指不能屈曲,拇指对掌功能障碍,日久可出现大鱼际萎缩,握拳无力,拇指与小指不能对掌。

(2) 桡神经损伤:第 1、2 掌骨背侧皮肤感觉减退或消失;桡神经支配区域肌肉无力,伸腕肌、伸指肌麻痹而致腕下垂,日久而出现前臂背侧肌肉萎缩;如果在桡神经沟以上损伤,则可使肱三头肌麻痹,出现主动伸直时关节障碍。双手举起,手掌向前,四指并拢伸直,拇指自然伸开,两手掌相比观察可见,患侧拇指处于内收位,不能主动外展和背伸。认真检查,握拳试验,合掌分掌试验阳性。

(3) 尺神经损伤:小指、环指指间关节屈曲,掌指关节伸直,形成"爪状"畸形,拇指不能内收,其余四指不能外展,骨间肌无力,小鱼际萎缩,手部尺侧,尺侧一个半手指感觉障碍。拇指尖和示指尖不能相触成"O"形,握拳试验,夹指试验阳性。

(4) 坐骨神经损伤:腘绳肌无力而使主动屈曲膝关节困难,小腿外侧,足部皮肤疼痛或感觉障碍,肌肉麻痹,出现垂足畸形;趾、踝关节屈伸活动障碍。

(5) 腓总神经损伤:足不能主动背屈及外翻,自然状态表现为足下垂。行走困难,行走时需高抬脚,落下时足尖下垂先着地,足跟后着地,否则容易跌跤。小腿前外侧,足背部皮肤感觉障碍。

三、处理方法

1. 出现神经刺激损伤现象,应立即停止针刀操作。若患者疼痛、麻木明显,可局部先行以麻醉药、类固醇类药、维生素 B 族药等配伍封闭。

2. 24h 后,给予热敷、理疗或口服中药,按照神经分布区行针灸治疗。

3. 局部轻揉按摩,在医生指导下加强功能锻炼。

四、预防

1. 严格按照四步进针规程操作。病变部位较深者,治疗时宜摸索进针,若刺中条索状坚韧组织,患者有触电感沿神经分布路线放射时,应迅速提起针刀,稍移动针刀位置后再进针。

2. 在神经干或其主要分支循行路线上治疗时,不宜局部麻醉后针刀治疗,也不宜针刀术后,向手术部位注射药物,如普鲁卡因、氢化可的松、酒精等,否则可能导致周围神经损害。

3. 术前要检查针具是否带钩、有毛糙或卷刃,如发现有上述情况应立即更换。

4. 术后手法治疗一定不要粗暴,特别是在蛛网膜下腔麻醉或全身麻醉下手法矫形,患者没有应有的避让反应,最易造成损伤。

5. 针刀操作时忌大幅度提插。需注意的是,刺伤神经出现的反应与刺中经络引起的循经感传现象有着明显的区别,不可混淆。刺伤神经出现的反应是沿神经分布线路放射,有触电感,其传导速度异常迅速,并伴有麻木感;刺中经络或松解神经周围变性软组织时,患者则是酸胀、沉重感,偶尔也有麻酥酥感,其传导线路是沿经络线路,传导速度缓慢,术后有舒适感。

第五节　创伤性气胸

针刀引起创伤性气胸是指针具刺穿了胸腔且伤及肺组织,气体积聚于胸腔,从而造成气胸,出现呼吸困难等现象。

一、发生原因

主要是因为针刀刺入胸部、背部和锁骨附近的穴位过深,针具刺穿了胸腔且伤及肺组织,气体积聚于胸腔而造成气胸。

二、临床表现

患者突感胸闷、胸痛、气短、心悸,严重者呼吸困难、发绀、冷汗、烦躁、恐惧,到一定程度会发生血压下降、休克等危机现象。检查:患侧肋间隙变宽,胸廓饱满,叩诊鼓音,听诊肺呼吸音减弱或消失，气管可向健侧移位。如气窜至皮下，患侧胸部、颈部可出现握雪音，X 线胸部透视可见肺组织被压缩现象。

三、处理方法

一旦发生气胸，应立即拔出针刀，要求患者半卧位休息，心情平静，切勿因恐惧而反转体位。一般漏气量少者，可自然吸收。同时要密切观察患者，随时对症处理，如给予镇咳消炎药物，以防止肺组织因咳嗽扩大创孔，加重漏气和感染。对严重病例如发现呼吸困难、发绀、休克等现象需组织抢救，如胸腔排气、少量慢速输氧、抗休克等。

四、预防

针刀治疗时，术者必须思想集中，选好适当体位，注意选穴，根据患者体型，掌握进针深度，施行手法的幅度不宜过大。对于胸部、背部的施术部位，最好平刺或斜刺，且不宜太深，以免造成气胸。

第六节　内脏损伤

针刀引起内脏损伤是指针刀刺入内脏周围过深，针具刺入内脏引起内脏损伤，出现各种症状。

一、发生原因

主要是因为术者缺乏解剖学知识，对施术部位和其周围脏器的解剖关系不熟悉，加之针刀刺入过深而引起的后果。

二、临床表现

刺伤肝脏、脾脏时，可引起内出血，患者可感到肝区或脾区疼痛，有的可向背部放射，如出血不止，腹腔内出血过多，会出现腹痛、腹肌紧张，并有压痛及反跳痛等急腹症症状。刺伤心脏时，轻者可出现强烈的刺痛，重者有剧烈的撕裂痛，引起心外射血，立即导致休克、死亡。刺伤肾脏时，可出现腰痛，肾区叩击痛，呈血尿，严重时血压下降、休克。刺伤胆囊、膀胱、胃、肠等空腔脏器时，可引起局部疼痛、腹膜刺激征或急腹症症状。

三、处理方法

损伤严重或出血明显者，应密切观察，注意病情变化，特别是要定时检测血压。对于休克、腹膜刺激征，应立即采取相应措施，不失时机地进行抢救。

四、预防

掌握重要脏器部位的解剖结构，明了躯干部施术部位的脏器组织。操作时，注意凡有脏器组织、大的血管、粗的神经处都应改变针刀进针方向，避免深刺。同时注意体位，避免视角产生的谬误。肝、脾、胆囊肿大，心脏扩大的患者，胸、背、胁、腋的部位不宜深刺。

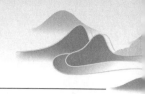

第六章

针刀治疗疾病的作用机制

第一节　调节力平衡

　　一般来说，人生活在一个被空气包围的环境中，很少注意到人还生长在力的环境中，一分一秒都不能摆脱力对人体生命活动的影响，力学环境的存在对人类的生命活动是极为有利的。但是任何事物都有两面性，力的存在固然有积极的作用，然而它有时也会使人产生疾病，其实力学因素往往是某些疾病的根本病因。

　　人体内部也是一个力学平衡系统，当这个平衡系统的某一部分的平衡遭到破坏时，人体就产生相应的疾病，针刀治疗能够有效地调节人体内部的力学平衡失调。比如，人体的关节是由关节囊、韧带、筋膜和肌腱等软组织器官连接而成的，当某种原因使某些软组织受到损伤，引起变性，即产生挛缩、瘢痕、粘连等后，关节的力学平衡系统就会被破坏，致使关节内部的力平衡失调，造成骨关节疾病，如骨质增生、创伤性关节炎等，临床上用针刀松解、剥离这些变性的软组织，再配合适当的针刀医学所特有的手法，可使关节内的力平衡系统得到恢复，疾病也就得到了根本性的治疗。

第二节　恢复动态平衡

　　平衡既然是正常生理状态的一大属性，针刀医学的所有治疗手段都是建立在这个观点上而设计出来的，也就是旨在恢复人体生理状态的平衡。比如，治疗慢性软组织损伤是恢复它的动态平衡；治疗骨质增生疾病是恢复它的力学平衡；治疗一些内科疾病是恢复它的代谢平衡、体液平衡、电生理平衡；治疗外科疾病是恢复局部组织间功能的平衡等。这也是为什么针刀医学治病往往能达到根治、近于一劳永逸效果的原因。事实上，其他医疗学科如针灸、手法等，只要是治疗效果达到上述标准者，都有意识或无意识地恢复了人体的某一种形式的平衡，推而广之，平衡应成为临床研究的追求目标。要做到这一点，不仅要有丰富的医学专业知识，而且要有包括哲学在内的社会科学专业知识。如果没有社会科学的专业知识，而只有医学专业知识，不仅在临床研究上像一只迷途的羔羊，乱奔乱闯，而且在医学的理论研究上也将陷于思路狭窄、容易盲从的境地，很难取得大的理论进展。

　　"平衡"是一个哲学的概念，把它应用到医学的研究上，不仅能够抓住生理、病理和临床上的一些实质性问题，还能使我们思路大开，能够理解为什么过去医学上应该达到某种水平而没有达到，它的症结在哪里？同时也在宏观上、整体上把握住医学的理论研究和临床研究的方向。

　　有些有识之士十几年前就给针刀医学的特点做出了定论，他们说，概括起来针刀医学的核心就是"平衡"两个字。这实在是真知灼见。

第三节　促进能量释放和能量补充

这个题目一说出来,许多人会感到莫名其妙,针刀是一种金属医疗器械,怎么能够补充和释放能量呢? 根据针刀医学的有关理论,有些疾病的真正病因就是局部病灶的能量蓄积或能量缺乏所致。比如,有一些组织受到损伤或细菌感染后,引起循环通道的阻塞和代谢物质的积聚,从而造成局部内压很高,因此而产生严重的临床症状,这时用针刀刺入病灶轻轻一剥,患者就会感到局部出现严重的酸胀,这是能量推动代谢物质向周围辐射所产生的感觉,这样几分钟以后,患者就感到原来的症状基本消失,这就是针刀治疗促进能量释放的原理。

另一方面,有些损伤性疾病在修复过程中,或由于神经系统某一部分衰退所致的疾病引起的局部微循环障碍,它所表现的大多为局部肌肉萎缩或活动无力和功能不全,以及疼痛麻木等临床症状,这是由于局部的微循环障碍造成局部能量供应严重不足所致,此时用针刀沿着微循环通路的走向,进行疏通剥离,即可使病变部位迅速得到血流的供应,也就是得到了能量和营养的补充,使病灶部位的组织器官能够很快进行修复。在这些组织器官基本修复完毕以后,功能也就得到恢复,此时临床症状就可基本解除,这就是针刀治疗能量补充的作用。

人的一切生命活动都是靠人体产生的源源不断的能量所维持的,这种能量在人体内周流不息,当某种原因造成在人体某些部位能量的蓄积或不足,人体就会产生疾病,也就是说人体内部能量的分布和运动一旦失去平衡,人体就要产生疾病。有些很聪明的人在认真学习和研究了针刀医学以后说,针刀医学的整个医学理论体系可以用两个字来概括,即"平衡"两个字,这话可以说是一语中"的",事实上针刀医学从它的医学理论到它的临床实践,它的核心思想就是研究人体的平衡机制、平衡的方式、平衡的内容及如何恢复人体在不同方面的种种不平衡因素,使人体的疾病得以迅速治愈。

从哲学上来讲,如果要破坏一个事物,就是使之不平衡,才能达到破坏一个事物的目的;如果要保存一个事物,使之存在,就要使这一个事物始终处于一种平衡的状态,迅速、及时地处理一些不平衡因素,才能使该事物得到一个较长久存在的条件。因此,医生为患者治病,就是使患者的生命和各种生理功能得到长久的保存,所以医生要及时解决人体内的各种不平衡因素,使之恢复平衡,才能使疾病得以治愈,更长地保存人的生命和各种生理功能。这个思想方法很重要,它将会引导医学科学走向一个正确的道路,将医学科学推向更高峰。

用针刀对病灶部位进行能量释放和能量补充的治疗,使能量在局部得到平衡,就是从平衡这样一个观点出发的。

第四节　疏通体液潴留和促进体液回流

人体的体表和体内有许多疾病其实质原因是体液潴留和体液循环障碍,用针刀可以迅速而准确地解决这一问题。比如类风湿关节炎,关节肿胀、疼痛,常用一些止痛药进行止痛治疗,但是等药效一过,疼痛依旧。用针刀将关节囊切开,关节囊内的渗出液就会迅速地流出,排到关节囊外,症状就会立即缓解,有许多慢性软组织损伤疾病的急性发作期情况也是如此。

另外,有些疾病是由某种原因引起体液回流障碍所引起,比如由于劳损所引起的某些腱鞘炎、筋膜炎、关节炎;由于某种原因引起腱鞘分泌的滑液不能正常分泌,筋膜所分泌的体液不能正常排放;关节囊所分泌的关节滑液不能正常供应,引起肌肉和腱鞘之间的相对运动滞动,筋膜和相邻肌肉之间的相对运动受到影响,关节的屈伸运动不灵活,产生相应的临床症状。通常用药物或者其他方法试图解除这些症状是非常困难的,如果要用针刀对腱鞘、筋膜、关节囊的有关部位进行适当的疏通、剥离,就会使腱鞘、筋膜、关节囊的体液回流迅速得到恢复,临床症状也会随之消失。

关于针刀疏通体液潴留和促进体液回流的问题,其实质也是使人体内的体液代谢平衡,它与上节所谈的能量释放和能量补充完全是两回事,能量释放和能量补充主要是指人体内血液和其他有机物所携带或释放的能量,而本节所讲的则是指人体内的体液因某种原因而引起潴留和回流不畅,这些体液本身并不具备上节所讲的能量特性。

第五节　激发生物能转变成生物电流

当针刀刺入人体内时,会切断一些神经末梢和损伤一些细胞,这并不会影响人的生理功能,因为末梢神经组织结构非常微小、损伤细胞数量很少,但是它的刺激对于人体的反应是很大的,此时人体的自我保卫功能会作出反应,大脑的调节指挥系统会迅速地加强该处的生物电流,以传达大脑指令性的信息,调动人体自我的保护功能来对付这种伤害性的刺激,并使此种刺激尽早结束,而且把能够修复伤害的有关物质送达此部位,如大量血小板和其他有关的生物化学物质。这一过程的进行,客观地激发了生物能量转变为生物电能,使该部位生命活动功能低下的状态(如新陈代谢缓慢)得到改善,使生命活动恢复到平衡状态。

此种方法一般用于局部生命活动功能低下的部位,针刀可以直接刺入该部位,刀口线沿着肌肉和神经走向(电生理线路的走向一般和肌肉、神经的走向相同),纵向反复缓慢疏通、拔离 2~3 次即可。

第六节　促进局部微循环

有些疾病是由局部的微循环障碍所引起,局部微循环障碍使得该部位的营养和能量得不到供应,用药物来促进微循环恢复一般比较困难(比如组织结构内部有广泛的粘连、瘢痕、结节、堵塞等因素),而用针刀在局部进行纵向疏通剥离或通透剥离,可以使血流立即得到恢复,使病变组织得到营养和能量,此种疾病也就会治愈。

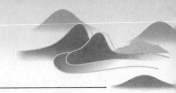

第七章

针刀医学的核心魅力——力学的新认识

　　我们生活在一个充满力学状态的外环境里,比如有地心引力,人类才可以在地面行走,那么,我们人体内的环境有没有这些力量的存在呢? 答案是肯定的,"有"而且更复杂,人体内的力会多维传导、相互影响、协调工作,以保证人类的正常生命活动,如三角肌的病变,会导致正常肌力的线、面与量发生变化,患者就会出现上举困难与疼痛等。再比如,胫前肌与胫骨发生粘连,肌力也就发生变化了,出现疼痛、活动受限等症。

　　发现力学因素对人体能够产生一定的影响已经很久了,但建立起生物力学这一门学科却只有几十年的时间。这几十年中,医学界就力学因素对人体的影响进行了广泛深入的研究,并获得了许多定量性的研究成果,然而运用力学因素的影响来认识人体某些疑难病的病因还不是很多。事实上,有部分疑难病的发生其真正的病因就是力学因素,过去只认识到力学因素能够对人体造成损伤,是一些损伤性疾病的病因,而且大多数局限在明显可见的损伤范围内,而对那些隐藏在背后的力学因素所造成的疾病及其病理变化则知之甚少,所以使这部分疾病的病因问题一直不能解决,当然也就没有恰当的治疗方法。要解决这个问题,首先要充分了解力学因素和人体的生理学关系,不能孤立地看到力对人体的影响,而忽略了人体对不正常的力的状态的反作用,这个反作用就是用来对抗不正常的力学状态,使之不能对人体造成伤害或进一步伤害。明确了这个问题,这类所谓疑难病的病因就容易找到了。针刀医学正是从这个角度,发现了这些疑难病的真正病因,比如骨质增生的病因,骨化性肌炎的病因,心脑血管硬化的病因等。

　　从表面上说是注重力学因素,实际上是注重了生理学因素。所谓力学因素在部分疑难病的发生、发展中的新认识,就是建立在对针刀医学生理学新的理论基础之上的。

第一节　重新认识疾病的发生和转归

　　对于疾病的发生,西医以感染、外来伤害为部分疾病发生的主要因素,如上呼吸道感染、肺炎、心肌炎、肝炎、结肠炎、胰腺炎、膀胱炎、肾炎、脑炎等都属于外来感染,各种外伤包括化学性损伤都属于外来伤害;还有心脑血管疾病、免疫系统疾病、精神系统疾病等都属于人体内部原因。中医学则将一切疾病的发生归结为三大类,即所谓外因,风、寒、暑、湿、燥、火六淫之邪;内因,喜、怒、忧、思、悲、恐、惊七情所伤;不内外因,跌打损伤、饮食、劳倦。这些中西医关于疾病发生的内外原因,反映了中西医基本的学术思想,并在这种基本学术思想的指导下,各自形成了自己独特的庞大学术体系,对医治人类的疾病起到了巨大的作用,而科学发展到了今天,特别是在对人的生理、病理有了更深刻的认识之后,就应该更加理解到一切的外来因素(外来的暴力性伤害除外)对于疾病的发生不是主要的,而人体的内环境变化、异常才是主要的,比如上呼吸道感染是细菌性的感染,在同样的环境中,有的人感染,有的人就不感染;肺结核是结核杆菌感染,在同样的环境中,有的人感染,有的人不感染,这是什么原因呢? 这就是人体的内环境不同的缘故,其他诸如此类的疾病发生也是这样的。这个问题中西医都注意到了,特别是中医在这方面研究得更深入,但是,问题是把内环境的变化、异常与外来因素对于疾病发生的重要性,谁是第一位,谁是第二位,这是关系到在医学研究时的侧重点放到什么地方的一个大问题,有些疾病至今没有弄清楚原因,主要就是把研究的侧重点搞错了,这样就不可能得到研究结果。笔者觉得做医生要永远记住外因是变化的条件,内因才是变化的根本这样一个哲学道理。

可见在研究疾病发生的时候把侧重点放在人体的内环境对正常生理状态变化的研究是非常重要的。关于疾病的转归问题,随着医学研究的不断深入,也要进行重新认识。过去在治疗疾病时,只注意将疾病治愈(所谓治愈是指病变已经停止继续伤害人体,致病因素已经排除)而很少注意到疾病被治愈后,有关脏器的功能有无影响,对人整体的身体状态有何影响,对人的工作能力有何影响。笔者以为治愈的标准不应该是这样,而是应该在保证人体组织结构的完整性不受破坏,有关脏器的功能和人的工作能力不受影响的情况下,将致病因素排除,这才叫真正的治愈。这个观点的转变对于推动医学科学的进一步提高,减少个人和社会的负担是有积极意义的。要达到上述目标除了要对治疗技术进行改造、提高外,更重要的是要研究人的生理特性,治疗是引导和帮助人体强大的自我调节的生理功能战胜疾病,这一思路至关重要,而不是代替或者影响人体强大的自我调节的生理功能,尽量少用或不用那些伤害性的治疗措施。

第二节　平衡是治疗一切疾病的根本目标

人患病就是身体的某个方面或某个局部失去了平衡,将平衡恢复了,疾病也就治愈了。在临床上常说的电解质失衡,通过输液,注入相应的药物纠正电解质失衡,相应的疾病也就治好了,这就是人体内一个方面失去了平衡的情况。人体失去平衡的情况有成千上万种,也就造成了成千上万种疾病,我们的一切治疗手段就是为了纠正这成千上万种的不平衡情况,使之恢复平衡。

平衡也是发挥人体正常生理功能的基本条件。人体某一方面或某一局部出现不平衡的情况,相应的生理功能就会受到影响而出现病态。如果人体某一方面或某一部分出现了严重的不平衡,疾病得不到有效的纠正,人就可能死亡。

哲学上说,世界万事万物都是处在永恒的发展变化当中,即运动之中,这是从总体上来讲的,事实上,世界上的万事万物,都有它相对静止的阶段,也就是以某一种形式存在的阶段。人从生到死,就是以一种有生命的人的形式存在的相对静止阶段,要使这相对静止阶段继续存在,保持平衡是根本的条件。事物发展的不平衡阶段,内部的不平衡因素已经无法纠正,它就灭亡了,当建立起新事物的时候,要保持新事物的持久存在,就必须创造保持各方面平衡的条件,而不能再用一些方法破坏平衡。人的生命也一样,它的存在就必须有平衡作为条件。如有一部分或某一局部不平衡就是病态,如有严重的不平衡而又无法纠正,人的生命就将结束。

比如,骨质增生的原因是人体内的力平衡失调所引起,就用针刀配合手法,来纠正这种力的不平衡,骨质增生病就可以治愈。治疗其他疾病,从本质上来说,就是纠正有关的不平衡因素,平衡恢复了,疾病就治愈了。

平衡既是生命存在的必要条件,也是维持正常生理功能的必要条件,反之,它也是正常生理功能的一大属性。

第三节　针刀治疗核心目的——恢复相对平衡与激活人体免疫功能

平衡既然是正常生理状态的一大属性,针刀医学的一切治疗手段都是建立在这样的观点上而设计出来的,也就是旨在恢复人体生理状态的平衡。比如,以形态学命名的腰椎病,其实并不是腰椎有病了,而是它周围的肌肉、韧带等有病了,腰椎椎体是骨骼,它不会动,之所以能动是因为肌肉、韧带给了它动的力量,椎体的移位,椎间盘的突出与膨出,也是软组织的病引起的,它们生病了,就出现了力量不平衡的状态,也就失去了它们的生理功能,固定不了它们该固定的物质了,导致了旋转、错位、突出与膨出等。做个比喻,电线杆能够直立在地面是因为根部埋在土里,且周围有钢丝在固定它,一旦固定的钢丝断了,电线杆就要倒下来或者歪了。固定腰椎的肌肉、韧带、肌腱等,会出现什么病变呢,针刀医学认为如肌肉、韧带等出现粘连、挛缩、瘢痕与堵塞的病变,软组织就会丧失或减退了肌力(原有的功能减弱、消失或增强),导致脊柱力平衡失调,椎体或椎间盘出现失稳现象,如椎体的移位压迫了神经、脊髓、血管导致头痛、头晕、麻木、活动受限等症状。针刀治疗腰椎病就是治疗维持腰椎稳定性的慢性软组织,恢复它的动态平衡;治疗骨质增生疾病是恢复它的力学平衡;治疗一些内科疾病是恢复代谢平衡、体液平衡、电生理平衡;治疗外科疾病是恢复局部组织间功能的平衡等。这也是为什么针刀医学治病往往能达到根治、近于一劳永逸效果的原因。事实上,其他医疗学科不管是针灸、药品、手法、手术,只要是治疗效果达到上述标准者,都有意识或无意识地恢复了人体的某一种形式的平衡,推而广之,平衡应成为临床研究的追求目标。要做到这一点,医生不仅要有丰富的医学专业知识,而且要有包括哲学在内的社会科学专业知识。

第四节　恢复平衡的最终力量——免疫力

针刀医学的发病机理及治病机理的研究,都是从人体的生命活动的角度研究的。强调人有强大的自我修复能力。远古的人类,面临着成千上万种疾病,没有良好的医疗措施,但还是生生不息地存活了下来,这就充分说明人体具有强大的自我诊断、自我修复的能力,这个强大的能力就成了人体内在的本能。针刀的介入是再一次打开或加强了人体自身修复功能。

人体的自我修复能力有以下几种形态。

1. **自我修复能力处于活跃状态**　当人体发生疾病后,通过自我诊断后,再通过大脑的统一调度,动员全身的力量,去修复发生疾病的部位。

如果局部损伤在一定范围内,疾病就能得到完全恢复。如果损伤超过自我修复范围,疾病就迁延不愈,甚至恶化。这时,再用医疗手段,把损伤范围缩小至自我修复范围之内,疾病就会通过强大的自我修复能力大致痊愈。所以针刀医生的任务就是将疾病引导到人体可以自我修复的范围里去。

针刀的治疗原理包括:把超出自我修复能力的瘢痕切碎;把过多的粘连减少到一定程度;把过度挛缩的纤维切一部分,使挛缩的程度缩小到自我修复能力的范围之内;把影响组织器官功能的异常方向的力线切断一部分,改变影响功能的粘连方向,保留不影响功能的粘连方向。

2. 自我修复的休眠状态 当人体受到的损伤较小时,人体的自我修复能力处于休眠状态。如果损伤达到一定的程度,人体就会启动自我修复的程序,进入自我修复的活跃状态,这时针刀就是起到开关的作用。

3. 自我修复的疲劳形态 某些软组织的损伤,如果是反复的轻微损伤,并形成积累性劳损。人体的自我修复能力在轻微损伤的刺激下,往往不易启动,当损伤积累到一定程度后,再启动,损伤得到修复。修复后接着又轻微损伤,反复多次以后,自我修复就会产生耐受(对轻微损伤视而不见),不去修复积累性损伤。直至积累性损伤累积到一定程度后,人体的自我修复能力又会再次启动。就这样,自我修复疲劳状态、自我修复活跃状态交替出现。在临床中表现为许多疼痛部位,有时好转、有时加重的交替表现,并且迁延不愈。

针刀治疗就是通过损伤电流,强刺激损伤部位,激发自我修复能力至强大状态,达到修复损伤的目的。

4. 自我修复能力的逃避状态 有些病变组织会释放某些抑制自我修复的物质,以及抑制自我诊断的物质。使人体不能对病变部位自我诊断,这样就使病变部位逃避了自我修复。针刀治疗就是强刺激,使逃避的状态进入自我修复的活跃状态。

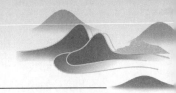

第八章

脊柱区带病因学

"脊柱区带"这个名词是根据它的范围命名的,在这一范围里由于人体解剖结构的特殊性,它对人体许多系统的疾病能产生直接影响。过去由于对它没有进行认真的研究,所以也就没有发现它对人体许多疾病的重要诊断意义和治疗意义。事实上,中西医过去均已隐约地认识到它的存在,只是没有明确的、系统的论述,没有将其应用到临床的治疗和诊断当中去。

如中医的华佗夹脊穴,古代名医华佗以其超人的智慧发现在脊柱两侧进行针灸治疗,可以治愈许多顽固的内脏疾患,可惜的是这只是史书的记载,华佗没有留下医学著作,我国后代医家根据史书的记载在脊柱两侧确定了17对进针点,取穴名为"夹脊"。根据现在的解剖学研究,这些穴位都在相应椎体的椎间孔内口,以此穴位治疗许多内科病,时或有效时或无效,因此使得这一穴位在针灸临床上很少应用了,但是它却向现代人提供了重要的研究线索。

再比如,现代医学关于脊柱病因学的研究,已发现脊柱某些椎体的骨关节损伤会引起相应的内脏疾病,如果用整脊手法对这些骨关节损伤进行整复,这些顽固的内科疾病会取得良好的疗效,在国内关于脊柱病因学研究最有成就的专家是魏征教授,受到了医学界的广泛赞誉。这一研究成果昭示了脊柱区带是一个重要的解剖结构,脊柱的损伤是引起某些内科病的重要因素。

作者及团队研究的脊柱区带除了软组织的病理改变之外也包括脊柱骨性组织的病理变化。

脊柱区带的范围上起枕骨粗隆的上项线,下到尾椎末端,两侧在颈部棘突中线旁开2cm,胸、腰、骶部在棘突中线旁开3cm。这样个范围内的各种组织器官称为脊柱区带。在脊柱区带范围内引起内脏疾病的组织器官有肌肉、韧带、关节囊、神经和骨性组织等。脊柱区带和内脏自主神经连接的主要组织结构有交通支、窦椎神经等,通过这些组织结构把脊柱区带内的信息传递到有关内脏的自主神经,从而引起内脏功能的变化,导致许多难治的内脏疾患。

过去常常把交通支、窦椎神经之类的传递信息的功能忽略了,因为它很细、很小,通过研究证实它们传递信息的功能是不可忽视的。就像可以通过一根很细的铜丝接收到大量的信息或传出大量信息一样,信息的传递量不是和传递介质的大小成正比的。

脊柱区带内的各种组织器官导致内脏疾病不同的病因病理情况如下。

肌肉、韧带、筋膜、关节囊等软组织在脊柱区带内是极容易劳损的,根据慢性软组织损伤的病因病理的理论可以知道,损伤后在自我修复的过程中形成新的病理因素,即粘连、瘢痕、挛缩、堵塞,这四大病理因素在适当的深度和部位极有可能卡压、牵拉区带内的神经末梢,造成这些神经末梢功能障碍,这些功能障碍通过和内脏自主神经相连接的通道,直接影响内脏器官的功能。根据电生理线路的理论,影响自主神经功能的实质就是自主神经电流量的变化,另外,如果这四大病理因素发生在某一脏器的电生理线路上,使电生理线路上的电流量发生变化,将直接影响内脏的功能。

脊柱骨性组织因某种原因引起它的位置发生移动(用针刀医学影像学的方法读片),因为自主神经节大多位于脊柱的前面及其两侧,如果椎体的位置发生变化,必然牵拉或挤压有关的自主神经节,以及神经周围的软组织也可以对它形成直接的病理性牵拉、挤压,同样引起自主神经的功能障碍,从而导致有关脏器的疾病。

脊柱区带病因学的理论,已为针刀医学的大量临床实践所证实,针刀的主要治疗法则就是松解有关病变的软组织,消除粘连、挛缩、瘢痕、堵塞等病理因素,使受牵拉、卡压的神经末梢生理功能得以恢复,配合手法整复使椎体的移位得到纠正,最后使自主神经功能和电生理线路的电流量恢复正常,从而在根本上解除了某些顽固性内脏疾病的病因,也就使这些内科病得到了根本的治疗。

这一类内科病过去之所以用各种常规的治疗方法难以取得效果,其根本原因就是没有找到这一类疾病本质的病因。当找到本质病因后,这些所谓疑难病也就不难了。

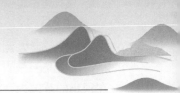

第九章

骨质增生病因学的理论

骨质增生症中老年发病率很高,世界各国医学界对它的生成原因进行了大量的研究,目前只有一种理论被广泛地接受,这种理论认为骨质增生的根本病因是退行性变。所谓退行性变,就是老化的意思。人的衰老是不可逆转的自然规律,老化就是不可逆转的,退行性变也就不可逆转,因此,骨质增生疾病不可能得到根本的治疗,事实是不是这样呢? 骨质增生的根本原因到底是什么?

人体是一个封闭性的力学系统,正常情况下,这个力学系统对于人体的生命活动来说是相对平衡的。为什么要提出"生命"和"活动"两个概念? 因为人体内的力学平衡不同于机械类的力学平衡,它要时时受到"生命"和"活动"的制约和影响,也就是说人体内的力学平衡是建立在"生命"和"活动"的基础上的。如果影响了"生命"和"活动",单纯力学平衡在人体内就是力学不平衡了,不仅如此,在人体内出现了这种力学不平衡的时候,人体将立即调动自我调节功能,对抗这种不平衡状态对"生命"和"活动"的影响,以保证人体的"生命"和"活动"不受损害,为了说清这个问题还是需要从临床的研究开始。

骨质增生或称为骨刺,为临床常见的疾病。对于它的发病原因,普遍说法都是退行性变,所谓退行性变就是骨骼老化蜕变。但是这一理论有很多临床现象无法解释,如许多年轻人的踝关节、髋关节、腰椎、颈椎等部位都可能有骨质增生现象,这怎么能是老化蜕变呢? 又如许多患风湿和类风湿关节炎的患者,他们的关节常有骨质增生,这也和老化蜕变联系不起来。如果把骨质增生作为一种疾病,那么有好多中年人骨质增生很严重,但并无临床症状,这也无法解释。

那么,骨质增生的根本原因到底是什么呢?

通过多年大量临床观察,并运用生物力学原理对骨性关节炎的病因进行研究,证实了骨质增生的根本病因是"力平衡失调"。

大量临床观察表明,凡是有骨质增生者大都有以下情况:①关节扭伤史,未得到恰当的治疗;②关节周围软组织损伤史,软组织变性、挛缩;③关节内骨折;④与罹患关节有力学关系的骨干畸形;⑤类风湿关节炎或风湿性关节炎;⑥单独的、较大的一个骨刺必是某一软组织(大多是肌肉和韧带)的附着点;⑦下肢关节如髋、膝、踝关节有内外翻畸形;⑧年老体弱、肌力下降的患者颈、胸、腰椎都有骨质增生。

对这 8 种情况分析如下。

1. 关节扭伤,未得到恰当治疗

关节扭伤,不仅关节错动,而且软组织必然损伤,即中医所说的筋出槽与骨错缝。这种骨错缝未得到恰当治疗,受拉力拉伤的一侧软组织松弛变长,受压力压缩的一侧必然变短(关节扭伤必然是一侧受拉,一侧受压),时间久了,骨错缝就被固定下来。这种骨错缝的情况较复杂,旋转、侧方、前后均有可能发生。

对于某一个人来说,他的某一个具体关节(如踝关节或膝关节等)平时所承受的压力仅在很小的范围内变化,分布于关节面每一个单位面积上的压力也相对稳定。

人体任何一个关节都不是平面相连的,关节面都是凹凸不平的,但相对的关节面都很吻合。就像每个人的上下牙齿一样,很少是平面相接触的,大多是长短不齐、厚薄不一、前后倾斜的,但是咬合的时候,都是很吻合的,如不吻合,就不能咀嚼东西。

当关节骨错缝后,关节就不完全吻合了,有些地方负重增加,有些地方负重减少,甚至不负重了,然而关节承受的压力并没有变,甚至有时还会增大,负重区受力的量就大幅度增加。关节面的每一部分所能承受的最大压力是一个常数,不能承受增加部分的压力。按压强定律公式可以知道,压力不变,受力面积越小,压强越大。骨错缝以后,关节内的受力面减少了,压力没有变,受力部分的压强增高了,关节软骨不能承受,必将有大量的软骨细胞被压坏、压死。所以,关节错缝移位不需很大的距离,只要移动 0.5mm 以上的距离,就足以造成以上的结果。

在软骨细胞不能承受超常的压力而被压坏、压死的情况下,就有两种结果。一是当压力在人体代偿能力范围内的时候,人体会通过自身代偿保护机制,把大量钙质和磷输送到受压力破坏的地方,加强软骨的强度,抵抗超常的压力,于是产生了骨质增生现象。这种情况持续时间越长,骨质增生就越明显,大的就叫骨刺。另外,根据压电学原理,骨质受压力越高,局部电位也就越高,可以使成骨细胞活跃,刺激骨细胞增殖,高压力部位就会形成异常成骨,即骨刺(张福学著《压电学原理》)。二是当超常压力越过人体代偿能力范围的情况下,就会出现关节面坏死。但这种坏死都只限于关节面浅表部位,绝不像感染性、结核性之类坏死向深部浸润。

按照 HOOK'S 定律,压应力增强时,应变也增加,也就是说关节内出现高应力力点时,受压部位应压缩,但是人的关节面是活体,在正常压力情况下,关节面的弹性是按 HOOK'S 定律变化的,当超过正常情况下的压力,越过关节面本身的弹性限度时,它又按生物学规律变化。再者,引起骨质增生这种超常压力的作用是持续的,不是短时间内的作用就能引起骨质增生。并且关节软骨和骨骺及骨干硬骨质的弹性系数都是不一样的,因此超过关节软骨的弹性限度的压力,不一定就超过骨骺和骨干硬骨质的弹性限度。这里就有一个哲学上研究的"度"的问题。恰恰在关节内高应力点的压强都在骨骺和骨干硬骨质弹性限度以内,如果超过了,骨骺和骨干就要出现压缩性骨折,那就是另一回事了。

人体的生物学特性,是将力学用来研究人体时不可忽视的问题。在这种超常而又在人体代偿能力范围以内的力的刺激下,人体的代偿现象是可以见到的。如人们在劳动时,双手握镐柄,时间长了,手掌接触镐柄的部位就会长出老茧,老茧是角质。这就是人体代偿作用的结果,手掌通过角质增生的方式来抵抗摩擦。否则,手掌这些部位的表皮就会让镐柄磨破。如果超过这个代偿能力的限度,假如镐柄不是很光滑,而是布满钉头或刀尖,那么手掌只有被刺破,这就不是人体代偿能力所能达到的。

以上从各个方面、各个角度分析论证,能得到这样的结论:扭伤的关节,发生骨质增生是由"力平衡失调"引起。也就是说骨质增生发生的根本原因是"力平衡失调",用这个理论可以解释临床上所有骨质增生这一病理现象。

2. 关节附近有软组织损伤、软组织挛缩

关节附近的软组织损伤大都是慢性的，或处于急性损伤后的慢性期。慢性软组织损伤中肌肉、韧带挛缩是常见的一种病理变化。挛缩的肌肉、韧带长期处于紧张状态，使得它们受到超常拉力的牵拉，引起肌肉或韧带损伤，甚至少量的肌纤维将被拉伤、拉断。每块肌肉或韧带在被牵拉状态下，两端的肌腱及其附着点处是应力最集中的地方，所以在肌肉长期被紧张牵拉的过程中，两端的肌腱及其附着点就有可能被拉伤。这时候人体的代偿机制为了加强肌腱和附着点处的强度，避免它们被损伤，就将大量的钙质和磷输送到这里，形成了骨刺或肌肉钙化、骨化。

这和压电学原理并不矛盾，压力越高电位越高，骨细胞越活跃，可促进骨质增生。压力越高，反作用越大，拉力对压力来说，就是压力的反作用。压力越大，也可以说反作用力越大，也就是拉力越大。所以拉力越大，电位越高。从力学和压电学来讲，是符合压电学原理的。

因此，肌肉拉力超过正常情况所引起的骨质增生和骨刺同样也是"力平衡失调"问题。

3. 关节内骨折

关节周围或关节内骨折，在治疗时很难达到解剖对位或周围软组织肿胀和松弛，未得到及时纠正而挛缩或变长；关节错缝未能纠正均可造成关节内力平衡失调，出现高应力点和软组织（肌肉或韧带）过度紧张牵拉，导致骨质增生。

4. 与罹患关节有力学关系的骨干畸形

骨干畸形，造成上下两端关节力线改变，使上下端关节不吻合，同样出现高应力力点，软组织牵拉，出现关节骨质增生，其机制与上述相同，特别是后天外伤造成的骨干骨折畸形愈合，关节骨质增生的情况都较为严重，先天性骨干畸形，相关关节出现骨质增生就比较少见，因为它的畸形造成关节的力学变化，是生来就有的，关节大多能够适应的缘故。所以把骨质增生的病因概括为"力平衡失调"。先天性的力学关系建立以后，就是达到"平衡"了，只有后天破坏，才会打破原来的平衡，人体才通过代偿机制来调节。

5. 类风湿关节炎和风湿性关节炎

这两种病，如果得不到正确的治疗，关节周围的软组织就会由于炎性渗出、水肿、坏死，最后增生，造成病理损伤、机化、瘢痕、粘连、挛缩，使关节内外及周围软组织的力学状态改变，形成压力过高的点以及拉力过高的肌肉、韧带的附着点等处的骨质增生。在这里骨质增生的原因仍然是"力平衡失调"而不是关节炎疾病的本身。

6. 单独的、较大的一个骨刺生长部位，必定是某一软组织的附着点

一个孤立的骨刺生长部位，必定是某一肌肉和韧带的附着点处，如跟骨骨刺总是位于跟骨结节上跖长韧带和跖腱膜的附着点上。根据上述观点，可以认定这一肌肉、韧带必然是挛缩变性，处在紧张的牵拉状态。采取相应治疗措施将肌肉和韧带的紧张牵拉状态一解除，症状即可消失。治愈后，经长时间观察，骨刺也自然变钝，变小。

7. 下肢大关节有内外翻畸形

下肢大关节（髋、膝、踝）的内外翻畸形，主要是指后天造成而不是先天固有的。这些关节的内外翻畸形也必然造成关节内力线的偏移。软组织一侧牵拉、一侧曲张，即是造成力平衡失调的因素。在临床上此种情况造成骨质增生形成是比较普遍的。

8. 年老体弱，肌力下降所发生的颈、胸、腰椎骨质增生

发生在这些部位的骨质增生是不是退行性变呢？也不是，仍然是个力学问题。

人体的重量不仅靠脊柱的骨性组织承担,而且颈部和腹、背、腰部肌肉也承担很大一部分。当人体衰老之后,颈部和腹、背、腰部肌肉松弛,肌力下降,承担重量的能力大大减弱,而且人衰老以后,大多数发胖,体重不但不下降还有增加趋势,所以此时身体的大部分重量要转移到脊柱骨性组织上来,颈、胸、腰椎的负重普遍增加了。同样,人体的代偿机制就会加强脊柱的强度,从而发生了骨质增生。另外,由于机体衰老,许多软组织萎缩变性(主要是人体内部小的肌肉和韧带),造成紧张牵拉而生成骨刺。如椎间盘蜕变,弹性减少或消失,被椎体长期挤压在前纵韧带后侧缘,使前纵韧带长期被后侧的张力所牵拉,而出现前纵韧带的附丽部位骨质增生,在临床 X 线片上显示椎体前缘有唇样增生。

　　一般来说,由于机体衰老肌力下降、脊椎骨性组织负荷加大引起的骨质增生没有临床症状。它的特点是,骨质增生在任何节段的分布都是均匀的、对称的。这种情况可以说不是病态的。反之,老年人的脊椎骨质增生出现不对称、不均匀的情况,就是病态了,那就不是肌力下降、人体重力的转移所引起的,而是各种损伤引起的局部应力增加所致。

　　对以上 8 种临床骨质增生现象进行的研究分析表明,不管情况千变万化,得出的结论都是一个:"力平衡失调"是骨质增生的根本原因。

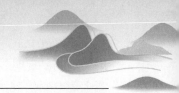

第十章

讨论:针刀医学对电生理线路的认识

人类已经发现了人体内存在着许多生理系统,如循环系统、神经系统、淋巴系统、呼吸系统、泌尿系统、免疫系统、运动系统、骨骼系统等,这些系统都是通过解剖和现代化的仪器设备肉眼可见到的组织结构,是在形象思维的模式下被发现的。这些系统的发现对研究人的生理、病理起了巨大的作用。

科学的发展是无尽头的,我们在做针刀诊疗的过程中,推测人体内可能还存在着一个较为重要的生理系统,暂命名为"电生理线路系统"。我们推测没有电生理线路系统的作用,其他的系统或许将不能正常工作,甚至失去一切生理作用。对于人类的一些疾病,现有的病理学知识仍然无法解释,从电生理线路系统入手或许能够找到答案。有人可能会问:"这样重要的生理系统为什么以前没有被发现呢?"主要原因是运用形象思维的研究方法难以发现这样的生理系统。我们认为电生理线路系统在人死亡以后就立即全部消失了,在人活着的时候,也无法用肉眼和仪器看到它,这就是形象思维的局限性。而中医学用抽象思维的方法研究出来的经络,却为发现这样一个系统提供了最有力的线索。多少年来,人类对经络进行了大量的科学实验研究,获得了各方面的研究资料,有的研究资料已经直接或间接地触到了电生理线路系统的边缘,或者已经反映了电生理线路系统的一个侧面,现将接近的有关资料再引证如下。

有的学者已经明确提出了经络就是生物电轴和电通路,提出经络的实质就是机体的生物电流通过组织及体液中的电解质,按容积导电形式投射皮肤表面,于是各器官就形成了自己在体表特定分布的电力线,即生物电的电轴线,这就是经络。这些不同的电轴线交点就是穴位。当机体的组织、器官发生病理变化时,由该组织、器官产生的生物电也会发生变化,最终会导致电轴线和电轴线的交叉点的一系列电学特性电阻及皮肤电位的改变,如当器官活动增强,相应经络原穴的电位增高,器官摘除或经络线路所经之处的组织被破坏,则相应经络原穴的电位降低。根据上述情况,经络的实质是人体内的电通路,从组织器官发出的电流沿着特殊导电通路传导,纵横交错遍布全身,内联五脏六腑,外络四肢百节,五官九窍。其中纵横交错形成十二经脉及奇经八脉,其别出或横行线路则构成十二经别、十五络脉。作为电通路的具体导电组织可以是体内任何一种组织。由多种组织构成的经络系统是独立存在的,但与神经系统有密切关系。

沈阳医学院生理教研室也报道了对经络电活动的研究结果。他们用乏极化电极引导,在示波器上观察针刺"得气"前后本经线上和经线外的波动电流变化规律。当发现"得气"时,在本经穴位及经络线上的非穴点都出现特有的电位变化,可以记录到频率为30~150Hz,强度10~40μV的钝形慢波,潜伏期2~10s。这种变化只出现在本经循行路线上,旁开2cm处即记录不到,而且各经变化的规律也基本相同。另外,用精密电位差计在经络的主要穴位上也可以记录到特有的静电位。穴位的电位一般比周围的电位高,并随机体状态的不同呈现明显的变化,针刺前后也有显著的改变。从而认为,经络活动可以通过经络线上的电变化表现出来,并有其特殊规律。张氏等以四电极法测量人体皮下约 2mm 处的导电特性,观察到大多数人皮下的低电阻点都可以连接成与古典经络线走行基本相同、左右两侧对称的、稳定的低阻线,在受到刺激或机体的状况发生变化时,皮下的电阻也会发生改变,但低电阻线较之周围有更佳的稳定性。这说明,低阻线具有与其周围组织不同的生理特性。研究者将这种皮下低阻点连成的线称之为低阻经络,并认为它就是古人所说的经络。

另外,有人在研究隐性循经感传现象的基础上,用低频脉冲皮肤阻抗测定仪测定人和动物的皮肤阻抗,认为人体经络线是一条低阻抗线。该线宽约 70μm,不受麻醉和失血的影响,截肢以后也没有明显的改变,说明它可以脱离神经和血液循环系统而独立存在。进一步研究发现,经络线的低阻抗特性与表皮下的任何结构都没有直接关系,经络线上皮肤表面角质层变薄是产生低阻抗的根本原因。并且认为,除了表皮层的低阻抗特性之外,经络线下各层(真皮、结缔组织和肌层)均有与经络相关的物质结构。

还有体电环流、生物场力聚集、容积导电磁场系统、电磁驻波叠加、生物压电效应等关于经络的研究发现,都涉及经络是与电有密切关系的。

第一节　人体内的主要经脉有二十条

人体内的主要经脉有十二条,另外还有奇经八脉等。针刀医学认为,其主要功能是人体内庞大的电生理线路的干道。电生理线路系统在人体内相似于一个巨大的电网,由大的发电厂到大的输电干线,到较小的干线,到分线,到支线,到毛线,到毫线。毫线就是电网的终端,如灯泡、家用电器、电机等都属于毫线终端,而人体内的这个巨大电网较大的干线有二十条。通过对人体经络的大量研究和科学实验,发现人体内有这样一个电生理线路系统,这个电生理线路系统较大的二十条干线,基本上和经络的主要干线重叠,也就是祖先发现的十二经脉,加上任脉、督脉、阴跷脉、阳跷脉、阴维脉、阳维脉、冲脉、带脉。这二十条较大的干线是人体内电生理线路系统的主要干线,对人的生理、病理起着巨大的作用,现分述如下。

1. **任脉(第1条电生理线路)** 从胞中开始,向下出会阴部,再向前至阴毛处沿腹、胸正中线上行,经过关元、肚脐,直达咽喉部,再上行至下颌,环绕口唇,经面颊而入目(图10-1)。

2. **督脉(第2条电生理线路)** 从胞中开始,向下出会阴部,向后进入脊柱之内,上行至枕骨粗隆下的风府穴处,深入颅腔,归属于脑,再向上行至巅顶,沿额正中线向下行至鼻柱(图10-2)。

3. **手太阴肺经(第3条电生理线路)** 起于中焦,向下联络大肠,回绕过来沿着胃上口,通过横膈,属于肺脏,从肺系横行出来(中府),向下沿上臂内侧,下行到肘窝,沿着前臂内侧桡侧前缘,进入寸口,经过鱼际,沿着鱼际边缘,出拇指内侧端(少商)。手腕后方的支线从列缺处分出,一直走向示指内侧端(商阳),与手阳明大肠经相接(图10-3)。

4. **手阳明大肠经(第4条电生理线路)** 起于示指桡侧端,沿着示指内侧向上,通过第一、二掌骨之间(合谷),向上进入两筋(拇长伸肌肌腱与拇短伸肌肌腱)之间的凹陷处,沿前

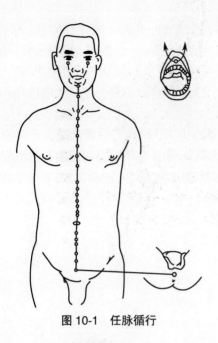

图 10-1 任脉循行

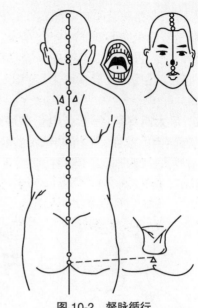

图 10-2 督脉循行

臂前方,至肘前部外侧,再沿上臂外侧前缘,上走肩端,沿肩峰前缘,再向下进入缺盆(锁骨上窝)部,联络肺脏,通过横膈,属于大肠。缺盆部支线上走颈部,经过面颊,进入下齿龈,回绕至上唇,交叉于人中,左线向右,右线向左,分布在鼻孔两侧,足阳明胃经相接(图 10-4)。

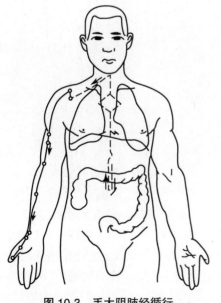
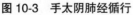

图 10-3 手太阴肺经循行

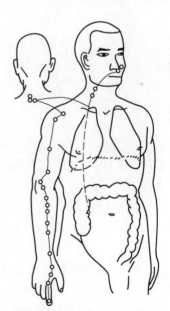

图 10-4 手阳明大肠经循行

5. 足阳明胃经(第 5 条电生理线路) 起于鼻翼两侧(迎香),上行到鼻根部,与旁侧电生理线路交会,向下沿着鼻的外侧(承泣),进入上齿龈内,回出环绕口唇,向下交会于颏唇沟承浆处,再向后沿着口腮后下方,出于下颌大迎处,沿着下颌角颊车,上行耳前,经过上关,沿着发际,到达前额(头维)。面部支脉从大迎前下走人迎,沿着喉咙,进入缺盆部,向下通过横

121

膈,属于胃,联络脾脏。缺盆部直行的支脉经乳头,向下挟脐旁,进入少腹两侧气冲。胃下口部支脉沿着腹里向下到气冲会合,在此下行至髀关,直抵伏兔部,下至膝盖,沿着胫骨外侧前缘,下经足跗,进入第二足趾外侧端(厉兑)。胫部支脉从膝下3寸(足三里)处分出,进入足中趾外侧。足跗部支脉从跗上(冲阳)分出,进入足大趾内侧端(隐白),与足太阴脾经相接(图10-5)。

6. 足太阴脾经(第6条电生理线路) 起于足大趾末端(隐白),沿着大趾内侧赤白肉际,上行至内踝前面,再上腿肚,沿着胫骨后面,交出第八条电生理线路的前面,经膝、股部内侧前线,进入腹部,属于脾脏,联络胃,通过横膈上行,挟食管两旁,连系舌根,分散于舌下(图10-6)。

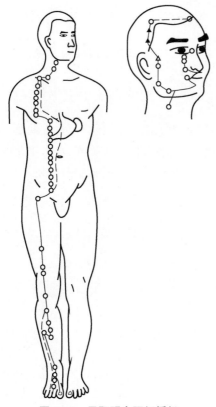

图10-5 足阳明大肠经循行

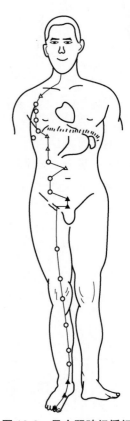

图10-6 足太阴脾经循行

7. 手少阴心经(第7条电生理线路) 起于心中,出属于"心系"(心与其他脏器相连系的部位),通过横膈,联络小肠。"心系"向上的线挟着食管上行,连系于"目系"(眼球连系于脑的部位)。"心系"直行的支线上行于肺部,再向下出于腋窝部(极泉),沿上臂内侧后缘,到达肘窝,沿前臂内侧后缘,至掌后豆骨部,进入掌内,沿小指内侧至末端(少冲),与手太阳小肠经相接(图10-7)。

8. 手太阳小肠经(第8条电生理线路) 起于手小指外侧端(少泽),沿着手背外侧后缘过肘部,到肩关节后面,绕行肩胛部,交会于肩上大椎,向下进入缺盆部,联络心脏,沿着食管,通过横膈,到过胃部,属于小肠。缺盆部支线沿着颈部,上达面颊,至目外眦,转入耳中。

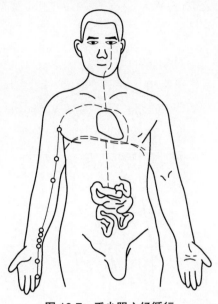

图 10-7　手少阴心经循行

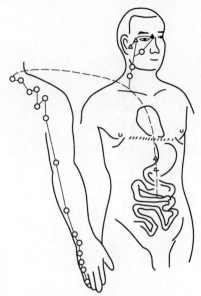

图 10-8　手太阳小肠经循行

颊部支线上行目眶下,抵于鼻旁,至目内眦,与足太阳膀胱经相接(图 10-8)。

9. 足太阳膀胱经(第 9 条电生理线路)　起于目内眦,上额,交会于巅顶,巅顶部支脉从头顶到颞颥部,巅顶部直行脉从头顶入里联络于脑,回出分开下行项后,沿着肩胛部内侧,挟着脊柱,到达腰部,从脊旁肌肉进入内腔,联络肾脏,属于膀胱。腰部的支脉向下通过臀部,进入腘窝中。后项的支脉通过肩胛内缘直下,经过臀部下行,沿着大腿外侧,与腰部下来的支脉会合于腘窝中。从此向下,通过腿肚内,出于外踝的后面,沿着第 5 跖骨粗隆,至小趾外侧端,与足少阴肾经相接(图 10-9)。

10. 足少阴肾经(第 10 条电生理线路)　起于足小趾下,斜向足心(涌泉),出于舟骨粗隆下,沿内踝后,进入足跟,再向上行于腿肚内侧,出腘窝的内侧,上向股部内后缘,通向脊柱(属第二条电生理线路),属于肾脏,联络膀胱。肾脏部直行的电生理线路从肾向上通过肝和横膈,进入肺中,沿着喉咙,挟于舌根部。肺部支脉从肺部出来,联络心脏,流注于胸中,与手厥阴心包经相接(图 10-10)。

11. 手厥阴心包经(第 11 条电生理线路)　起于胸中,属于心包络,向下通过横膈,从胸至腹依次联络上、中、下三焦。胸部支线沿着胸中,出于胁部,至腋下三寸处(天池),上行到腋窝,沿上臂内侧,行于第十二条电生理线路和第十三条电生理线路之间,进入肘窝中,向下行于前臂两筋(掌长肌肌腱和桡侧腕屈肌肌腱)的中间,进入掌中,沿着中指到指端(中冲)。掌中的支线从劳宫分出,沿着环指到指端(关冲),与手少阳三焦经相接(图 10-11)。

12. 手少阳三焦经(第 12 条电生理线路)　起于环指尺侧端,向上出于第 4、5 掌骨间,沿着腕背,出于前臂外侧桡骨和尺骨之间,通过肘尖,沿上臂外侧,上达肩部,交出第四条电生理线路的后面,向前进入缺盆部,分布于胸中,联络心包,向下通过横膈,从胸至腹,属于上、中、下三焦。胸中的支线从胸向上,出于缺盆部,上走项部,沿耳后直上,出于耳部上行额角,再曲而下行至面颊部,到达眶下部。耳部支线从耳后进入耳中,出走耳前,与前线交叉于面颊部,到达目外眦,与足少阳胆经相接(图 10-12)。

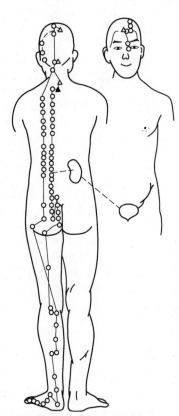

图 10-9 足太阳膀胱经循行

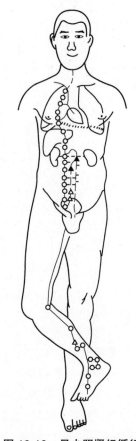

图 10-10 足少阴肾经循行

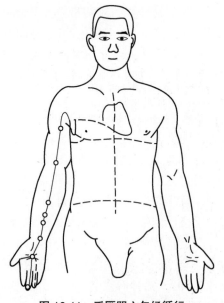

图 10-11 手厥阴心包经循行

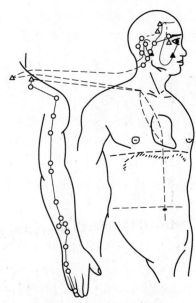

图 10-12 手少阳三焦经循行

13. 足少阳胆经(第13条电生理线路) 起于目外眦,向上到达额角部,下行至耳后,沿着颈部行于手少阳经的前面,到肩上又交出至手少阳经的后面,向下进入缺盆部。耳部的支脉从耳后进入耳中,出走耳前,到目外眦后方。外眦部的支脉从目外眦处分出,下走大迎,会合于手少阳经到达目眶下,下行经颊车,由颈部向下会合前电生理线路于缺盆,然后向下进入胸中,通过横膈,联络肝脏,属于胆,沿着胁肋内,出于少腹两侧的腹股沟动脉部,经过外阴部毛际,横行入髋关节部(环跳)。缺盆部直行的电生理线路下行腋部,沿着侧胸部,经过季胁,向下会合前线路于髋关节部,再向下沿着大腿外侧,出于膝部外侧,下行经腓骨前面,直下到腓骨下段,再下到外踝的前面,沿足跗部,进入足第四趾外侧端(足窍阴)。足跗部支线从足临泣处分出,沿着第1、2跖骨之间,出于大趾端,穿过趾甲回过来到趾甲后的毫毛部(大敦),与足厥阴肝经相接(图10-13)。

14. 足厥阴肝经(第14条电生理线路) 起于足大趾上毫毛部(大敦),沿着足跗部向上,经过内踝前1寸处(中封),沿胫骨内缘向上至内踝上8寸处交出,上行膝内侧,沿着股部内侧,进入阴毛中,绕过阴部,上达小腹,挟着胃旁,属于肝脏,联络胆腑,向上通过横膈,分布于胁肋,沿着喉咙的后面,向上进入鼻咽部,连接于"目系"(眼球连系于脑的部位),向上出于前额,合于巅顶。"目系"的支线下行颊里,环绕唇内。肝部的支线从肝分出,通过横膈,向上流注于肺,与手太阴肺经相接(图10-14)。

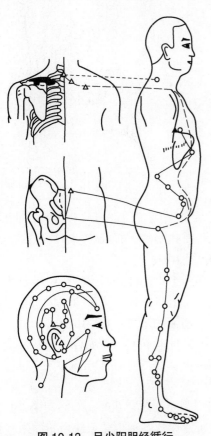

图 10-13 足少阳胆经循行

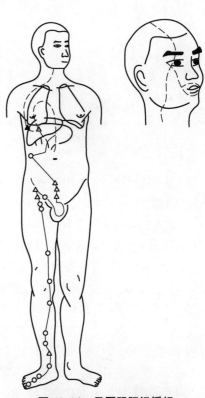

图 10-14 足厥阴肝经循行

15. 冲脉(第15条电生理线路) 起于小腹内,下出于会阴部,向上行于脊柱之内,其外行者经气冲与足少阴经交会,沿着腹部两侧,上达咽喉,环绕口唇(10-15)。

16. 带脉(第16条电生理线路)　起于季胁部的下面,斜向下行到足少阳胆经的带脉、五枢、维道,横行绕腰腹一周。(图10-16)。

17. 阳跷脉(第17条电生理线路)　起于足外踝下的申脉穴,上行足外踝之上,沿胫、膝和股外侧上行,经躯干侧部,过腋后和肩髃外缘,从颈结喉旁人迎穴上口,直入目内眦,出项后风池穴(图10-17)。

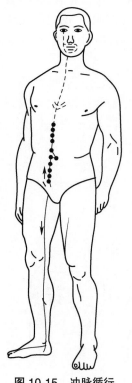
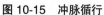

图 10-15　冲脉循行

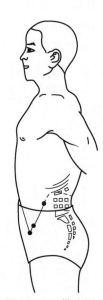

图 10-16　带脉循行

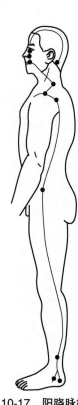

图 10-17　阳跷脉循行

18. 阴跷脉(第18条电生理线路)　起于足舟骨后的照海穴,行经足内踝上方,循胫、膝、股内侧而上,进入腹部,上行于胸腔,通过锁骨上窝,直达咽喉,与冲脉交会贯通,又出喉结旁(人迎穴的前方),循鼻侧入目内眦,与阳跷脉会合(图10-18)。

19. 阳维脉(第19条电生理线路)　起于足外踝下1.5寸(金门穴),经外踝,沿足少阳胆经上行,经环跳穴,到少腹外侧,沿胁肋后,至腋缝后缘,上肩走颈到头额,行耳上,会于督脉哑门,风府穴,又入足少阳胆经的风池穴,上头部,终于前额的阳白穴(图10-19)。

20. 阴维脉(第20条电生理线路)　起于足内踝上5寸,从筑宾穴开始,沿胫、膝和股内侧上行,至少腹,交会于府舍,然后循经而上,会于大横、腹哀,再沿胁肋会于期门,穿过横膈上胸,走向咽喉部,与任脉相接(图10-20)。

上述20条电生理线路,通过从不同角度的实验研究都是客观存在的。经络理论是我们的祖先对医学最伟大的贡献,是人体内至今现代医学所发现的各种生理系统所不能取代的最重要的电生理线路系统。

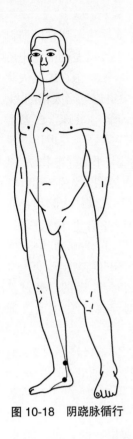

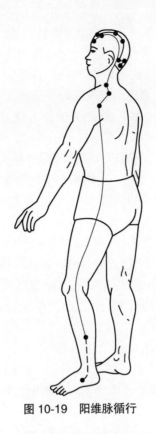

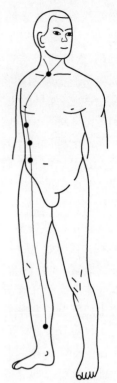

图 10-18　阴跷脉循行　　　　　　　图 10-19　阳维脉循行　　　　　　　图 10-20　阴维脉循行

第二节　人体内生物电线路的基本结构

我们不妨来遐想一下,解放我们的思路,人体内电生理线路类似于一个大电网,以这二十条干线为主,逐级分支,连接有关脏器,然后在脏器内分成微小支干,和每个脏器的微小结构相连,再分成毫线达到每个细胞。这里需要特别说明的是,人体的神经系统也是电生理线路系统的一部分,电生理线路系统如果是"全部",神经系统只是这个"全部"的"一部分",电生理线路系统的走行不完全等同神经的走行,电生理线路的分支,有时和神经的某些分支连接,有时又和神经的某些分支分开,神经就像纵横走行于人体电生理线路这一大电网上的一个特殊的系统,整个神经系统的任何一个节段都和电生理线路系统的某一部分重叠,而电生理线路系统要比神经系统大得多,也复杂得多,神经系统的全部功能,只是电生理线路系统的功能的一部分,如果没有电生理线路系统功能的作用,神经的全部生理功能,可能都将不复存在。

现在电脑已经可以模拟人简单的大脑活动功能,但是,人类发明不了和人脑具有同等完善的、同等功能水平的电脑,这是大家都能理解的事实。实际上,人脑应该比当今世界已发明出来的最高级电脑还要高级千万倍,这一"电脑"是以巨大的生物集成电路所组成的,它通过人体的电生理线路指挥人的一切生理活动、生命活动、精神活动、社会活动等,可以说人脑是人的一切活动的调控中心。过去以为这个调控中心的作用都是通过神经系统来完成的,前面已经说过神经系统只是人的电生理线路系统的一部分,人的一切活动是否都是通过电生理线路系统往返传递信息(包括指令)来实现的呢? 进入千家万户的电脑是人脑这个最高级的、最复杂的生物"电脑"所研制出来的,电脑的智力模拟功能永远达不到它的研制者——人脑的水平。但是人脑又确确实实地是当今科学成果所无法完全弄清楚的一个电脑结构,人脑所产生的一切智慧都是这台生物"电脑"运算的结果,这台生物"电脑"的巨大集成电路的物质基础同样是当今人类已经发现的导电金属元素,只是这个集成电路太精细、太复杂而已,如果此集成电路的线路出了故障,人的智力就可能会明显下降,在临床上经常碰到的老年痴呆症,就是人脑的集成电路发生故障的缘故。现在一些医学家已经发现用微量元素制剂可以治疗老年痴呆症,它的原理就是微量元素是人脑这个集成电路的导电物质,微量元素可以修复人脑集成电路的线路。人体的电生理系统为了完成人体的一切生命活动,要消耗大量的电能,电能是从哪里来的呢?经研究发现,有两个来源:第一,人体大脑里存在着诸多的核团,如下橄榄核、舌下神经核、副神经核、迷走神经核、舌咽神经核、间位核、疑后核、面后核、室底核、Probst束核、红核、脚间核、滑车神经核、延髓中央核、巨细胞网状核、楔形核、小细胞网状核、中缝苍白核、中缝大核等,这些核团可能就是将人体的生物能转变为电能的装置,而且从这里发出许多电生理线路网,这些线路网有的是通过神经、有的是通过其他介质的微量元素所组成的电生理线路。第二,存在于运动系统的其他结缔组织中,为大脑传出的生命信息作临时的电能补充。

过去就发现大脑的供血量和能量的消耗都超出它所占人体重量比例的许多倍,而大脑所作的动作远比四肢、躯干的比率小,这一直是个谜,不知这些能量消耗到何处去了?这样的推论就可以理解了:这些生物能是在头颅里的核团中被转变成电能,用于全身的生命活动中去了。

生物能可以转变成电能吗?科学家们早就研制出将生物能转换成电能的装置。20世纪80年代末,英国化学家彼得·彭托在细菌发电研究上取得重大进展。他让细菌在电池组里分解糖分子,以释放出电子向阳极运动产生电能,在糖液中,还加进某些芳香族化合物作稀释剂,提高生物系统中输送电子的能力,此外,电池里还需不断地充入空气,发电的效率可达到40%,远高于目前使用的电池。请注意在这些生物能转变成电能的过程中,要消耗大量的糖和空气,由此大脑需要大量氧气这个谜也就解开了。

以上所阐述的是电生理线路系统电能的来源问题,以下简略地论述一下,人体存在的电生理线路系统的本质是电(当然,这个电和普通的电有差异,它要受到生命特性的影响),那么它就应该有电的基本特性。电有三大效应,即热效应、磁效应、光效应。经络是电生理线路的干线,它是有热效应的,日本东京教育大学的芹泽胜助理教授自1971—1974年,对50名20~36岁正常男性拍的头、胸、腹、背等部位的2万张红外线热像图照片研究结果表明:穴位部位比其周围组织的温度高0.5~1.0℃,这种差别在照片上以明显的亮线和亮点而表现出来,还发现当生理、病理条件发生变化时,这种高温线和点的温度也出现相应的变化。美国鲁克医疗中心的教授用液晶热像图的方法得出了基本相同的结果,可见经络是有电的热效应的。经络的磁效应是早就被大家所熟知的,正如《针灸学现代研究与应用》一书中所说:"经穴的磁参量及磁效应的客观存在反映了经络是有着磁特异的合理内核的",关于经穴的光效应,中国科学院生物物理研究所等单位,通过144人、1万余次的实验观察,发现穴位的冷光强度为32.75(记数/10s),非穴位的冷光强度仅为15.01(记数/10s),两者相差非常显著($P<0.001$),说明经穴是具有显著的高发光特性的。

从以上研究证实经络有电的三大特性,反过来也说明经络就是电生理线路。

经络既是电生理线路的干线,也有阴阳极之特性。经络的起点大多是阳极,经络的终点大多是阴极,男、女稍有差异,主要在第一条电生理线路(任脉)上,男、女的阴阳极是颠倒的,此条电生理线路男的在口唇部位是阴极,女的在口唇部位是阳极,男的在阴部是阳极,女的在阴部是阴极。针灸师在临床中摸索出一种方法,针刺患者左右手对称的某一个相同的穴位,如果针灸师双手面对面同时捏住这两个针柄,同时进行捻、转、提、插,其循经感传现象就会得到加强,疗效也会得到很大提高,这是什么原因呢?因为医生和患者对面而立,医生的左手通过针和患者的右手相连接,右手和患者的左手相连接,医生和患者两手组成了闭合性电路,加强了电流量。

祖先用砭石和骨头做成粗糙的针,这种针治病效果很差,只能起到挤压和刺伤的作用,用于体表排脓、放掉蓄血等治疗,但是当金属刚被冶炼出来时,很快发现,用金属做成的针治疗效果要比砭石和骨针好得多,金属针不仅能排脓、放血,而且能够治疗远距离的疾病和内部疾病,经络也就是在这个基础上被祖先所发现,这是为什么呢?因为金属本身是导电体,金属针具有调节电生理线路的功能,所以几千年来一直运用金属来制造针具,就是这个道理。

电生理线路是一个庞大的电网,经络则是它的干线,干线层层分叉,网络全身,传递信息,所以单从手、耳朵、头、鼻来取穴也可以治疗远距离和内脏疾病也就不奇怪了。大部分穴位是电生理线路的调控结构,相似于电闸和变压器,控制着电生理线路的电流量和电流的开与关。人体的电生理线路调控结构不仅仅是穴位,还有体液及其他组织结构,包括神经的突触,这些调控部位,使人体的组织和器官都能发挥正常的生理功能,有的是用来开关,有的是用来调节流量,有的是用来控制流速,使人体这部生命的"机器"有条不紊地运转。人体的电生理线路控制结构的开启、调节全是在大脑这个最高级的"电脑"控制之下自动进行的。人们把自主神经(交感和副交感神经)这一电生理线路的一小部分(整个神经系统也只是电生理系统的一部分)称为自主神经,是不确切的,神经的一切自主活动都是在大脑控制之下的。

有的穴位不具备这种调控功能,这是一些较大的电生理线路的交叉点。所以把人体的电生理线路称为一个大电"网",有两个含义:一是每一条电生理线路的较大干线,它的阴阳两极都是和相应的另一条干线的相反电极相连接的,在大脑的控制下,有时也是可以分离的;二是所有干线所分出的层层支线,相互之间都是有连接的,即使较大支线没有连接,较小的毛线、毫线都会有连接。

第三节 电生理线路生物电流的物质载体

众所周知,电流是通过导线流动的,没有导线就无法流动,遇到绝缘体电流就会被阻断,遇到半绝缘体电流就会减慢,流量会减少,粗大的导线会通过大量的电流,细小的导线只能通过少量的电流。人体的电生理线路也是有导线的,不过这种导线是无数根极细小的导线组成的较大的电生理线路,随着细小导线的减少,电生理线路就层层分支,直到毫线,毫线的终端就是单个细胞。组成人体电生理线路极细小的导线,小到用高倍电子显微镜都难以看到,它是由各种各样的微量金属元素组成的链所构成的,所以它在神经、肌肉、体液里都可以形成线路。这种线路的形成是受生命活动控制的,也是受大脑某些结构控制的,随着生命活动的需要,增加或减少这种极细小导线的数量。电生理线路的电流量大多数就是通过这种方式来调控的,这也是称为电生理线路和普通电线路不同的地方。

近代发现,对于有些人摄取一定量的微量元素制剂,会使人更加健康,或者将某些疾病治愈,就是因为人体内的电生理线路需要一定量的金属元素作为物质保证,否则将影响健康,甚则发生疾病。

人们用辐射场摄影方法对16名健康成人进行观察,发现经络线路有明显的电晕发光点,这些电晕发光点其实质就是微量元素的闪光点。电生理线路电流的物质载体就是金属微量元素所组成的极细小的金属元素链。

人体的电生理线路的生命活动,不仅需要一定量的各种各样的金属元素,而且还需要一定量的非金属元素,因为适应人体的生命活动的需要,有些地方需要电流量大,有些地方需要电流量小,有些地方不需要电流,有些地方需要隔断的电流。这些非金属元素就是起到阻断、绝缘、减量等调节作用。

第四节　电生理线路的生物学特性

电生理线路虽然相似于普通电线路,但是它与普通的电线路有很大的不同。首先,它在人体调控系统的作用下,可以随时自动地改变流量和流速,开启和关闭,为生命活动的需要服务。需要说明的是,所谓人体的调控系统本身也是电生理线路系统的一部分,也可以说它就是处于领导指挥地位的一部分电生理线路系统。电生理线路是随着生命的存在而存在的,人死后,生物能转变成电能的组织结构已经失去作用,电生理线路的电源已经没有了,电生理线路自然也就不存在了。现代医学专家在研究死亡的指标时,会强调脑死亡,这是很有道理的,因为将生物能转变成电能的组织结构主要在脑周围,只要脑没有死亡,就有可能将这些"发电站"的"发电机组"重新发动起来,脑如果死亡了,电生理线路的恢复就完全没有可能,也就没有复活的可能了,这才是真正的死亡,如果脑没有死亡,人的生命的最高指挥机关还存在,就不能认为是真正的死亡。值得注意的是,过去研究经络,有时在尸体上进行,没有任何结果也是这个原因。

有的学者经过多年的研究认为经络是一个信息控制系统是很有道理的。电生理线路是一种可以控制的信息传导通路,但是这个传导通路不是信息本身,就像电话线是信息的传导通路,但不是信息本身一样。信息和电生理线路可以比喻成信息是车辆,电生理线路是公路,它们是两回事,有了公路,才能有车辆的运行,有了电生理线路才能有信息的传递。但是电生理线路不是直线的高速公路,而是有各种调控功能的符合人的生命活动要求的一种传导通路。

前节已经提到过,电生理线路和普通电线路另一个不同的地方,它能够随着生命的需要随时开启一些线路和关闭一些电路,随时改变它的流量和流速,这也是它不同于普通电线路的重要的生物学特性。这个生物学特性的存在对人复杂的生命活动是极有意义的,因为它能够随时启动一些组织器官,使它们按照生命活动的需要开始工作和加大工作量,又能随时减弱和停止一些组织器官的工作,使它们得到整修,恢复原来的工作能力,以备在生命活动需要时增强它们的工作量,这样就使人体的所有组织器官能够保持在一种良好的状态下,以利生命活动的各种需要。

电生理线路系统能够随着生命的需要随时开启一些线路和关闭一些线路,随时间改变它的流量和流速,这一"实用性"特性,对人体复杂的生命活动有极为重要的意义,但是也阻碍人们认识电生理线路系统这样一个极为重要的生理系统。它的这种生物学变化规律,使得人们很难认识到它是一个相对稳定的生理系统,然而它这种生物学变化规律,也说明了祖先所发现的子午流注理论是科学的。电生理线路的生物学特性还有很多,就不一一赘述。

第五节　电生理系统的生理功能

关于电生理系统的生理功能是一个很大也很复杂的问题,因为人的一切生命活动所表现的生理功能都和电生理线路有关,因此本节只能就其重大的生理功能概述其要。

首先,电生理线路系统控制着整个神经系统的活动功能,多少年来人类对神经系统的功能活动研究可谓细致周详,而且认为是神经本身的特性,却不知道是电生理线路系统的作用,但是进行神经系统的功能研究时,时时都感觉到电传导的客观存在,已经注意到在神经的传导过程中膜电位的变化,以及去极化和复极化的过程,但是还不明白这就是电生理线路系统的一种传导方式。事实上也不理解神经系统的种种功能是怎么回事,只对神经系统的种种功能加以认定,只认为这是神经系统本身的作用,至于神经系统为什么有这些作用?它的本质是什么?它的物质基础是什么?信息的传入传出是通过什么来实现的?这些深层次的问题都没有人去管它,好像神经就是有这些功能,没有什么再值得询问的必要。电生理线路系统的发现使这些问题都迎刃而解了。

当然,神经系统作为电生理线路系统的一个特殊部分,它和其他的电生理线路系统的线路是不一样的,首先它是电生理线路系统的一个最稳定的部分,不会随时增加也不会随时减少,电流量虽有波动,除了偶尔有短时间的断流外,一般不会断流,也不会增强得太大;其二,神经系统传导的信息较其他系统既快捷又准确,因为在这个特殊的电生理线路上调控结构比其他系统相对要少。大脑发出指令性的信息和通过神经反馈到大脑的信息,都比其他系统更直接,是处于领导地位的一个传导系统,因此,它是电生理线路系统中具有特殊地位和作用的部分。

电生理线路系统的第一个重要的生理功能就是已知的神经系统的所有功能。

电生理线路系统的第二个生理功能,就是对人体循环系统的重大作用。大家都知道心脏的跳动,血液在血管内沿着一个固定的方向流动,是神经系统的作用,从上一段已知道神经系统只是电生理线路系统的一个特殊组成部分,而传导信息的本质是电生理线路系统的电通路,通过神经系统所表现出来的对循环系统的作用,本质上就是电生理线路的作用,它发出脉冲电流使心脏有规律地长久地跳动,这大多是通过迷走神经和交感神经来实现的,窦房结和房室结就像发动机上的电火花塞,有规律地脉冲放电,每一次放电就使心脏收缩一次,连续有规律地放电,就使心脏连续不断地跳动,推动血液在全身流动,而血管壁也在其相应部位的电生理线路所产生的脉冲电流的作用下,和心脏的收缩频率相同地而有一个时间差地、有规律地收缩和舒张,使人体的循环系统在生命存在的过程中,永无休止地工作着。这里有一点需要说明的是,在循环系统有规律地工作的过程中,电生理线路的指挥信息不全是通过神经系统来实现的,电生理线路系统还通过另外的途径在窦房结和房室结及心脏的其他部位输送有规律的脉冲电流,能够保证心脏有规律跳动的脉冲电流线路有好几组,在某些时候有一组线路出了故障或者断路,心脏仍能够有规律地跳动,就像三叉戟有三组发动机一样,如果有一组发动机因故障停止工作,另外一组就会自动发动起来,保证飞机的正常运行。

电生理线路系统的另一个生理功能是免疫功能,在抵御外来侵害方面发挥着重要的作用。当人体被细菌感染引起高热时,白细胞迅速增高;当人患了肝炎时,转氨酶即迅速增高;当人患了类风湿疾病时,有关的抗体大多增高;当人受到外伤时,伤口部位附近血小板就迅速增多。总之,人体有一个无病时防卫、有病时抵抗的一个完整、灵敏的免疫系统,这个系统的信息往返传导,都是通过电生理线路来实现的,大脑发出任何指令性信息调动体内的有关防御抵抗因素,也是通过电生理线路来实现的。

人体运动系统的所作活动包括一些精巧的动作,都是由大脑作出决定后,通过电生理线路指挥有关运动器官迅速完成的。在日常生活中,经常看到如果人体受到突然的刺激(比如有人在背上触碰一下),被刺激者头会立即向后转动,上部躯体也会立即向远离刺激的方向移动,这些动作几乎在同一时间发生。人体受到刺激,体表的感受器将此信息立即传至大脑有关指挥中枢,有关中枢做出分析,辨明刺激来源的方向,指令颈背部、背部一系列运动器官做何种运动才能将头转向后方,并且指令躯干有关器官做何种运动才能将上部躯体向远离刺激的方向移动,这样一系列的活动过程几乎在同一时间发生,而且准确无误,可以想象信息的往返传导是多么复杂,多么迅速,没有电生理线路的传导是不可想象的,也就是说只有电才能有这样的速度。人体如果没有电生理线路这样一个对于生命活动极为重要的系统,可以说人体的生命活动就难以进行。

其他各大生理系统的生命活动都是电生理线路系统的作用,离开电生理线路系统什么也谈不上,这里就不一一详述。

电生理线路系统还有另外的一个重要的生理功能:人的一切情感活动,都是电生理线路系统的作用。凡是兴奋性的情感活动,都是有关的电生理线路电流量加大,放电量增多;凡是抑制性的情感活动,都是电流量减小,放电量减少。过度的兴奋可引起电流量的过度加大,放电量的过度增多,容易引起对人体的破坏;过度抑制可引起电流中断,造成对机体的损害。愉悦的心情使电生理线路的有关部分电流量和放电量协调和谐,所以大多数人知道愉悦的心情对身体有极大的好处,但是它的生理本质是什么?过去还不知道,现在明白了,它最根本的生理本质是电生理线路系统的作用。

上面是讲情感活动,即喜、怒、忧、思、悲、恐、惊,人体的电生理线路系统,特别是大脑高度的生物集成电路系统,发达到无以复加的程度,就产生了感情,什么是感情?感情是对周围的视、听材料进行综合分析、归纳和整理后所产生的反应,如爱、恨、喜欢、讨厌、鄙视、羡慕、尊重、崇敬等的感情变化,是更高层次的人类思维活动。至今,人类所制造的机器人,可有各种各样的功能,但是它们都没有感情的功能,这是电生理线路的更高层次的生理功能,一般动物的感情活动是有的,但是远远没有人的感情活动这么丰富、这么深刻,因为动物的大脑的生物集成电路,远没有人的高级、复杂、完善。这里需要说明的是,有生命的动物大多数有电生理线路的存在。

第六节　电生理线路系统的病理变化

电生理线路系统既然是一个生理系统,就必然和人类的疾病密切相关,通过对电生理线路系统的研究，发现目前许多不明原因的疾病和所谓的不治之症，它的根本原因是电生理线路系统的线路发生了故障，电生理线路系统的发现将给解决这类疑难不治之症找到根本的出路。反过来，某些疾病又能影响电生理线路的正常功能，所以电生理线路系统的发现，使我们能够找到一些疾病的根本原因，又能够通过检测电生理线路的异常而发现某些疾病。目前临床上应用的心电图、脑电图之类，事实上是通过电生理线路的异常波形来诊断疾病的，只是还不明白这是电生理线路的异常现象，而只是认为某些器官生了某些疾病就会出现某些异常波形。

电生理线路系统的线路既然是电路，就会像普通电路一样经常出现故障，普通电路出现故障会引起电机失灵，电灯熄灭，而电生理线路出现故障就会引起疾病。如果用恰当的方法将电生理线路故障排除，这类疾病就会很快被治愈。

电生理线路系统的线路经常会出现哪些故障呢？一般来说，和普通电路常见的故障差不多，总结如下。

一、短路

短路就是两条线路在中途发生接触，产生不正常放电，在普通电路上发生电火花或导线被燃烧，而在人体内则不会但是会局部温度升高，局部的新陈代谢功能被破坏，组织器官功能遭到破坏，同时由于人体的自我调节功能的作用，为了抵御这种损伤和破坏，会出现细胞的异常增生等，出现种种病理变化，这是为什么呢？首先，因为人体是一个生命体，当生理功能发生异常时，人体就要调动一切积极因素来抵抗这种异常现象；其次是因为前面说过电生理线路是由一个微量元素的金属链所组成，它的单位线路导电量是微小的，它们之间的短路不足以将人体的组织器官烧焦；另外，电生理线路系统线路的微小短路，大多数会被人体的自身的调节功能所排除，而不会引起疾病。

二、断路

断路会引起该线路所辖器官功能的严重减退，并因此引起一连串的并发症。这种断线大多数情况下会在人体的自身调节功能作用下得到恢复，只有在不能恢复时才引起疾病。不过，这种断路要看发生在什么部位和范围，如果在身体一些重要器官，可能引起死亡。

三、电流量的不正常

电流量的不正常减少，流速的不正常减慢，都会引起有关脏器的功能下降，如果被人体自身的调节功能恢复的话，有关脏器的功能也就得到恢复，否则就成为一种顽固的慢性病。电流量的不正常增加和流速的不正常增快，将引起有关脏器的功能亢进，如果得不到自我纠正，就会引起许多严重疾病。

四、系统线路的不正常放电

电生理线路系统线路的不正常放电如果得不到自我纠正，往往引起人精神方面的疾病。如严重的失眠、胡言乱语、废话不休、突然晕厥、癫痫等。

以上是关于电生理线路本身发生故障所引起的各类疾病的叙述，下面再谈谈由于某些疾病引起电生理线路的异常情况。

许多疾病可以引起电生理线路异常,如电流量减弱、电流量增强、断路、异常放电或波形异常。关于流量变化、断路、异常放电等问题,有人在研究经络时,做了很多实验研究,发现经络线路电流量的变化、断路、异常放电现象,只是当时还没有充分了解人体存在一个电生理线路系统,更没有明确经络就是电生理线路系统的主要干线。关于波形异常这一问题现在已被广泛地应用于临床,作为诊察一些疾病的重要手段,如脑电图、心电图等。

本节所论述的问题,对于临床治疗和对一些疑难疾病病因的研究是极为重要的,也是一个十分复杂、庞大的问题。

第七节　造成电生理线路功能异常的常见原因

人体的电生理线路经常发生故障有各种各样的原因,概括地说,有如下几个方面。

一、情绪的影响

因为情绪本身就是大脑生物集成电路的波动所引起,这种波动将直接影响相关的躯体的电生理线路的正常运转,所以关心一些人身体健康的时候,总是嘱咐他不要生气、情绪要稳定,这是很有道理的,因为情绪的波动可以引起电生理线路的各种故障。

二、损伤的影响

因为损伤愈合后,在人体内会长出许多瘢痕、结节、粘连、挛缩、堵塞(血流的堵塞和体液的堵塞),这些病理变化都将影响电生理线路的畅通,而造成电生理线路故障。

三、细菌感染的影响

细菌感染对人体造成的结果同样是损伤,也是我们总结的十一种软组织损伤之一,称为侵害性损伤,这种损伤和前面所说损伤所造成的病理变化是同样的,所以对电生理线路的影响也是同样的。

总之,各种各样的损伤形式都同样影响电生理线路功能的正常运转,而造成电生理线路的各种故障。

四、挤压和牵拉的影响

人体的任何组织器官受到挤压和牵拉,都可能使电生理线路的微量元素链断离或减少。在做循经感传实验时,将经络线路压住,循经感传现象就消失,就是这个缘故。所以挤压和牵拉可以造成电生理线路的各种故障。

五、麻醉的影响

麻醉的本质实际就是阻断电生理线路有关疼痛信息的传导,或是降低人脑生物集成电路的功能,特别是接收疼痛信息的功能,也就是短暂阻断电生理线路。当这种阻断处理不当时,麻醉药失效以后,电生理线路即不能恢复正常,而造成电生理线路故障,如发生某些重要的电生理线路断电,即可引起死亡。经常所说的麻醉意外,在我们针刀医学看来,就是这个缘故。当然,大多数的麻醉药失效后,电生理线路都是能够自我恢复的,引起故障的并不多。

六、有毒药品造成的损伤

有毒药品造成的损伤同样会引起电生理线路的故障。

七、有害食物造成的损伤

有害食物造成的损伤也会引起电生理线路发生故障。

八、环境的污染

环境的污染、有毒气体对人体的损害，也会使电生理线路发生故障。

九、暴饮暴食

暴饮暴食会引起消化系统的电生理线路的故障。

十、过度疲劳

人体代谢的酸性物质不能及时排出，阻断电生理线路的连接；或人体的营养物质消耗太多，得不到及时的补充，使电生理线路的微量元素链失去物质基础，也会造成各种各样的电生理线路的故障。

十一、过度的制动和休息

使人体内的体液循环和血液循环减慢、滞留，使电生理线路失去的大量金属元素得不到补充，或微量元素链被阻断，同样造成各种各样的电生理线路的故障。

可以造成电生理线路故障的因素还有很多，在本书临床部分的具体疾病中再加以具体的论述。总体概括起来，就是以上所说的 11 种。

第八节　人体的电生理线路系统还包括一个微波发射场

在对人体的电生理线路系统进行更深入研究的时候，就不难发现，人体还是一个电磁波发射场，向远距离发射信号，不过它的波长和频率差异是很大的，每个人之间差异也是很大的，一般来说血缘关系较亲近的频率容易相同，另外有很长时间生活关系的人频率容易相同，前者是因为遗传，后者则是因为长期的生活，微波频率容易同化，在其他人当中，波长和频率相同的很少。在日常生活中，会碰到这样的事实，儿子在外面遇到困难，不管距离是几十公里，还是几百公里，或者更远，母亲就有感应，出现心神不宁，或者其他什么预感，夫妻之间也会有这种情况。而这种客观存在的事实，过去往往把它解释成为一种巧合，或者对当事者的感应不予理睬，甚至认为是一种胡说八道。为什么过去会这样对待这种现象呢？我们认为，因为过去根本不知道人体还有一个微波发射场。

提到微波发射场，并不是说人体只有一个像电视塔一样的发射场，而是指以大脑这个巨大的电脑为中心的许多大小不等的微波发射中心。

人体的微波系统不仅有发射信息的功效，而且有接收信息的功效。其实微波系统存在于绝大多数动物体内,不过它们体内存在的微波强度差异很大,有的昆虫、鸟类、鱼类完全靠自身的微波系统来寻找食物,寻找配偶,避开伤害。而人体内的微波系统发射信息的功效,远远高于接收信息的功效,人类的微波系统接收能力极差。

正因为人体内有大小不等的许多个微波发射中心,干扰着对人体电生理线路系统的发现,许多科学家在研究经络时就已经发现有许多个大大小小的电磁场,所以认为经络是电磁驻波叠加所形成的肉眼不可见的三维干涉图,因为这种电磁波的存在,容易掩盖电生理线路系统的客观存在。人体内的这种电磁波对人的生理、病理和情感都有很大关系,了解了人体内有这样的一个微波系统,对于认识许多怪病和奇怪的生理现象是很有帮助的,比如,人在被截肢后,出现的幻肢痛,过去感到莫名其妙,或者认为是大脑的幻觉,现在就可以明白了,这是人体的幻肢痛觉通过微波系统传递到大脑中枢的,人的肢体虽然没有了,但是人体的微波传导系统仍然是存在的。另外如幻听、幻视以及其他的一些幻觉则是微波电路系统出了故障的缘故。

人体的微波系统是相当深奥复杂的,对于它的具体传导方式,对人体生理、病理和情绪的重要而复杂的影响,将会随着时间的推移会被研究得更清楚。

第九节　人体的电生理线路系统对于其他生理系统是原始推动力的认识

人类已经认识到人体有许多生理系统,如神经系统、循环系统、呼吸系统、淋巴系统等,而且这些系统都各有自己特有的生理功能,至于这些系统为什么能发挥自己特有的功能?还不很清楚。现在把隐藏在人体内的一个最难发现(因为不可视)、最难理解(因为最复杂)的一个生理系统揭示出来,这个问题就可以解决了。

哲学上在研究世界本质的特性时,往往遇到一个问题,唯心论和唯物论都承认世界万物是在一个永恒运动着的状态之中,但是,在回答这个永恒运动的第一推动力时,就出现了根本的分歧,唯心论认为第一推动力是神的力量,而唯物论认为运动是世界万物的本性,它的第一推动力也是物质的,而不是精神的,精神则是物质的外在表现。在研究人的生理系统时,深入详尽地了解了已知各个系统的功能,每个系统都为生命活动不停地工作着,但是,是什么力量启动它工作起来的呢?也就是它们的第一推动力是什么呢?现在明白了,它们的第一推动力就是电生理线路系统。没有电生理线路系统的功能,其他系统都将不能工作,它们的任何功能都将不能发挥。

试想,没有电生理线路系统的电传导,神经系统能发挥作用吗?没有电生理线路系统的电传导发出的脉冲电流,心脏能够连续不断地跳动吗?循环系统还能川流不息地流动吗?没有电生理线路系统的电传导,大脑这个最高级的电脑还能思维吗?没有电生理线路系统发出的大脑各种指令性信息,消化系统、呼吸系统、运动系统、淋巴系统等,还能有条不紊地工作并完成自身的生理吗!一定是不能的,所以说人体的电生理线路系统对于其他生理系统具有第一推动力的意义。

除此之外,人体电生理线路系统的发现将解开无数生理、病理、精神和情感的迷雾,这就不需赘述了。

第十节 关于电生理线路系统目前的研究状况

本章所论述的关于电生理线路系统的理论,是一个崭新的理论,也可以说是现代医学没有发现的一个部分,其重要性自不必说。其实这一理论是多年来研究经络的实质的过程中,从同行的大量的实验资料中,从临床上的研究中,运用形象思维和抽象思维两种思维方法加以归纳、演绎,总结出来的,又应用到实践中,加以反复验证,并通观中西医关于生理、病理已知研究结果,通观人体用目前知识无法解释的生理、病理现象,最后才提出这样的理论,这一理论不是无根之木、无源之水,它深深地扎根于现代科学的基础上,出自中医、西医两大医学体系的源头。

实践是检验真理的唯一标准,针刀医学关于电生理线路系统的理论,也应该经得起实践和时间的检验。一个新的理论建立直到被社会所公认,从历史上看都要经过一定的时间,关于人体电生理线路系统的理论也不会例外,希望这样的时间不要太长,使世界上绝大多数人尽早得到这种理论所带来的益处。

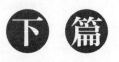

下 篇

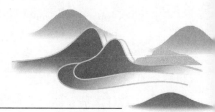

临床指导篇

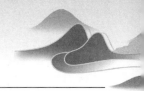

第十一章

针刀操作的基本功

第一节　针刀进针的四步规程

针刀进针分 4 个规程。

1. **定点**　在确定病变部位和充分了解该处的解剖结构后,在进针部位用甲紫(俗称紫药水)做一记号,局部碘酒消毒后再用酒精脱碘,覆盖上无菌小洞巾。

2. **定向**　使刀口线和大血管、神经及肌肉纤维走向平行,将刀口压在进针点上。

3. **加压分离**　在完成第 2 步后,右手拇、示指捏住针柄,其余 3 指托住针体,稍加压力但不刺破皮肤,使进针点处形成一个长形凹陷,刀口线和重要血管、神经以及肌肉纤维走向平行。这样,神经、血管就会被分离在刀刃两侧。

4. **刺入**　当继续加压,感到一种坚硬感时,说明刀口下皮肤已被推挤到接近骨面,稍一加压,即穿过皮肤。此时进针点处凹陷基本消失,神经、血管随即膨起在针体两侧,此时可根据需要施行的手术方法进行治疗。

所谓四步规程,就是针刀手术在刺入时,必须遵循的四个步骤。一步也不能省略,而且每一步都有丰富的内容。定点就是定进针点,定点的正确与否,直接关系到治疗效果。定点是基于对病因病理的精确诊断,对进针部位解剖结构立体、微观的掌握。定向是在精确掌握进针部位的解剖结构前提下,采取何种手术入路能够确保安全进行,有效地避开神经、血管和重要脏器,又能确保手术成功。加压分离是在浅层部位有效避开神经、血管的一种方法,在这里面还包括许多技巧(在具体施术的章节再详述)。在前三步的基础上,才能开始第四步的刺入。刺入时,以右手拇、示指捏住针刀柄,其余三指作支撑,压在进针点附近的皮肤上,防止刀锋刺入皮肤后,超过深度而损伤深部重要神经、血管和脏器,或者深度超过病灶,损伤健康组织。

第二节　针刀手术的针感

因为针刀是一种闭合性手术,在手术操作时,为了安全、准确地进行手术,除了掌握手术方法之外,掌握手术的针感对手术的准确性和安全性是也极为重要的。

按四步规程进针刀之后,病变在浅表部位,深度已可达到,若病变在较深部位,或肌肉肥厚处进针后,深度还达不到,还要继续向深部刺入。此时要摸索进针,以针感来判断。刀口所碰到的组织,若在组织间隙,患者可诉没有任何感觉;若碰到血管,刺到正常肌肉,患者可诉疼痛;碰到神经,患者诉麻木、触电感时,应及时轻提刀锋,稍移动刀锋 1~2mm,继续进针,直到到达所需深度为止,也就是到达病变部位再施行针刀各种手术进行治疗;到达病变部位,患者诉有酸胀感,没有疼痛或麻木、触电感。在治疗过程中,如果遇有疼痛或麻木触电感时,还应立即转换刀口方向。

也就是说,酸、胀感是针刀的正常针感。疼痛、麻木、触电感都是异常感觉。如遇异常感觉时,不能进针,更不能进行手术。没有感觉说明针刀在组织间隙,没有到达病变部位,一般也不要进行松解、剥离、切开等手术。但有不少病变组织变性严重,已失去知觉,在进针和手术时都没有感觉。

第三节 针刀手术的手感

针刀的针感是针刀刺入人体后患者的感觉,针刀的手感是针刀刺入人体后医生自己手下的感觉,此种感觉对进行正确判断针刀所到达的部位和组织是极为重要的。如果针刀刺在肌肉上,就有一种柔软的感觉;如果针刀刺在筋膜和神经上,就有一种柔韧的感觉;如果针刀刺在病变的结节上,就有一种硬而柔的感觉;如果针刀刺在血管上,就有一种先是阻力较大然后阻力又突然消失的感觉;如果针刀刺在组织间隙,就有一种毫无阻力空虚的感觉;如果针刀刺在骨头上,就有一种坚硬的感觉。依据于这些不同的手感来判断针刀所到达部位的组织结构,同时根据层次解剖和针刀所到达部位的手感来判断针刀是否到达需要治疗的部位。

针刀之所以能够进行闭合性手术,除了依据于精确的诊断、明确的病变部位、微观解剖学、立体解剖学、动态解剖学、体表定位学之外,还依据于进针时患者的针感和医生的手感来确保针刀闭合性手术的安全进行。

肌肉	筋膜和神经	病变的组织	血管	骨面	组织间隙
柔软	柔韧	硬	先是阻力较大然后阻力又消失	坚硬	毫无阻力空虚

第四节 针刀治疗的局部麻醉药物的使用

1. 原则是针刀治疗时能不用麻醉药就尽量不用。有些患者也赞成,针刀型号选用、入针速度、寻找病变的准确性与治疗量的控制,这些因素如果都做得很好,疼痛是比较轻微的。

2. 在针刀治疗中,患者对针刀的痛感是脊椎附近的痛感较弱,颈椎部位及头部的痛感最弱,这些部位不需要打麻醉药,患者大多能耐受。关节部位、手、脚等疼痛较敏感部位可打麻醉药。

3. 个别病灶瘢痕、挛缩较严重,需要做较彻底的针刀治疗的,可以打麻醉药,有利于充分、彻底的针刀治疗。

4. 颈部、头部、脸部靠近神经中枢的部位,不宜打麻醉药,以免发生意外。

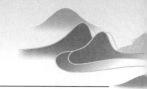

第十二章

针刀操作纲领

第一节 概　述

　　针刀医学是中西医结合的产物,针刀的疗效中有针灸的作用,又有微创手术的作用。国家有相关规定,针刀手术属于三类手术。充分说明针刀手术是中医外治疗法一种,所以有其专业的技术要求——针刀操作的手术技法,操作规程。在各种手术类别中,由于用途的不同,手术刀具有多种分类,因此各种刀具的操作使用方法也各不相同。

　　针刀是微型手术器械,是实施闭合性手术治疗的特殊工具。针刀的形态有其独特之处,因此,对其手术技法有特殊要求。所以,掌握好手术技法是实施治疗的前提,同时也是针刀医学临床规划操作所必需的。针刀的手术技法一般包括:持刀法、进刀法、出刀法、调刀法、运刀法、控刀法等几种方法。

第二节 进　刀　法

　　需要强调的是,针刀要直达病变组织。两点间的直线距离最短,针刀进入组织是直线,故为捷径。这样,针刀所通过的正常组织最少,对正常组织的损害也最小。因此,绝大部分针刀治疗应争取直线进针,即直刺。只有在病变组织的投影部位用针刀治疗属于相对较危险之处,此投影部位又没有体表骨性标志的情况下,才要取在附近的骨性标志斜刺进针。

第三节 出　刀　法

　　出刀本不费时间,拔出一支针刀用不了一秒钟,况且也无痛,所以没有快速拔出针刀的必要。

　　出针刀过快有以下弊端。

　　1. 产生血肿,或出血过多。这是因为出针过快可使局部骤然产生过高负压,从而容易吸破或撕裂毛细血管或静脉,造成出血过多或者血肿。

　　2. 刀体的方向不能与拔刀的方向有折角,因为这样容易造成针体折断。此时,在拔刀的方向若有折角,加上速度较快,则会瞬间产生过大的剪切力,使刀体折断。

第四节　控针刀技法

一、一快三慢

1. 一快　破皮快,微痛进针刀法。强调针刀破皮肤速度要快,因为皮肤有丰富的神经感受器,破皮速度快能明显减轻进针刀时的疼痛感,如果控制在 0.5s 内入皮,患者的疼痛感觉则不明显,类似蚊子叮咬一样。

2. 一慢　推进慢,安全进针法。针刀从皮下刺入病变组织要慢,要匀速前进。因皮下组织痛感小,进针慢不仅不会使疼痛感加重,而且能形成压力与预警机制,挤压皮下的神经、血管到刀刃的周围,而不是在刀刃下,因此慢推进能明显增加安全系数。

3. 二慢　松解慢,安全松解法。在病变部位进行切割、剥离等均宜慢。因为病变组织往往有粘连,神经、血管往往和病变组织粘连在一起,松解慢给神经和血管"逃逸"留出足够的时间。

4. 三慢　出针慢,安全出针法。因为出针过快可使局部骤然形成过高负压,从而容易吸破毛细血管或静脉,造成出血过多或者血肿。同时,出针慢不容易使针体折断。

二、入皮后匀速推进

针刀破皮后宜匀速推进,遇阻力、硬结,患者诉有酸胀感,即进行疏通或切割等松解法,并反复提插几次,直至针刀下有软、空等的感觉为止。

在临床中,笔者认为在铲剥切割过程中,针刀只需温柔有节奏的松解,不宜作快速的、大幅度的提插,否则会对正常组织造成不必要的损伤。更重要的是,大幅度的快速提插,不能很好地细腻地感觉针刀下的组织,容易刺伤神经、血管、器官等,同时还会使局部骤然形成负压,吸破毛细血管或静脉,从而造成血肿。

三、骨面骨缘运行刀锋的重要性

不管在哪个部位取点,不管从哪个方向进针刀,都是对着骨面进针刀。除非病变部位不在骨面,刀锋无须抵达骨面;大部分刀锋都是要先抵达骨面,然后根据诊断及局部组织损伤情况运行刀锋。

笔者常用的方法是:如在骨缘的粘连,刀锋从中间部分的骨面或相距骨缘一定距离的骨面滑行到骨缘进行剥离、切割等。这样能较有效地避免伤及神经、血管。

研究证明:疼痛明显者,其病变多在骨膜,骨面上附着的肌腱、韧带等。所以,对疼痛明显者要尽量在骨面上运行刀锋。

四、针刀的入针技巧

在临床针刀实践中,笔者在针刀操作时,一般采取右手持针刀,左手示指、拇指分别固定针刀点,示指、拇指下压并形成相反的力,将治疗点的皮肤尽量拉伸,这样有几个好处:①防止体位变动而使甲紫标识的针刀点位移,位移后增加危险性,不能准确地扎入病变部位;②病变组织、生长瘢痕的韧带等,如果不用左手固定住,针刀插入后碰上条索状病变组织,很容易在针刀下滑走,从而造成治疗不到位或不准确;③左手指压在皮肤上,如经验丰富,许多情况下可能摸到病变组织的骨性组织,从而提高安全性,也使治疗更彻底;④充分发挥左手五指的作用,用手指的上、下沿、指尖的边缘,抵住针刀治疗点处的骨性标志,尽量把局部的骨性标志的轮廓勾勒出来。这样是在骨面上扎针刀,是很安全的;⑤拉伸皮肤是为了降低患者疼觉神经敏感性。

五、如何炼成高超的控刀技术

控刀技术是最重要的,也是最难掌握好的。我们认为可从以下方面进行练习。

1. 先练习掌指关节的力量,可以用针刀,或针灸针扎普通纸张。笔者设计了一个小小的标准,大家可以对照练习。男性一次发力可以刺透 25 页普通纸张;女性一次发力可以刺透 1 个硬烟盒,相当于 15 页普通纸张,记住是掌指关节的力量。

2. 动物的组织器官上反复练习(如猪蹄),反复细致地体会控刀技术中的突破感,组织分层,各种组织的刀下感觉,如韧带、肌肉、脂肪、骨膜等组织。

我们的经验是,动物的组织器官比人体的组织器官要嫩许多,临床实践中要把握好其中的对比度。达到准确入针,掌握针刀的角度、深度和力度完全受操作者控制。

3. 持针刀,控运针刀,好比用毛笔悬空写书法。首先要气沉丹田,然后把丹田之气运到右肩,转换成千钧之力,并把千钧之力传至前臂,再传至五个手指,把五个手指的力集中到针刀柄、针刀杆与针刀刃上。做到既能切病变组织,但千钧之力又完全在手指的掌控之中。既能进退自如,能轻巧地推进针刀,又能掌控住针刀,能随时瞬间刹住针刀。

第五节　闭合性手术的手术方法

针刀在临床上的应用操作方法较为复杂,经不断实践,总结针刀运行思路及 23 种手术操作方法。

1. 纵行疏通剥离法　粘连、瘢痕发生于肌腱韧带附着点时,将针刀刀口线和肌肉、韧带走行方向平行刺入患处,当刀口接触骨面时,按刀口线方向疏剥,按附着点的宽窄分几条线疏剥,不可横行剥离(图 12-1)。

2. 横行剥离法　当肌肉与韧带和骨发生粘连时,将针刀刀口线和肌肉或韧带走行方向平行刺入患处,当刀口接触骨面时,作和肌肉或韧带走行方向垂直铲剥,将肌肉或韧带从骨面上铲起,当觉得针下有松动感时即出针(图 12-2)。

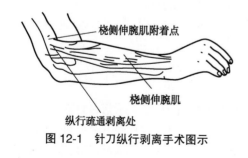

图 12-1　针刀纵行剥离手术图示

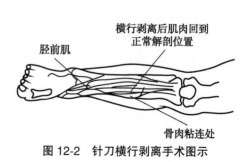

图 12-2　针刀横行剥离手术图示

3. **切开剥离法** 当几种软组织,如肌肉与韧带,韧带与韧带互相结疤、粘连时,将刀口线和肌肉或韧带走行方向平行刺入患处,将互相间的粘连或瘢痕切开(图 12-3)。

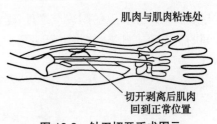

图 12-3 针刀切开手术图示

4. **铲磨削平法** 当骨刺长于关节边缘或骨干并且骨刺较大时,将刀口线和骨刺竖轴线垂直,使针刀刺入当刀口接触骨刺后,沿骨刺尖部或锐边削去磨平(图 12-4)。

5. **瘢痕刮除法** 瘢痕如在腱鞘壁或肌肉的附着点处和肌腹处时,可用针刀将其刮除。先沿软组织的纵轴切开数条口,然后在切开处反复横行疏剥 2 次或 3 次,还可以转换刀口线 90°,呈垂直与瘢痕。反复纵行摆动 2 次或 3 次,刀下有柔韧感时,说明瘢痕已碎,出针(图 12-5)。

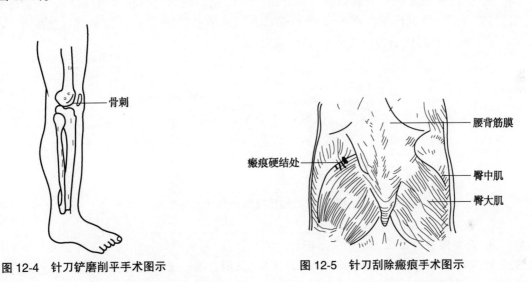

图 12-4 针刀铲磨削平手术图示

图 12-5 针刀刮除瘢痕手术图示

6. **骨痂凿开法** 当骨干骨折畸形愈合影响功能时,可用针刀穿凿数孔,将其手法折断再行复位。较小骨痂,可将针刀刀口线和患骨纵轴垂直刺入骨痂,在骨折间隙或两骨间隙穿凿二三针即可分离。较大骨痂用同法穿凿七八针后,再行手法折断,并且不会在手法折断时再将好骨折断,只会在骨痂需要折断的位置折断(图 12-6)。

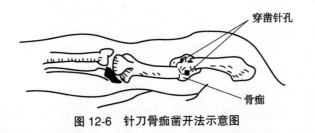

图 12-6 针刀骨痂凿开法示意图

7. **通透剥离法** 当某处有范围较大的粘连、板结,无法进行逐点剥离时,在板结处可取数点进针(进针点选在肌肉和肌肉或肌肉和其他软组织相邻的间隙处),当针接触骨面时,除松解软组织在骨上的附着点之外,还将软组织从骨面上全部铲起,并尽可能将软组织互相之间的粘连疏剥开来,并将瘢痕切开,因Ⅰ型针刀针体较小,是容易达到此要求的(图12-7)。

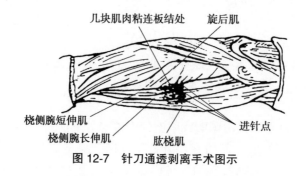

图 12-7　针刀通透剥离手术图示

8. **切割肌纤维法**　当某处因为部分肌肉纤维痉挛或挛缩引起顽固性疼痛、功能障碍时,将刀口线和肌纤维垂直刺入,切断少量痉挛或挛缩的肌纤维,往往使症状立刻缓解。此法可广泛用于四肢腰背部疾病的治疗中(图12-8)。

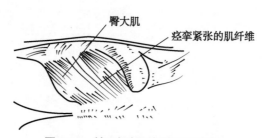

图 12-8　针刀切割肌纤维法示意图

9. **关节内骨折复位法**　当关节内发生骨折,骨折片脱离骨折线或者游离于关节周围和关节腔内时,用Ⅰ型针刀经皮刺达骨折片的背面,用骨锤轻敲针刀柄顶端,使刀锋进入骨折片,这时针刀和骨折片就连在一起,并且比较稳定,此时术者持针刀可将骨折片任意移动,将骨折片准确地对到骨折线上(在X线下观察),达到解剖对位时,用骨锤轻敲针柄顶端,让刀锋穿过骨折线,将骨折片固定于断端,另外按照进针的常规经皮再打入一根Ⅰ型针刀,并穿过骨折线,使之与以上针刀相交叉,这样骨折片就被牢固地固定于断端,然后用无菌纱布块将针孔处针刀包扎紧,用胶布固定(图12-9)。

10. **血管疏通法**　此法适用于各种因血管阻塞造成的疾病。用Ⅻ型旋转刃针刀,将旋刃收紧在刀槽内,在被阻塞的血管上游(血流向阻塞的血管流来的部位)刺入血管,然后转向被阻塞的部位,将旋刃张开,使之紧贴血管内壁,轻轻地使旋刃旋转,并将针体沿血管内向前推进,直至阻塞被疏通为止,然后将旋刃收紧在刀槽内,拔出针刀,压迫针孔 3~5min,用无菌纱布覆盖,胶布包扎(图12-10)。

11. **划痕切开法**　此法用于眼角膜和其他黏膜表面的治疗。选好黏膜需要切开的部位,确定方向、长短,用Ⅺ型芒针刀,在所确定的部位上划一条线,然后用手法将黏膜的内容物向划线部位推顶、挤压,黏膜就会被切开而不会损伤健康组织(图12-11)。

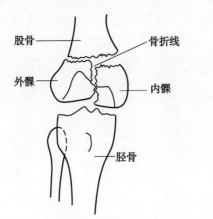

A. 股骨髁骨折针刀术前

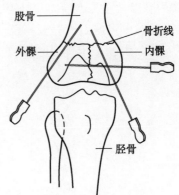

B. 股骨髁骨折针刀术后

图 12-9 针刀关节内骨折复位法示意图

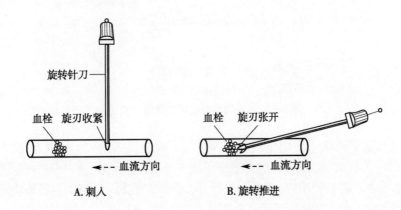

A. 刺入

B. 旋转推进

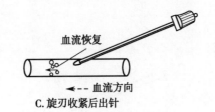

C. 旋刃收紧后出针

图 12-10 针刀血管疏通法示意图

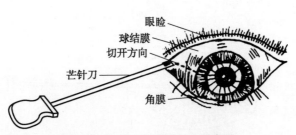

图 12-11 针刀划痕切开法示意图

12. 剪断松解剥离法　此法适用于体内一些紧张肌纤维和紧张筋膜的剪断、松解治疗及体内小瘤体的剥离。用X型剪刀刃针刀,将剪刀刃收紧闭合,经皮刺入人体,刀锋到达需剪断或剥离的部位,再将剪刀刃轻轻张开,慢慢剪断需要剪断的组织,直至达到治疗目的。最后将剪刀刃收紧、闭合,拔出针刀,无菌纱布覆盖针孔,胶布包扎(图12-12)。

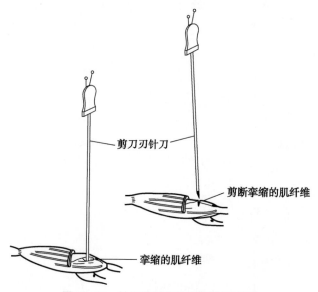

剪刀刃针刀

剪断挛缩的肌纤维

挛缩的肌纤维

图 12-12　针刀剪断松解剥离法示意图

13. 平面松解剥离法　适用于两个相邻组织平面分离的治疗。用Ⅸ型鸟嘴刃针刀,刺入浅层平面组织的深面,令刀刃和病变组织平面平行,摆动针柄,使刀刃在浅层平面组织的深面运动,也可将刀面旋转180°和平面平行,使刀刃在平面浅层组织的深面向相反方向运动,直至两个相邻平面组织的病变部位全面分离为止(图12-13)。

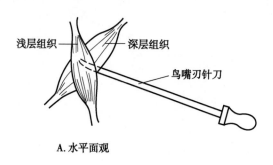

浅层组织　深层组织

鸟嘴刃针刀

A. 水平面观

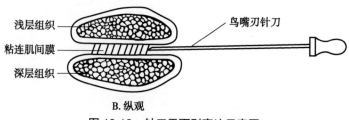

浅层组织

粘连肌间膜

深层组织

鸟嘴刃针刀

B. 纵观

图 12-13　针刀平面剥离法示意图

14. 注射松解剥离法　适用于较大面积需要松解治疗的疾病。用Ⅷ型注射针刀刺入需治疗的部位进行小面积松解剥离,然后接上备有 30~50mL 生理盐水的注射器,用注射器将生理盐水加压注入病变部位后,拔出针刀,用无菌纱布覆盖针孔。此时治疗部位有一个球形的隆起,立即用手法按揉之,利用液体的高压状态使病变部位得到充分的松解(图 12-14)。另外,此法也可用于针刀松解后局部有关症状需要注射少量药物者。

15. 切痕松解法　适用于较大病变组织不需要切断松解治疗的疾病。用Ⅶ型剑锋针刀经皮刺达病变组织后,在病变组织上切开数点,即可拔出针刀。或体表皮肤挛缩紧张时,用Ⅶ型剑锋针刀在紧张的皮肤上横行切开数点即可(图 12-15)。

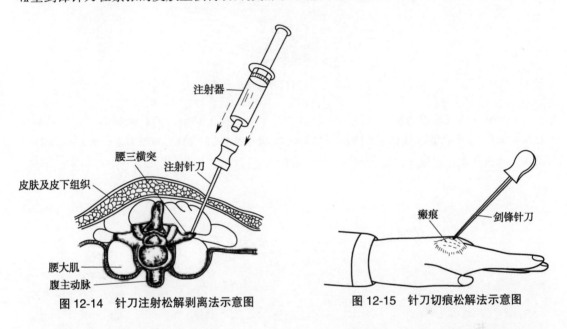

图 12-14　针刀注射松解剥离法示意图　　　　图 12-15　针刀切痕松解法示意图

16. 周围松解剥离法　适用于条索状细小组织病变而又不能将其全部切断时的治疗。用Ⅵ型凹刃针刀经皮刺达病变组织后,刀口线和病变组织垂直切开,但不可将病变组织完全切断,这样的治疗结果就是将条索状病变的细小组织周围切开,而中心部位仍然保留完好(图 12-16)。

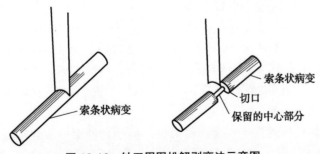

图 12-16　针刀周围松解剥离法示意图

17. 打孔疏通法　适用于人体内局部组织严重缺血、微循环障碍造成的疾病。用Ⅴ型圆刃针刀,经皮刺入达病变部位,让刀口线尽量和纤维组织平行,在不同部位垂直刺入病变组织几针或十几针,每一针都沿纤维方向小幅度平行摆动(图 12-17)。

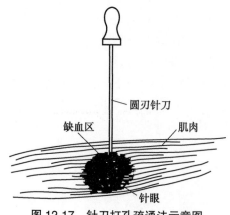

图 12-17　针刀打孔疏通法示意图

18. 电生理线路接通法　适用于因电生理线路紊乱或短路引起的各种疾病。用XI型芒针刀两支从病变的电生理线路的两端经皮刺入,让两支芒针刀的刀刃反复接触(务必使两针刀在同一条直线上),一般选择 2 条或 3 条这样的直线进行上述操作,操作完毕出针(图 12-18)。

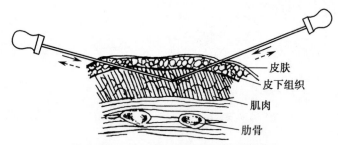

图 12-18　针刀电生理线路接通法示意图

19. 点弹神经法　适用于某一神经控制区域的大面积病变和长距离病变以及一些内脏病的治疗。用圆刃针刀在某一神经上使刀口线和神经的纵轴平行刺入,直达神经表面,然后调转刀口线,使之和此神经纵轴呈 90°,用刀刃在神经上频频点弹,但不可损伤神经,此时患者会有电流沿神经流动的感觉(图 12-19)。

20. 病变组织摘除法　适用于人体内部部分瘤体和其他病变组织的摘除。用探针式针刀探明病变组织(包括瘤体)所在部位后,用探头(圆锥形但尖端圆而钝)经皮刺入或进入需切割部位的平面,当探头穿过病变组织后,探针式针刀的侧方刀口则全部进入病变组织,此时将探针式针刀拉锯式往返抽动,轻轻沿切割平面切开病变组织,然后将针刀旋转 180°,同样方法将病变组织的另一侧切开,使之脱离人体(图 12-20)。

21. 病变组织体外切除法　在弯形针刀的针柄小孔处穿一长的丝线,用弯形针刀经皮或人体的管腔(如口腔、鼻腔、耳道、肛门、阴道、尿道)刺入病变组织后,通过弯型针刀将丝线的另一端带出,将病变组织结扎,拉出体外,切除(图 12-21)。

22. 减弱电流量法　当电生理线路的电流量过强时,针刀刺入电生理线路上一点或数点(此点多数是在针灸穴位上),使刀刃和电生理线路垂直,快速、有力地摆动刀刃数次或切

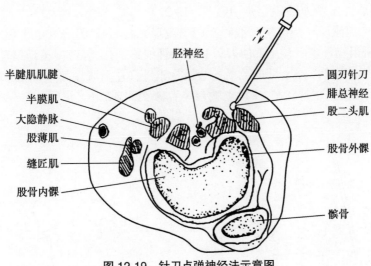

图 12-19 针刀点弹神经法示意图

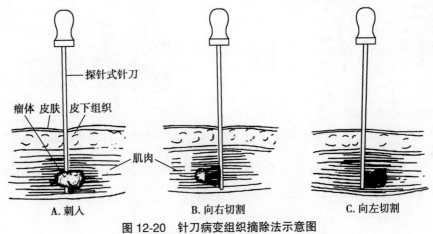

图 12-20 针刀病变组织摘除法示意图

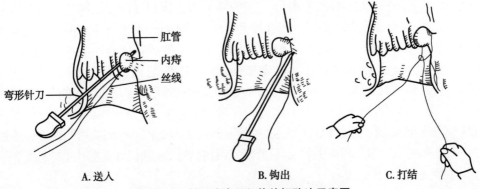

图 12-21 针刀病变组织体外切除法示意图

割数十次即可出针(此是将电生理线路上部分金属元素链铰断),电生理线路上电流就会减弱而恢复到正常状态,疾病也就会被治愈(图12-22)。

23. 增强电流量法　当电生理线路上的电流量减弱时,针刀刺入电生理线路上一点或数点(此点也可以在针灸穴位上),使刀刃和电生理线路平行,轻轻慢慢地摆动刀刃,数次即可出针(此是将电生理线路上部分离断的金属元素链又重新联接起来),电生理线路上电流量就会增强,而恢复到正常状态,疾病也就会被治愈(图12-23)。

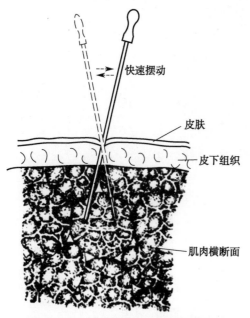

图 12-22　针刀减弱电流量法示意图

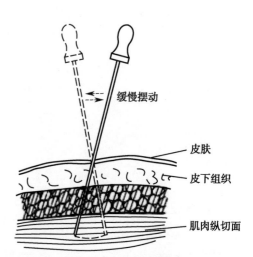

图 12-23　针刀增强电流量法示意图

以上23种方法,是目前针刀医学在临床上常用的操作方法。相信随着时间的推移,针刀治疗的领域不断扩大,将会出现更多的新的操作方法。

第六节　闭合性手术的器械

要将开放性手术变为闭合性手术,除了要有本章以上所叙述的理论和技术的突破之外,还需要有适应于闭合性手术的器械。闭合性手术的器械不同于开放性手术的器械,常说的手术刀,是开放型手术的器械,不能用于闭合性手术。因此,要进行闭合性手术,就必须研制出一种新的适合于闭合性手术的器械,这种器械被命名为针刀,它的表面含义是像针一样的刀,它的定义是:凡是进入人体时是针的功用,在人体内进行治疗时是刀的功用的各种治疗器械都叫针刀。由于闭合性手术的广泛开展,适应于各种治疗要求的不同模式的针刀很多,现就已获得国家专利的系列针刀,14种模型,共39种不同尺寸的有各种不同功用的针刀分述如下。

1. Ⅰ型齐平口针刀　根据其尺寸不同分为四种型号,分别记作Ⅰ型1号、Ⅰ型2号、Ⅰ型3号、Ⅰ型4号,如图12-24。

Ⅰ型针刀的适用范围和功用:适应于治疗各种软组织损伤和骨关节损伤,接通电生理线路,以及其他杂病的治疗。

2. **Ⅱ型截骨针刀（小号）**　Ⅱ型针刀的适用范围和功用:适用于较小骨折畸形愈合凿开折骨术和较小关节融合剥开术（图 12-25）。

图 12-24　Ⅰ型齐平口针刀示意图　　　　图 12-25　Ⅱ型截骨针刀（小号）示意图

3. **Ⅲ型截骨针刀（大号）**　Ⅲ型针刀的适用范围和功用:适用于较大骨折畸形愈合凿开折骨术和较大关节融合剥开术（图 12-26）。

4. **Ⅳ型斜口针刀**　根据其尺寸不同分为三种型号,分别记作Ⅳ型 1 号、Ⅳ型 2 号、Ⅳ型 3 号。

Ⅳ型针刀的适用范围和功用:用于筋膜、骨膜、皮肤划开术,根据其施术部位的深浅层次不同而选长短不同的型号（图 12-27）。

图 12-26　Ⅲ型截骨针刀（大号）示意图　　图 12-27　Ⅳ型斜口针刀示意图

5. **Ⅴ型圆刃针刀**　根据其尺寸不同分为三种型号,分别记作Ⅴ型 1 号、Ⅴ型 2 号、Ⅴ型 3 号。

Ⅴ型圆刃针刀的适用范围和功用:适用于神经点弹、剥离骨膜、筋膜及其他坏死组织（图 12-28）。

6. **Ⅵ型凹刃针刀**　根据其尺寸不同分为三种型号,分别记作Ⅵ型 1 号、Ⅵ型 2 号、Ⅵ型 3 号。

Ⅵ型凹刃针刀的适用范围和功用:适用于切开细小神经周围挛缩筋膜（图 12-29）。

图 12-28　Ⅴ型圆刃针刀示意图　　　　图 12-29　Ⅵ型凹刃针刀示意图

7. **Ⅶ型剑锋针刀**　根据其尺寸不同分为三种型号,分别记作Ⅶ型 1 号、Ⅶ型 2 号、Ⅶ型 3 号。

Ⅶ型剑锋针刀的适用范围和功用:适用于肌肉、筋膜、腱鞘点状切痕松解术（图 12-30）。

8. **Ⅷ型注射针刀**　根据其尺寸不同分为三种型号,分别记作Ⅷ型 1 号、Ⅷ型 2 号、Ⅷ型 3 号。

Ⅷ型注射针刀的适用范围和功用:适用于较大面积需要松解治疗的疾病和某些针刀手术时的局部药物注射（图 12-31）。

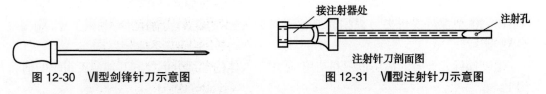

图 12-30　Ⅶ型剑锋针刀示意图　　　　图 12-31　Ⅷ型注射针刀示意图

9. **Ⅸ型鸟嘴刃针刀**　根据其尺寸不同分为三种型号,分别记作Ⅸ型 1 号、Ⅸ型 2 号、Ⅸ

型 3 号。

Ⅸ型鸟嘴刃针刀的适用范围和功用：适用于两个相邻组织平面分离的治疗或体内囊状病灶的切开（图 12-32）。

10. Ⅹ型剪刀刃针刀　根据其尺寸不同分为三种型号，分别记作Ⅹ型 1 号、Ⅹ型 2 号、Ⅹ型 3 号。

Ⅹ型剪刀刃针刀的适用范围和功用：适用于体内一些紧张肌纤维和紧张筋膜的剪断松解治疗及体内小瘤体的剥离（图 12-33）。

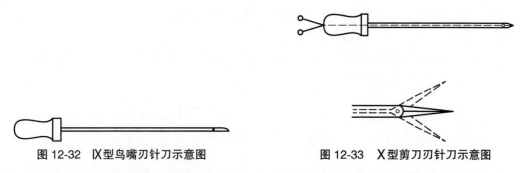

图 12-32　Ⅸ型鸟嘴刃针刀示意图　　　　图 12-33　Ⅹ型剪刀刃针刀示意图

11. Ⅺ型芒针刀　根据其尺寸不同分为三种型号，分别记作Ⅺ型 1 号、Ⅺ型 2 号、Ⅺ型 3 号。

Ⅺ型芒针刀的适用范围和功用：适用于眼角膜和其他黏膜表面的治疗和因电生理线路紊乱或短路引起的各种疾病（图 12-34）。

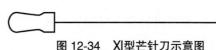

图 12-34　Ⅺ型芒针刀示意图

12. Ⅻ型旋转刃针刀　根据其尺寸不同分为三种型号，分别记作Ⅻ型 1 号、Ⅻ型 2 号、Ⅻ型 3 号。

Ⅻ型旋转刃针刀的适用范围和功用：适用于各种因血管阻塞造成的疾病及其他微小管道型器官阻塞造成的疾病（图 12-35）。

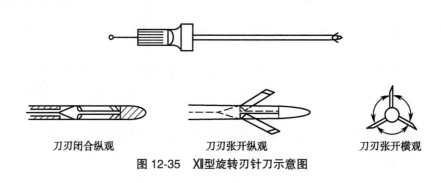

刀刃闭合纵观　　　　刀刃张开纵观　　　　刀刃张开横观

图 12-35　Ⅻ型旋转刃针刀示意图

13. ⅩⅢ型探针式针刀　根据其尺寸不同分为三种型号，分别记作ⅩⅢ型 1 号、ⅩⅢ型 2 号、ⅩⅢ型 3 号。

ⅩⅢ型探针式针刀的适用范围和功用：适用于人体内部部分瘤体和其他病变组织的摘除（图 12-36）。

14. ⅩⅣ型弯形针刀　根据其尺寸不同分为三种型号，分别记作ⅩⅣ型 1 号、ⅩⅣ型 2 号、

XIV 型 3 号。

XIV 型探针式针刀的适用范围和功用：适用于人体内部瘤体和其他病变组织需要拉出体外摘除的治疗（图 12-37）。

图 12-36　XIII型探针式针刀示意图　　　　　图 12-37　XIV型弯形针刀示意图

第七节　针刀术前护理

针刀手术前 1~3d，应按照以下 10 点护理。

1. 了解病情，严格掌握适应证。针刀手术和其他手术一样，有其严格的适应证与禁忌证。因此，做好手术前辅助检查是选择适应证的必要手段，如常规化验血、尿、便常规，肝、肾、心脏功能检查，如有严重的器质性心脏病或全身感染性疾病，应为手术的禁忌证。拍摄 X 光片是必不可少的检查手段，必要时做 CT 或核磁共振检查，为手术提供定位学诊断依据。认真、细致做好手术前检查，严格掌握适应证，是提高手术成功率的关键。注意有无发热、上呼吸道感染、皮肤化脓灶、女患者月经来潮等。如有异常，应更改手术日期。

2. 做好解释工作，消除患者及家属对麻醉和手术的疑虑、不安与害怕，树立信心，取得配合。特别是对于初次接受针刀手术的患者，他们对针刀手术还不甚了解，总想问个明白，因此，护士应耐心细致地向患者介绍针刀手术的规则及注意事项，并安慰患者，消除其恐惧心理，以最佳的心理状态接受治疗。

3. 询问药物过敏史，术前可以做青霉素、链霉素、普鲁卡因皮肤试验，并观察记录结果。过敏者通知医生更换药物，并要有醒目的过敏标记。

4. 训练床上大、小便，某些腰椎病如腰椎骨质增生、腰椎滑脱、腰椎间盘突出，术后需要绝对卧床休息，对这类患者应术前训练床上大小便，以防术后不习惯而导致便秘或尿潴留。

5. 协助患者做好卫生处置工作（沐浴、更衣、理发、剪指／趾甲），并根据手术部位准备皮肤。骨科手术应每日清洁、消毒局部并用无菌巾包扎。

6. 测体温、脉搏、呼吸与血糖。

7. 术前晚酌情给镇静药，保证充足的睡眠时间。

8. 根据不同疾病需要留置胃管或导尿管并妥善固定。骨科手术再次局部皮肤用无菌巾包扎。

9. 去手术室前，将贵重物品交护士长或家属保管，全身麻醉者取下义齿，协助女患者梳头，取下发卡，嘱患者排尿。

10. 做好术前皮肤准备，护士应根据手术部位做好皮肤准备，如颈椎病针刀术备皮范围上至枕骨粗隆，下至第 2 胸椎，左右分别至耳根部，凡针刀达关节腔或骨髓腔的手术，如股骨头坏死、骨性关节炎，应按骨科手术要求，常规备皮 3d，防止手术感染。

第八节　针刀术中配合与护理

针刀手术因较开放性手术简单，故无须设专门手术室护士，一般病房护士均应掌握。

1. 患者进入手术室后根据手术部位摆好体位,如需做牵引时,协助医生做颈或腰椎牵引,充分暴露手术野,并用紫药水棉棒定进针点。

2. 手术野常规皮肤消毒,铺无菌洞巾。

3. 根据手术要求,递送给术者相应的小针刀。

4. 手术完毕以创可贴或无菌纱布覆盖伤口,并稍加按压片刻,防止出血。

5. 协助医生做手法整复,然后固定。

6. 整个手术过程中,应密切观察患者的病情变化,经常询问针感,观察面色。如患者出现面色苍白、出冷汗、脉搏增快、头晕、恶心,应立即停止手术,取平卧位或头低脚高位,必要时给予氧气吸入。

7. 针刀手术虽为闭合性手术,但也应严格遵守无菌操作规程,以防感染。

第九节　针刀术后护理

1. 术后要保持伤口清洁干燥,避免水和汗渍浸湿伤口,观察伤口有无渗血或皮下血肿,如有应加压包扎,创可贴或敷料如有脱落应及时更换,并经常察看贴胶布处有无皮肤过敏现象。对肢体手术应抬高患肢,并观察肢体血运情况。

2. 体位应视病情而定,颈椎病术后,用适宜的围领固定7~15d,去枕平卧、头部保持中立位,避免作前、后、左、右旋转运动,腰椎间盘病术后卧硬板床3~6周(根据医嘱),翻身时采用轴心整体翻身法,保持脊柱挺直,不得扭曲防止脊柱滑脱。对术后需要牵引的患者,要及时给予行之有效的牵引。

3. 做好基础护理,卧床的患者应鼓励其定时深呼吸,并定时为患者按摩骨突受压部位,做好床头交接班,减少并发症的发生。部分患者做完手术后不愿做床上牵引,此时护士应耐心做好患者的思想工作,向患者讲明,牵引也是治疗的一个重要环节,使其克服急躁情绪,配合治疗。

4. 密切观察病情变化。术后应观察手术治疗效果,打石膏或托板固定者,要观察四肢末梢血液运行情况。腰椎术后患者有并发腹胀和尿潴留的,应随时观察,及时给予对症处理。骨科患者有石膏固定者,按石膏护理常规进行护理,并注意观察肢体的温度、颜色、感觉、活动及脉搏搏动情况。

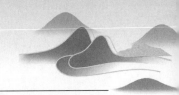

第十三章

关于针刀医学工具的思考及操作技法的认识

1. 针刀医学对疾病的认识　粘连、瘢痕、挛缩、堵塞等病理改变,力的动态平衡失调是疾病的根本原因。而要解决这些病理改变,如果没有刃去完成切割、切断、撬拨、铲剥等手术,就不可能彻底消除瘢痕、挛缩、粘连等病变。所以针刀医学的工具必须要有刃(除了神经触碰的圆刃针刀),刃必须要有足够的宽度,针体还要有足够的刚性,才能撬拨、铲剥。

2. 有些人使用没有刃的针刀或工具,针的前端是剑形、圆钝形、尖形等。中国中医科学院骨伤研究所做了针与刀的研究。研究结果表明,针与刀的关系是点与线的关系,针是"拱、挤进去的",是把组织的纤维状组织挤到针的周围。临床中,许多患者经针刀治疗后,有立竿见影的效果,如果仅仅用炎症学说解释疼痛是不全面的。把作为拉力线、压力线、膨胀力线的载体——软组织的一些病变部位通过刀刃切割断,那么异常的力线就会被切断,异常的力也就消除了。针刀治疗的一个重要原理就是改变了异常的力线。

3. 针刀操作技法问题　①有人主张不宜深刺,浅刺就可以产生很好的效果。原理是阿是穴针灸斜刺法认为,针斜刺进入软组织时,肌肉中收缩蛋白马上出现组装、合成、收缩结构功能,即时恢复,酸、胀、痛很快消除,并且疗效持久。有些人认为浅刺通过杠杆作用而对深部瘢痕、粘连产生剥离作用。②软组织病变,不仅仅是肌肉组织,如果合并有筋膜韧带的病变,这些组织又没有收缩蛋白,浅刺是如何治好这些病变的? 当肌肉组织产生了瘢痕等病变,这些病变就不是肌肉组织,浅刺如何治疗那些深层肌肉的瘢痕组织呢? 个别筋膜增生严重的患者,用Ⅱ型针刀都不容易解决问题。我们采取小切口对增生严重的组织进行切除。通过小切口手术,我们发现筋膜的厚度达到0.5cm,一般的针刀对其作用甚微。因为一般的针刀是没有足够的刚性去切割、铲剥、撬拨的,容易产生弯曲,只能刺,所以就不能彻底治疗瘢痕、粘连、挛缩,尽管有较好的近期治疗效果,但许多患者远期效果欠佳(所以一成不变地要求浅刺与骨面松解都是不全面的)。③朱汉章教授发明的针刀之———"凹槽"针刀,能有效卡住变性坏死的病变组织,有利于切割。4号1.2~1.5mm针刃的针刀,对关节强直,胸腰筋膜肥厚、瘢痕,脑卒中后遗症的患者有较好的疗效。④朱汉章教授发明的针刀之———圆刃针,对浅筋膜与深筋膜的粘连有较好的浅层剥离作用,对神经触激也能有效提高安全性。

4. 入针深浅　刀具粗细与力度的强弱的总结:病在筋膜即针到筋,病在骨则针到骨。根据疾病,决定入针的深度,针具的粗细也就是一样的道理了,点的轻度病变与美容可以选用细针,线和面的中重度病变要选用粗针刀。切记,根据患者的个体差异、承受能力与身体状况综合考虑松解的深浅、刀具的大小、力度的强弱。

第一节 关于辅助治疗

谨记针刀医学创始人朱汉章教授的 16 字方针——"针刀为主,手法为辅,药物配合,器械辅助"。针刀医学疗效确定,但针刀医学绝对不是万能的,必须配合其他的治疗方法,才能取得满意的疗效。

1. 患者的病情往往是较复杂的,往往合并有其他的疾病或症状。仅用针刀治疗,有些疾病或症状难于治愈,所以必须配合其他的治疗。

2. 针刀治疗后,在医生指导下,可以用 3d 抗生素以防感染,用活血化瘀药物舒筋活血。

3. 针刀治疗后的正骨复位与传统的正骨手法是有区别的,所谓的针刀术后手法其目的是加大针刀的松解力度,加速病理力学的转变,因此,运用针刀手法不要千方百计地追求关节复位的响声,因为骨头本身是不会动的,谈不上主动移位,而是附着在骨头上的肌肉、韧带、筋膜等发生了病变,如挛缩、粘连等造成关节的嵌顿、移位、脱位等病理现象,如原因没有去除,正骨复位一段时间后,往往又会移位、脱位。而针刀治疗后,解除了导致骨头移位、脱位的软组织病变这个原因,骨头通过正常的生理运动,亦可自动复位。我们主张行针刀术后复位手法,以温柔舒适的关节活动为主,避免不必要骨折,或血管、神经撕裂或拉断。

4. 关于皮质激素的应用以不使用为宜。只要针刀做得到位、定点准确,疗效是卓著的,所以不需要使用激素。皮质激素具有很好的短期疗效,经常一用激素,患者症状便消失,但多是暂时的;这样就掩盖了病情,导致针刀治疗时找不到阳性治疗点。激素的短期效果消失后,症状复发,有部分患者便不会坚持针刀治疗。另外,皮质激素可能导致肌纤维细胞坏死,脆性增高、韧性降低,增加了肌肉、韧带断裂的可能性。

5. 中医中药与针刀医学可以形成很好的互补作用,亦可达到协同作用,有利于针刀铲、削、切割瘢痕等组织,有利于病变组织的修复,有利于预防疾病复发。红外或中短频等理疗,是针刀术后很好的理疗方法,可以起到很好的活血化瘀及镇痛效果,朱汉章教授留下的"活络一号"基本上适用于所有针刀术后的康复(除了有胃肠道功能虚弱的症状)。

6. 器械辅助的重要性,如颈椎、腰椎的椎间隙狭窄,可在治疗前牵引,以加大椎间隙进而有利于针刀的操作。治疗后带颈围、腰围有保护受伤部位与加速修复损伤等作用,以下列举一些针刀的器械辅助项目。

(1)治疗床:根据不同的病种以及治疗的需求,针刀医学有不同样式的治疗床。

1)腰椎间盘突出症治疗床:是根据针刀治疗椎间盘突出症的原理而设计的(图 13-1)。

2)驼背治疗床:是针刀医学治疗驼背必用的医疗器械,没有这种治疗床配合,很难取得治疗驼背的最佳效果(图 13-2)。

3)腰椎病治疗床:和普通的治疗床不一样,它是根据病情和个体差异,设计出的具有大、中、小不同牵引力度的床;并且设计了双侧牵引力指示器,以保证脊柱在牵引时的平衡,从而也保证针刀手术的正常进行。此床对确保腰椎病的治疗效果是至关重要的(图 13-3)。

4)针刀在治疗其他普通疾病时,一般的治疗床均可使用,没有什么特殊之处。

应该说明的是,以上各种治疗床并不是直接依靠它来治疗的器械,它们只是在针刀治疗时,为了保证手术的正常进行和确保手术达到目的所需的一种必备医疗辅助器械,这些治疗床与过去用牵引床直接治疗腰椎疾病是两码事,这点在本书临床部分对于各个疾病的具体

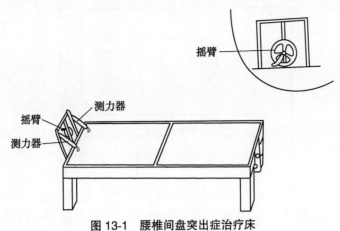

图 13-1　腰椎间盘突出症治疗床

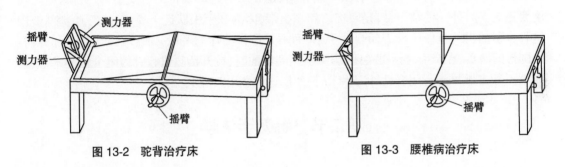

图 13-2　驼背治疗床　　　　　　　　　图 13-3　腰椎病治疗床

治疗内容中会有详细体现。

（2）微型手术针刀：是针刀医学能够实现闭合性手术最重要的医疗器械。根据临床的不同需要，设计出三十多种针刀。关于它的形态和治疗功效在本书闭合性手术的器械内容中有详细的论述。

（3）治疗椅：是治疗部分颈椎病的专用牵引椅，它和通常的颈椎病牵引椅要求大不一样。第一，它不是以此椅的牵引作用来治病，而是用来配合针刀手术治疗和相应的针刀医学手法治疗；第二，它的结构要求根据治疗需要在颈椎牵引状态下，医生从前、后、左、右四个方向都能够方便操作，并且要求牵引椅的各个部分要十分的稳固，特别是座椅部分，要求粗壮而沉重，只有这样的治疗椅，才能符合针刀治疗学的要求（图 13-4）。

（4）治疗巾：一般的针刀治疗巾和日常外科手术所用的洞巾有很大差异，尺寸较小，只要 25~30cm 的布块即可，中间有一个圆孔或椭圆孔，孔的直径在 5cm 左右；另一种治疗巾用于较大面积的针刀治疗，如治疗髋关节疾病、脊柱疾病、胸腹部疾病，其模型和普通外科手术所用的洞巾差异不大，只是相对来说比外科手术所用的洞巾小一点而已（图 13-5）。

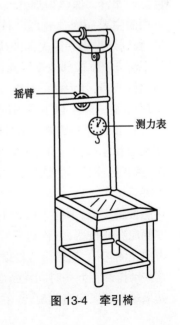

图 13-4　牵引椅

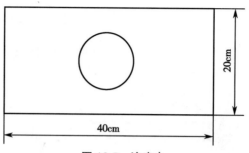

图 13-5　治疗巾

（5）固定带：分为驼背固定带、各种关节内骨折固定带、腰椎固定带、颈椎固定带。

（6）牵引带：分为颈椎牵引带、髋关节牵引带、膝关节牵引带、踝关节牵引带，这些牵引带和临床常用的牵引带模型没有太大差异，只是要求这些牵引带的材质更轻、更薄，但是强度要更大。另外一种牵引带，是腰椎治疗牵引带，因为在牵引状态下要进行针刀治疗（使用这种牵引的目的是便于针刀闭合性手术，而不是作为治疗的手段），所以在牵引带一侧留有半圆形的活页，在牵引时活页关闭，当牵引达到目的时，拉开活页进行针刀闭合性手术，尤其在第 4、第 5 腰椎施行闭合性针刀手术时，使用这种牵引带尤其必要。

第二节　针刀手法学

一、颈椎的常用手法

针刀医学治疗颈椎病之所以有良好的疗效，是因为在针刀医学四大理论指导下，对颈椎的生理、病理特点有了新的认识，并根据这种新的认识，对颈椎病进行了重新分类。分类的原则紧紧抓住了各种类型颈椎病的根本病因，这为临床治疗提供了科学的治疗依据和治疗目标。如针刀医学根据慢性软组织损伤病因病理学的理论，认识到各种类型颈椎病软组织方面的主要病因及病理，用针刀从根本上解除这些病理因素，再根据骨质增生病因学的理论，找到颈椎力平衡失调的病变点，在针刀把力平衡失调的软组织因素解除后（须配合恰当的手法），使颈椎部位恢复到正常的生理状态，颈椎病就能治愈。另外，还有一些与颈椎有关的内科杂病，其治疗的基本原理相似。本章主要论述针刀医学手法，有关病因、病理及针刀治疗均略去不论，以下专门论述手法操作方法。

1. 治疗颈椎钩椎关节旋转移位的两点一面复位手法　针刀术后，患者仰卧于治疗床上，使头顶和床头边缘齐平，医生左手放于患者颈项部，右手托于下颌处，左手捏拿颈项肌肉 3 次，接着托住患者后枕部，一助手拉压住患者双肩，进行对抗牵引（图 13-6A）。约 1min 后，医生突然加大拉力，然后左手拇指推顶住患椎右侧横突（以钩椎关节向左侧旋转为例），示指勾住患椎棘突，右手托于患者下颌部，嘱患者慢慢将头向右侧转动，医生右手掌部于患者脸的左侧向右侧按压，待转到最大限度时，在一瞬间双手协同动作，同时用力，左手示指将棘突用力向左侧勾拉，拇指用力将横突向颈前右上方推顶，医生右手弹压患者脸的左侧（图 13-6B），这些动作都在同一时间横断面上完成。然后将患者头扶正，再对抗牵引一下，手法治疗结束。如果颈椎棘突向右侧旋转，手法方向完全相反。

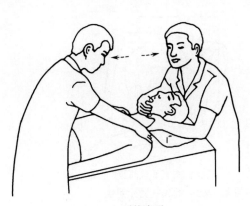
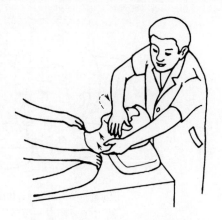

A. 对抗牵引　　　　　　　　B. 旋转（术者左手拇指推患椎横突，食
指勾住棘突，右手压面部使颈旋转）

图 13-6　两点一面复位手法

此手法适用于颈椎钩椎关节旋转移位型颈椎病，及因此病引起的其他疾病。

此手法采取仰卧位，颈部肌肉全部放松，减少了肌肉对手法的抵抗，这样不仅使手法省力，更容易达到无损伤的要求，克服了过去坐位旋转复位手法肌肉紧张、阻力大、容易损伤的缺陷。

此手法的所谓两点是指棘突这一个点，以及横突这一个点。这两点对于病患椎体来说是两个力偶，力偶是使物体进行旋转运动的力，且作用点均在力偶矩的长臂末端，用很小的力就可以推动物体旋转，具体的精确测算可根据力偶的计算公式计算出来，要根据患者的病患椎体中心点到横突和棘突尖部的长度（图 13-7）。用力偶的力学原理所设计的这种手法，既省力又能达到治疗要求。

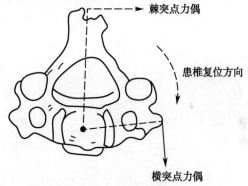

图 13-7　两点一面手法中力偶示意图

此手法所谓的一面，是指颈部的矢状面，医生用手按压患者的一侧面部，实际是推动矢状面向一侧旋转（图 13-8）。这个矢状面的旋转极大地配合了两个力偶的旋转运动，这样，手法就可以轻而易举地将旋转移位的颈椎复位。另外，这个矢状面的旋转被限制在颈椎生理旋转角度的范围内（45°），因为有床面阻碍面部的旋转角度不能超过颈椎的生理旋转角度。

因此，两点一面颈椎旋转复位手法，可以说是目前纠正钩椎关节旋转移位的最佳手法之一。

2. 治疗寰齿关节错位/旋转的复位手法　针刀术后，先用颈椎牵引治疗器牵引 10min，然后让患者坐于无靠背的凳子上，医生左手托住患者下颌处，右手反复捏拿颈后部肌肉，重点在枕后三角肌，认真提拿 3~5 次之后，用右手小鱼际处从上向下推抚颈部肌肉。

颈部肌肉捏拿完毕，让患者仰卧于治疗床上，头顶和床头边缘齐平，施行颈椎两点一面复位手法，示指勾拉枢椎棘突，拇指推顶枢椎一侧横突，方向和齿状突偏歪方向相同而不是相反，和治疗钩椎关节旋转移位方向完全不同（图 13-9）。

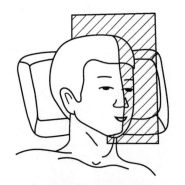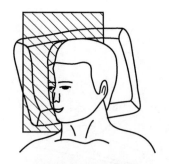

颈椎旋转前头颈部的矢状面　　　　　颈椎旋转后头颈部的矢状面

图 13-8　两点一面手法中旋转前和旋转后的矢状面示意图

此手法适用于寰齿关节错位 / 旋转所引起的颈椎病，及因此而引起的其他相关疾病。

此手法之所以和治疗钩椎关节旋转移位的两点一面方向相反，是因为在 X 线片正位片上看不到第 2 颈椎的旋转方向，只有通过张口位看到齿状突的偏歪情况（齿状突两侧的间隙一边变宽，一边变窄），左边变窄表示枢椎向左侧旋转（这是枢椎的前部），右边变窄表示枢椎向右侧旋转（图 13-10），而在进行复位时，示指只能勾拉到枢椎的棘突（这是枢椎的后部），前部向左旋转，就是后部向右旋转，所以手法时的作用力方向和普通可以直接见到棘突偏歪的方向是相反的。其作用原理和力学分析同两点一面复位手法。

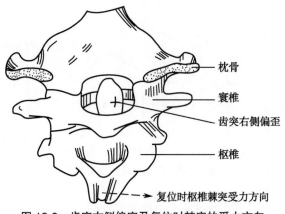

枕骨

寰椎

齿突右侧偏歪

枢椎

- - → 复位时枢椎棘突受力方向

图 13-9　齿突右侧偏突及复位时棘突的受力方向

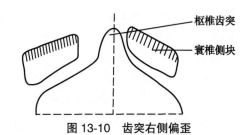

枢椎齿突

寰椎侧块

图 13-10　齿突右侧偏歪

3. 颈椎钩椎关节侧方移位复位手法　针刀术后，用颈椎手法治疗牵引器，牵引 5min（牵引重量 5~12kg，看患者颈部肌肉强弱而定）。嘱患者充分放松颈部肌肉，医生双手托住患者颈部两侧，左右摇晃，在牵引状态下一手推顶椎体旁凸侧横突，方向向对侧。一般 3~5 次即可感觉到一种椎体复位时的震动感，说明已得到复位（图 13-11A）。

如以上手法不能复位，则将双手对拢，握住颈上部，使双手掌尺侧边缘置于患病椎体两侧近下方处，双拇指压住下颌角后外处，在牵引状态下，使上颈部左右转动（注意，一定将患病椎体及颈椎上段和头部固定为一体，不能使头和上位椎体间发生扭转），当患病椎体间有松动感时，乘势将患病椎体向凹侧推挤，多可复位（图 13-11B）。

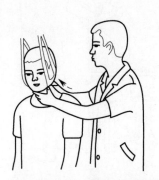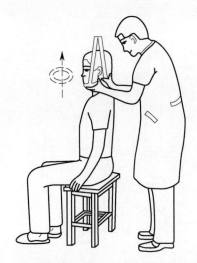

A.牵引状态下，左右摇晃患者颈部，　　　B.牵引状态下，术者双手不对称，使患
椎顶旁凸侧横突向对侧　　　　　　　　椎以上和头部固定为一整体，端展并旋转

图 13-11　钩突关节侧方移位复位手法

　　此手法适用于因钩椎关节侧方移位引起的颈椎病，及钩椎关节侧方移位引起的其他相关疾病。

　　因为钩椎关节侧方移位，椎体上缘半月形结构和上位椎体的下缘因侧方移位而卡住，所以必须用颈椎手法治疗牵引器将颈椎垂直牵引，使椎间隙增宽，才可能用手法将其复位，如果不加牵引则根本无法复位。这样既可保证颈椎侧方移位复位的成功，又可保证行手法时颈部不受损伤。

　　4. 颈椎钩椎关节前后方移位复位手法　针刀术后，将患者在颈椎手法治疗牵引器上做牵引，重量稍大一些（20kg左右），牵引 20min，嘱患者充分放松颈部肌肉，医生双手握住颈部，双手拇指推顶住向后移位的椎体棘突，或双手示指置于向前移位椎体的正前方，前后推晃颈部，推晃 4~5 次之后，在将头颈拉到最大屈曲位的时候，突然加大拇指推顶棘突的力量，将头颈推到后伸位；或在头颈被推顶到最大后伸位的时候，突然加大双手示指处的向后拉力，将头颈拉到最大前屈位（此动作必须快，在 2s 内完成）。此时可感觉到复位的震动，即告复位（图 13-12）。如一次不行，再重复做一次。

　　此手法适用于因颈椎钩椎关节前后方移位引起的颈椎病，及由钩椎关节前后方移位引起的其他相关疾病。

　　此手法（20kg左右）牵引 20min，是根据颈部有关生物力学特性制定的，因为前后方移位必须将颈椎间隙充分扩大，才能将前后移位纠正，一般颈部肌群持续牵引 15min 以后就会疲劳，自身抵抗作用会大大降低，能将颈椎间隙充分拉开，才容易使手法获得成功。

　　5. 颈椎仰旋移位和俯旋移位复位手法　针刀术后，用颈椎手法治疗牵引器牵引 15min（牵引重量 5~12kg，视患者颈部肌肉强弱而定）。嘱患者充分放松颈部肌肉，医生双手托扶患者颈部，双手拇指指腹推在仰旋椎体棘突的下缘，推动颈部前后摇晃 4 次或 5 次，当颈椎被拉到最大前屈位时，双手拇指将患椎棘突向前上方推顶，同时迅速将颈椎推向前方，使之达到最大的后屈位，此时双拇指下即有错动感，手法即告结束，仰旋移位即被纠正（图 13-13）。

　　如果是颈椎俯旋移位，其余手法同前，只是医生需将双手拇指压在患椎棘突的上缘，在

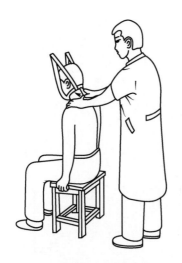

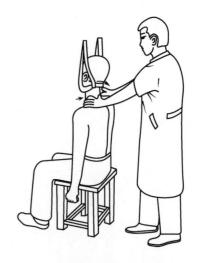

A. 前后摇晃使颈部达最大前   B. 前后摇晃使颈部达最大后伸
侧位时，拇指推顶患椎横突   位时，双侧示指勾拉患椎横突

图 13-12　钩突关节前后方移位复位手法

颈椎最大前屈位变为最大后屈位时，双手拇指将患椎棘突向前下方按压，此时即有错动感，手法即告结束，颈椎的俯旋移位即被纠正（图 13-14）。

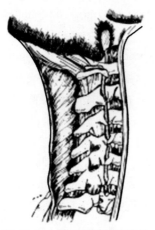

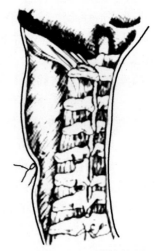

图 13-13　第 6 颈椎仰旋移位   图 13-14　第 5 颈椎俯旋移位
及复位时术者拇指作用方向   及复位时术者拇指作用方向

此手法适用于因颈椎仰旋移位和俯旋移位而引起的颈椎病，及由颈椎仰旋、俯旋移位引起的其他相关疾病。

其作用机制和优越性与颈椎侧方移位同。

6. 治疗颈部环枕筋膜挛缩的手法　针刀术后，让患者俯卧于治疗床上，令其下颌部和床头边缘齐平，让助手双前臂压住患者背部，双手挽住患者肩部，医生将床头边缘垫上薄枕，并让患者稍抬头，下颌部勾住床边缘的薄枕处，医生左手托扶患者下颌部，右手放于患者后枕部，向患者头顶偏下方向下压后枕部，和助手形成对颈后部位的对抗牵引。医生牢牢托住患者下颌部,使下颌部内收,不使下移,从医生右手下压牵引起,1~2min 后,右手突然加大用力,弹压后枕部 1 次或 2 次(图 13-15)。

此手法主要治疗因环枕筋膜挛缩引起的颈椎病,及由环枕筋膜挛缩引起的其他相关疾病。

此手法实际上是以下颌部为支点,将头部向前方做旋转性运动,在助手的帮助下,使颈后部的筋膜受到最大限度的牵拉,使环枕筋膜挛缩恢复。

7. 治疗颈部关节强直的手法 针刀术后,当颈部关节的强直得到针刀的充分松解后,配合此手法,使颈部的前屈、后伸、旋转功能恢复。

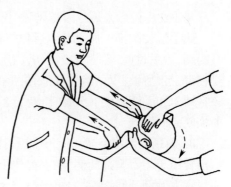

图 13-15 治疗环枕筋膜挛缩的手法

让患者俯卧于治疗床上,令其下颌部与床头边缘齐平,让助手双前臂压住患者背部,双手挽住患者肩部,医生将床头边缘垫上薄枕,并让患者稍抬头,下颌部勾住床边缘的薄枕处,医生左手托扶患者下颌部,右手放于患者后枕部处,向患者头顶偏下方向下压后枕部,和助手形成对颈后部位的对抗牵引。医生牢牢托住患者下颌部,使下颌部内收,不使下移,从医生右手下压牵引起,1~2min 后,右手突然加大用力,弹压后枕部 1 次或 2 次(图 13-16A)。然后,医生将放于后枕部处的手移至后枕部一侧,下压头部,仍然以下颌部为支点,达到最大限度后,突然加大力度,弹压一下(图 13-16B),接着让患者头转向相反方向,重复上述手法(图 13-16C)。此手法结束后,医生一手挽住患者下颌部,另一手挽住患者头后部,让患者抬头,医生将患者头部向后上方牵引达 1min 左右,突然加大力度,向后上方迅速做一次牵拉,手法即告结束(图 13-16D)。

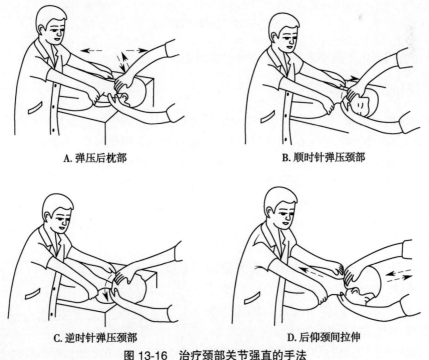

A. 弹压后枕部   B. 顺时针弹压颈部

C. 逆时针弹压颈部   D. 后仰颈间拉伸

图 13-16 治疗颈部关节强直的手法

此手法专门用来治疗因类风湿引起的颈部关节强直。

此手法使颈部前屈、旋转、后伸等动作的力度必须要恰到好处,力量不足则不足以将强直松动,力量过度,容易造成损伤,力度大小的掌握,主要看颈部强直的程度和软组织(特别是韧带)变性的程度。请注意,如果颈部的有关韧带严重钙化,也不可以强行手法松开,而应该在针刀和手法治疗 1 次后,相隔 1~2 周后再行针刀和手法治疗,一般 3~4 次即可使颈部功能恢复,不可急于求成。

8. 斜颈的治疗手法　针刀术后,让患者仰卧于治疗床上,令其头顶和床边缘齐平,助手双前臂压于患者胸部两侧,双手挽住患者肩部,医生一手托住患者颈部后侧上段,另一手挽住患者下颌部,同时此手的腕部贴于患者的患侧面部,和助手先做对抗牵引,然后让患者头向健侧转动并后伸,达到一定限度后(即不能再继续转动和后伸时),医生挽住下颌部加大牵引力度并下压一侧面部,使患者头部尽量旋转后伸,达到最大限度时,此手突然加大力度,牵拉和下压 1 次(图 13-17)。此动作必须轻巧迅速,约 1s 完成,然后,将患者头部恢复正常体位,再垂直牵引 1 次,手法即告结束。

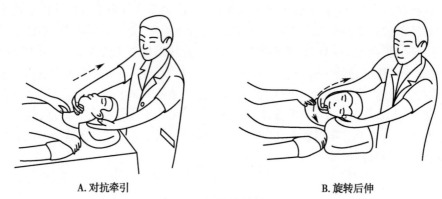

A. 对抗牵引　　　　　　　　　　B. 旋转后伸

图 13-17　治疗斜颈手法

此手法适用于由于胸锁乳突肌挛缩引起的斜颈。

二、胸椎的常用手法

胸椎的结构大体和颈椎相同,但是胸椎的后关节突是接近于冠状面(颈椎的后关节突接近于水平面),因此很难有较大的前后移位(除非横突骨折),胸椎轻微的后突移位,实际上是后关节突关节分离(此情况比较常见),且两侧有肋骨阻挡难以向侧方移位,这是胸椎不同于颈椎重要的生理特征。这一特征也决定了胸椎移位的病理变化规律。

1. 胸椎后移位的复位手法　针刀术后,让患者俯卧于治疗床上,医生右手握拳,示指和中指的掌指关节扣在患椎棘突上,左手握住自己右手的腕部,令患者吸气,当吸气到最大限度时,医生突然将中指、示指的掌指关节平衡下压,速度要快,约 1s,此时即可有震动感或弹响声,手法结束,即告复位(图 13-18)。

此手法适用于因胸椎后移位和肋椎关节错

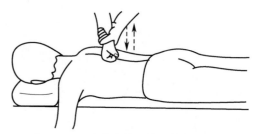

图 13-18　治疗胸椎后移位的复位手法

位而引起的所有相关疾病。

此手法利用中指、示指的掌指关节卡住胸椎棘突，在下压时，保证胸椎不会扭转，中指、示指的第1节平压在患椎两侧横突上，使椎体平行向前移动，使后关节突关节复位，肋椎关节的错位同时会被纠正。

2. 第1胸椎仰旋移位复位手法　针刀术后，第1胸椎比第7颈椎要稳定得多，因为有第1肋与第1胸椎相关节，又由于颈椎生理曲度的关系，所以只有仰旋移位而无俯旋移位，更无左右旋转移位。

让患者俯卧于治疗床上，在床沿上放一薄枕，令患者下颌部扣住薄枕，医生一手挽住患者的下颌部，另一手挽住患者的后枕部，第1助手双手压住患者双肩，和医生作对抗牵引，第2助手用右手拇指压住患者第1胸椎棘突与第2胸椎棘突之间，另一手扶持右手拇指，医生此时以患者的下颌部为支点，使患者头部做向前的旋转运动，当旋转达到最大限度后，医生突然加大力度，同时第2助手将患者第1胸椎棘突向前下方按压，此时会有错动感，手法即告结束，第1胸椎的仰旋移位即被纠正（图13-19）。

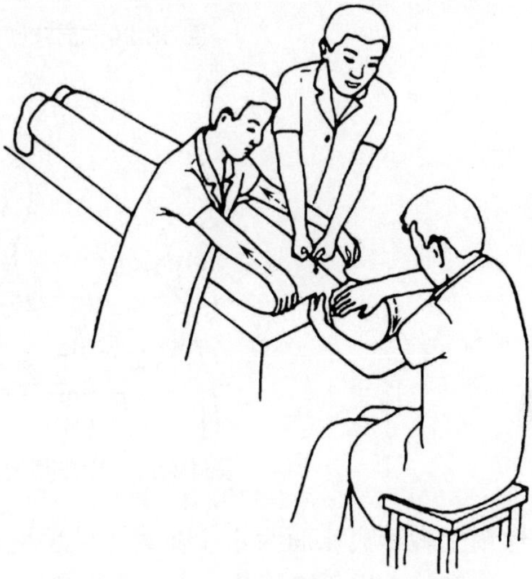

此手法适用于因第1胸椎仰旋移位而引起的疾病。

图13-19　治疗第1胸椎仰旋移位手法

此手法在颈椎作对抗牵引的情况下，让头部尽量前屈（以下颌部为支点）旋转，在这种状态下，第7颈椎和第1胸椎的间隙被充分拉开，此时将第1胸椎棘突向前下方按压，它的仰旋移位轻而易举就会被纠正，并且无副损伤。

三、腰椎的常用手法

腰椎是人体活动最活跃的部位，所以损伤性疾病最多，针刀医学治疗腰椎病所以有较好的疗效，除了对病因病理有了突破性的认识和恰当的针刀治疗以外，针刀的手法治疗也是不可忽视的因素。

1. 治疗腰椎间盘突出症连续提腿复位手法　针刀术后，让患者俯卧于治疗床上，两上肢放于身体两侧，脸侧向一边，双下肢伸直。第1助手两手掌面贴患者背部，插入患者双侧腋下。第2助手双手握住患者双踝关节上缘。二人以患者脊椎为中线作对抗拔伸牵引3~5次，每次1min。在两位助手作对抗牵引的同时，术者用手掌平压患椎上下2~3节之间的棘突（图13-20）。

后凸畸形者，务必使其平复（图13-21）。

如患者腰部肌肉痉挛、紧张，用针刀在腰5和骶1之间两侧距棘突顶线约1.5cm处各松解一针，肌肉一般即可松弛一些，再作对抗牵引（如无肌肉紧张者，不需要针刀松解）。牵引结束后，让第1助手将患者膝关节屈曲90°，使小腿与大腿床面垂直，第1助手站于床上，立于患者膝关节附近，弯腰握住患者双踝关节上缘。术者和第2助手站床两侧，用双手拇指指腹压于椎旁两横突之间，二人各压住自己的一侧。第1助手将双小腿垂直提起，使患者

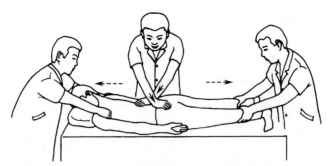

图 13-20　治疗腰椎间盘突出症手法（对抗牵引）

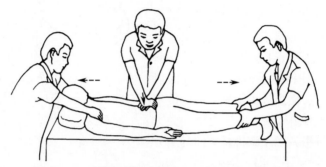

图 13-21　治疗腰椎间盘突出症手法（平复后凸畸形）

髂前上棘稍离床面为止。在第 1 助手提双小腿的同时，术者和第 2 助手双拇指一齐下压椎旁横突之间，用力的方向应和通过棘突顶端的矢状面成 45°。当第 1 助手放下小腿，患者膝部着床面时，术者和第 2 助手也同时松开，第 1 助手见患者膝部已着床面，术者和第 2 助手已松开后，再垂直提起患者双小腿，高度如前，术者和第 2 助手在第 1 助手提小腿的同时，再次用双拇指按压患椎两侧，如此连续提、压 15~20 次。将患者双小腿放下、放直，检查患椎两侧，无放射痛或放射痛明显减轻者即可停止整复。如放射痛无改变，可再做一次，一般不做第 3 次（图 13-22）。

如有合适的牵引床，可不需要人工牵引，在牵引床的牵引下，医生将脊柱后突畸形平复，然后实施连续提腿复位手法。

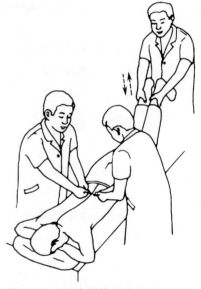

图 13-22　治疗腰椎间盘突出症手法（连续提腿复位）

连续提腿复位法是以人体一部分脊柱和双大腿为杠杆，术者和第 2 助手的双拇指为支点，形成的一个倒杠杆力。这个杠杆的一端是膝部，另一端是患椎以上 3 个椎体左右的位置，一般在腰 1、腰 2 的位置。这样杠杆的上段就是 3 个椎体的长度，下段就是患椎以下骶部和大腿的长度，按人体一般长度计算，下段的长度相当于上段长度的 4 倍左右。按杠杆原理在下段膝部提腿加 1kg 的力，在上段腰 1、腰 2 两个位置就产生 4kg 的力。经过测量，一般年轻医生提腿的力在 20kg 左右，这样在上段就产生 80kg 左右的力，按杠杆原理，支点的力是两端力的总和，就是

100kg 左右的力,所以术者和第 2 助手下压力是很大的。由于术者和第 2 助手向下用力,借助本身的体重,又便于用力。所以一般还是可抵抗住这种杠杆力的,不过,连续 4 次或 5 次后要稍休息 1~2min。

此手法适用于中央型腰椎间盘突出症和普通型腰椎间盘突出症。

由于这种强大的支点力,会通过肌肉传递,直接作用于后纵韧带两侧的髓核和纤维环而推动髓核还纳。

其次,这种复位法使椎间盘上下的椎体对该椎间盘产生了一种连续的活动着的剪力,这种剪力加上双侧拇指的支点力,强迫椎间盘还纳。

另外,这种复位方法使腰椎做连续的过伸运动,使患椎周围的软组织得到充分地松解,使前纵韧带被拉长,这样还纳的椎间盘就不会受到迫使椎间盘后突的剪力。

2. 治疗腰椎前滑脱的屈髋持压手法　针刀术后,患者仰卧于治疗床上,两手重叠平放于腹部(需下对滑脱之椎体),屈髋屈膝,臀部稍抬离床面,使移位椎体之上一腰椎作支撑点。术者屈左肘以前臂按压于患者胫骨结节下缘,右手挽扶患者双足跟,使双膝关节平齐,嘱深吸气后屏气,术者以左前臂用力按压,反复数次,有时可听弹响声即告复位。若检查棘突仍有凹陷可重作上法,直到棘突平复为止(图 13-23)。

此手法适用于腰椎滑脱引起的相关疾病。

此手法是根据腰椎前滑脱的发病机制及力学原理采用的整骨复位方法。当患者仰卧屈髋抬臀时,腰椎处于向前屈曲位,椎体的后纵韧带、棘上韧带、棘间韧带等处于紧张牵拉状态,产生迫使椎体后移的拉力(根据力学的平行四边形法则),加上前方的按压力,屏气时的腹腔压力,三力相加作用于椎体,使椎体向后移动而达到复位目的。

3. 治疗腰椎滑膜嵌顿手法　针刀术后,患者俯卧于治疗床上,助手用双前臂压住患者肩部,双手插入患者双侧腋下,医生双手握住患者双侧踝关节上方,与助手作对抗牵引1min,突然加大力度迅速拉一下,此时患者腰部有轻微的弹响声,手法即告结束。如无此弹响声或症状没有解除者,可重复上述手法 1 次,一般不超过 3 次(图 13-24)。

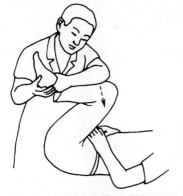

图 13-23　腰椎前滑脱曲髋持压手法

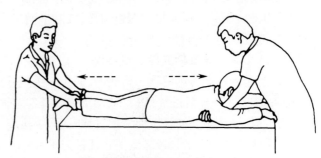

图 13-24　治疗腰椎滑膜嵌顿手法

此手法适用于因腰椎小关节滑膜嵌顿而引起的疾病。

在作对抗牵引时,持续 1min,使腰部肌肉的痉挛性抵抗作用减弱,此时突然加大力度拉一下,腰椎小关节就容易被拉开。

4. 治疗骶髂关节前错位手法　针刀术后,患者仰卧于治疗床上,助手扶持患者胸部,让患者患侧下肢屈膝屈髋,医生用一侧前臂压住患侧膝关节下缘,另一手握住患侧下肢踝关节上缘,将患侧下肢压向患者对侧肩部的方向,当达到最大限度时,突然加大力度,沿原来方向迅速用力压下去,此时患者即感到患侧骶髂关节复位声,手法即告结束(图 13-25)。

此手法适用于因骶髂关节前错位而引起的各种疾病。

此手法的作用力方向,实际上是借助大腿的力量将患侧的髂骨压向后方,又利用这种屈曲位姿势,骶骨向后弹的作用,迫使骶髂关节复位。

5. 治疗骶髂关节后错位手法　针刀术后,患者俯卧于治疗床上,助手用肘部压于患侧骶髂关节内缘的骶骨岬上(助手站于患侧的床边),医生站于治疗床上患者的健侧,拉住患者的患侧下肢踝关节上缘,使之屈膝,拉向患者健侧的肩部方向,当不能继续拉动时,突然加大力度,沿上述方向用力迅速拉一下,同时助手用力将骶骨岬下压,此时助手会感到骶髂关节复位的震动感,手法即告结束(图 13-26)。

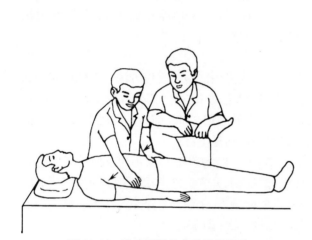

图 13-25　治疗骶髂关节前错位手法

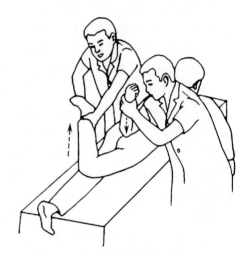

图 13-26　治疗骶髂关节后错位手法

此手法适用于因骶髂关节后错位而引起的疾病。

此手法将膝关节屈曲拉向对侧肩部,实际上通过大腿将髂骨拉向前方,助手又将患侧骶骨岬向前按压,迫使骶髂关节后错位复位。

6. 治疗第 3 腰椎横突综合征手法　针刀术后,让患者背靠墙壁直立,然后医生辅助患者弯腰,当患者不能再继续往下弯腰时,医生一手托住患者腹部,一手压住患者背部,弹压一下,患者即能将腰弯至正常(图 13-27A);接着让患者直立,医生扶住患者使之背伸,当不能继续背伸时,医生顺势使患者向背部过伸一下,手法即结束(图 13-27B)。

此手法适用于第 3 腰椎横突综合征针刀术后。

第 3 腰椎横突综合征的根本病因是骶棘肌深筋膜和第 3 腰椎横突尖端部的粘连,当人体弯腰时,第 3 腰椎横突沿骶肌棘深筋膜下降,该病致使患者不能自由弯腰,因为在弯腰时由于粘连使第 3 腰椎横突不能下降,如果勉强弯腰,就会牵拉骶肌棘深筋膜而引起疼痛。做过针刀剥离手术后,绝大部分的粘连会被分离,只有少量的藕断丝连的粘连,在患者背靠墙壁弯腰时,无法以髋关节和膝关节来代偿弯腰(因为靠墙直立时,要求患者足跟靠墙,膝关节

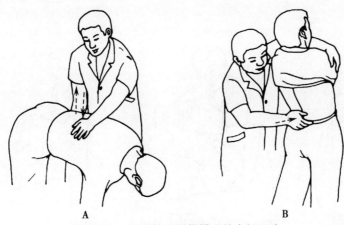

图 13-27　治疗第 3 腰椎横突综合征手法

后侧靠墙），在此种情况下患者的弯腰动作，要全部以腰部的弯曲来完成，当腰部不能下弯时（此时腰部出现疼痛），说明还有粘连未被分离，此时医生利用患者欲继续弯腰的心情，顺势弹压一下，这些藕断丝连的粘连就会被彻底分开。由于患者没有对抗医生手法方向的情绪，而是和医生的目标是一致的，继续弯腰，所以对任何组织不会造成副损伤，从而达到治疗的目的。让患者背伸，此时第 3 腰椎横突沿骶肌棘上升，其原理和弯腰时是一样的，只是方向相反而已。这个手法实际的操作就是弹压一下和向背部过伸一下，其余都是准备工作，手法操作的真正时间也就约 2s。

7. 治疗髂腰韧带挛缩手法　针刀术后，患者坐无靠背凳子上，双膝屈曲坐正，助手将患者双侧大腿根部固定，医生双手握住患者双肩，使患者向健侧转身，并向健侧过度侧屈 2 下或 3 下即可（图 13-28）。

此手法适用于髂腰韧带挛缩引起的腰部疼痛疾患针刀手术后。

此手法使患者转身而臀部固定于凳子上，并向健侧过度侧屈，此时髂腰韧带受到最大的牵拉，故可使髂腰韧带舒张，将挛缩治愈。

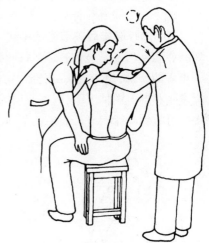

图 13-28　治疗髂腰韧带挛缩手法

8. 腰椎松动手法　针刀术后，让患者坐于无靠背凳子上，助手将患者双侧大腿根部固定，医生双手握住患者双肩，使患者向一侧转身，当患者不能继续转动时，医生突然顺势使患者转动角度加大，然后令患者向相反方向转动，操作手法如前，这样反复 3~5 次，手法即告结束（图 13-29A）。

上述手法结束后，让患者仰卧于治疗床上，屈髋屈膝，医生一侧前臂压于患者膝关节下缘并下压，另一手托住臀部，在下压膝关节时，尽量使臀部翘起，这样反复 5 次或 6 次即结束（图 13-29B）；然后让患者俯卧位，医生双手压于其腰部，让患者双膝关节屈曲，助手双手握住患者踝关节上缘，上提小腿，此时医生双手下压腰部，反复 5 次或 6 次，结束（图 13-29C）。

此手法适用于强直性脊柱炎腰部强直针刀手术后。

此手法通过腰部旋转使腰椎之间小的韧带和肌肉松动，然后过度屈曲腰部，使腰椎棘上

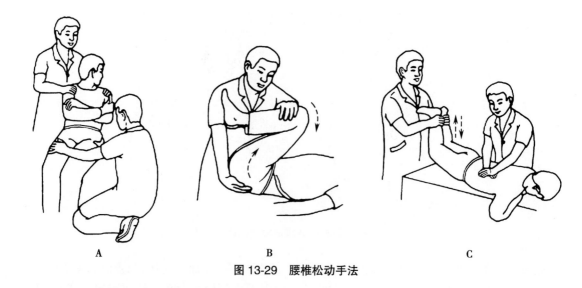

图 13-29　腰椎松动手法

韧带和棘间韧带松动,通过压腰提腿使前纵韧带松动。

9. 治疗腹外斜肌挛缩手法　针刀术后,患者正坐于无靠背凳子上,助手将患者双侧大腿根部固定,医生握住患者双侧肩部,令患者腰部后伸并从患侧向背部转动,当不能再继续转动时,医生突然顺势使患者加强转动角度,达最大限度即停止,手法即告结束(图 13-30)。

此手法适用于因腹外斜肌挛缩所引起的疾病。

此手法令腰部后伸后旋,使腹外斜肌受到最大的牵拉,使其挛缩恢复。

10. 治疗腰椎后关节错位手法　针刀术后,右侧后关节错位者,令患者左侧卧位,右下肢屈膝屈髋 90°,左下肢伸直,术者面对患者背侧,双肘屈曲 90°,左肘压于患者的肩前部,右肘压于患者的臀部,患者的头、肩部尽量向后侧旋转,臀部尽量向前倾斜,在患者腰部软组织放松无紧张和屏气的情况下,医生双肘同时向后(肩)向前(臀部)突然用力扳动(用力不要过大),多数可听到咔咔响声。如果是左侧后关节错位,则让患者右侧卧位,手法同前(图 13-31)。

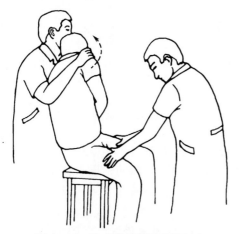

图 13-30　治疗腹外斜肌挛缩手法

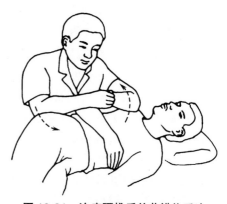

图 13-31　治疗腰椎后关节错位手法

此手法适用于腰椎后关节错位所引起的疾病。

此手法用肩部后旋、臀部前旋的扭转力,其力的作用点恰在腰椎部位,所以可轻而易举将腰椎后关节错位纠正。

四、髋关节的常用手法

髋关节是一个结构比较复杂的大关节,对于成人来说,这个关节的肌张力是很大的,所以做各种手法时,必须巧妙地利用患者的自主运动,医生顺势进行手法,这样既能保证手法的成功,又能使髋关节不受损伤,同时医生也省力。

1. **髋关节松动手法**　针刀术后,先让患者仰卧位,医生一手压住患侧髂前上棘,另一手前臂挽住患者患侧膝关节上方后侧,此时,一手下压髂前上棘,另一手挽住患侧膝关节上方后侧使其髋关节屈曲(髋关节完全强直者),根据病情,适当使髋关节屈曲度增加5°~10°,反复5次或6次,不可强行大幅度增加髋关节屈曲度(图13-32)。

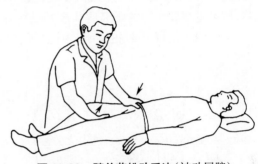

图 13-32　髋关节松动手法(被动屈髋)

然后让患者俯卧位,助手压住患侧臀部,医生拉住患侧踝关节上部,使髋关节后伸,此时助手下压患侧臀部,医生和助手都用弹性方法上拉和下压,不可强行按压和牵拉,反复5次或6次即可(图13-33)。

此手法结束后,助手仍然压住患侧臀部,医生手挽住患侧膝关节上部,使患肢外展内收,反复5次或6次,外展、内收到适当的角度为止,也不可强行增加外展、内收角度(图13-34)。

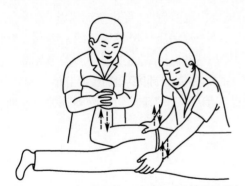

图 13-33　髋关节松动手法(被动后伸髋关节)

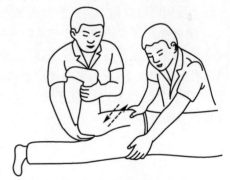

图 13-34　髋关节松动手法(被动内收外展髋关节)

上述手法可随着针刀每次手术后进行,逐渐增加其髋关节各个方向的活动度,通过多次手法,髋关节的活动度可逐渐增加,当各个方向的活动度接近正常时,则用另一种手法,即髋关节研磨法(详见下节)。

此手法适用于因外伤和类风湿引起的髋关节强直针刀术后。

此手法根据骨质增生的原理,通过多次松动,解除髋关节周围有关韧带、肌肉、关节囊的变性和钙化,使其张力减弱,逐渐软化,直至恢复其功能。

2. **髋关节研磨手法**　针刀术后,患者仰卧位,助手双手压住患者双侧髂前上棘,将骨盆固定,医者一手挽住患侧膝关节处,另一手握住患侧踝关节上方,使患侧下肢屈膝屈髋,进行顺时针转动髋关节 30~50 次,然后再逆时针转动 30~50 次,这样反复进行 2 次或 3 次,手法结束(图 13-35)。

此手法适用于治疗髋关节强直恢复期和股骨头坏死恢复期。

此手法使髋关节盂和股骨头充分磨合,并锻炼髋关节周围的软组织,促进髋关节周围的血液循环,使髋关节功能恢复正常。

3. 治疗大腿内收肌群挛缩手法　针刀术后,患者仰卧位,令膝关节屈曲 45° 左右,助手将患者双足对掌,并扶持住足部,医生双手压于患者双侧膝关节内侧,同时向外侧推动膝关节,使患者双膝关节的距离达到最大限度时,双手同时突然将双侧关节向外方弹压 5 次或 6 次,手法即结束(图 13-36)。此动作必须轻巧而迅速。

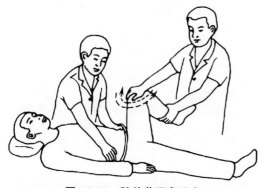

图 13-35　髋关节研磨手法

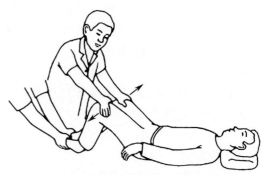

图 13-36　治疗大腿内收肌群挛缩手法

此手法适用于双侧大腿内收肌挛缩针刀术后。

此手法同时将双侧大腿内收肌外展牵拉,使挛缩之内收肌舒张,促进肌肉恢复。

4. 坐骨神经牵拉手法　针刀术后,患者仰卧位,助手双手压住患者双侧髂前上棘,将骨盆固定,医生将患侧下肢小腿放于肩上,两手压于患侧下肢膝关节前方,勿使膝关节屈曲,此时嘱患者上抬患侧下肢,当患者无法继续上抬下肢时,医生以肩部突然使患肢上抬到 90° 以上,手法即结束(图 13-37)。此手法要点在最大限度上抬患侧下肢时,勿使患侧膝关节屈曲,保持膝关节伸直。

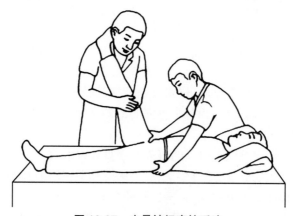

图 13-37　坐骨神经牵拉手法

此手法适用于腰椎间盘突出症针刀术后。

针刀手术将神经孔筋膜和椎间盘的软组织间的粘连切开分离后,尚有部分藕断丝连,通过此手法将其彻底分开,一般此手法结束后,患者的肢体抬高试验即可恢复正常。

五、膝关节的常用手法

膝关节是人体结构比较特殊的大关节,其运动机制比较复杂。膝关节是由股骨和胫骨形成的。胫骨关节在矢状面上的活动幅度最大,它在矢状面从完全伸直到完全屈曲的幅度为 0°~140°。从膝关节完全伸直到 90° 屈曲,胫骨在横断面上的活动增加,完全伸直时它在横断面上基本上没有活动,而屈曲 90° 时,外旋幅度从 0°~45°,内旋幅度从 0°~30°(图 13-38)。

膝关节屈曲 90° 以后,横截面的活动幅度减少,这主要是由于软组织的制约作用引起的。在冠状面上也有类似的情况。膝关节完全伸直时,几乎不可能有外展或内收活动,其屈曲到 30° 时,冠状面活动增加,这时被动外展和被动内收均仅几度。屈曲超过 30° 后,同样是由于软组织的制约作用,冠状面上的活动减少。

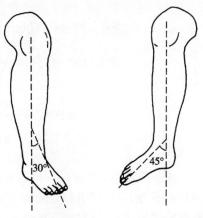

A. 内旋最大角度　　B. 外旋最大角度

图 13-38　屈膝 90° 时膝关节内外旋最大角度示意图

膝关节的运动形式——滚动和滑动。一物体沿一固定横轴进行运动称转动;当物体转动时运动轴亦向前移动则为滚动;如一物体移动时,其表面许多点与对面静止物体的某一点相接触则为滑动。股骨髁在胫骨髁上运动兼有滚动和滑动两种形式。

膝在由伸到屈过程中,在前 20° 范围内(确切地说是内侧髁在 15° 范围内),股骨髁在胫骨平台上滚动,没有滑动;在以后的屈曲范围直到最后,滚动逐步被滑动代替,最后阶段完全为滑动,没有滚动。由屈到伸的过程中,则先是滑动,在最后 15°~20° 时为滚动。膝以滚动形式活动的屈伸范围相当于通常走路时膝关节屈伸运动的范围。

股骨髁关节面长度为胫骨平台关节面长度的两倍,如只有滚动则股骨髁将跨出胫骨平台后缘而脱位;只有滑动则胫骨平台后缘将碰撞股骨面使屈曲受阻。

滚动和滑动两种形式在膝关节运动中的存在是由膝关节韧带和关节面形状所决定的。

膝的运动——扣锁机制。当膝关节伸直至最后 10°~15° 时,股骨内侧髁发生内旋,胫骨相对外旋。每伸直 1° 股骨约有 0.5° 的内旋,膝完全伸直时,这一旋转活动也停止,共内旋 5°~10°。这个过程如拧紧螺丝的动作,称扣锁机制(图 13-39)。扣锁机制完成后,膝关节非常稳定,收展、旋转活动都不可能发生;此时,股骨髁的负重面积最大,承受压力也最大。

扣锁机制的产生系由股骨内侧髁关节面比外侧髁长且呈螺旋形,外侧髁的长轴与矢状面基本一致,内侧髁的长轴与矢状面约呈向后敞开的 22°。外侧髁在最后伸直 20° 时由滑动变为纯粹滚动,内则髁则在 10°~15° 开始滚动;外侧髁由屈到伸滚动完毕时,内侧髁尚有一段关节未走完全程,其剩余部分遂沿胫骨髁间结节的斜坡向内旋转。这种内旋既由前交叉韧带的紧张而发生,又受其限制而终止。此时,膝内外侧侧副韧带和髌韧带均紧张给予支持,适应于扣锁机制的完成。

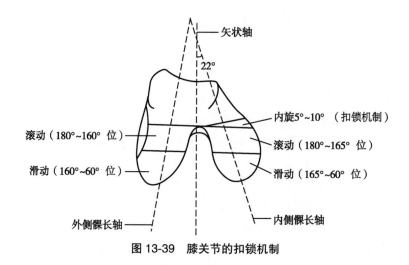

图 13-39　膝关节的扣锁机制

膝关节的稳定因素——韧带的作用：胫侧副韧带由后上方向前下方，腓侧副韧带由前上方向后下方，它们能限制膝的侧方运动和胫骨外旋；前后交叉韧带可限制胫骨内旋，限制胫骨前后移动，和两侧副韧带及腘斜韧带一起限制膝关节过伸。当膝关节完全伸直，扣锁机制完成后，两侧副韧带、膝交叉韧带、腘斜韧带均处紧张状态，膝关节相当稳定，任何侧方运动或旋转运动均不存在。半屈位时，腓侧副韧带松弛，胫侧副韧带大部分松弛，允许胫骨外旋和轻度的侧方活动，外旋范围可达 40°，前、后交叉韧带则处紧张状态可部分限制内旋，故内旋的范围仅为 10°。

股四头肌、髌骨、髌韧带伸膝装置的作用。股骨长轴与胫骨长轴不在一直线上，在冠状面上有一个 174° 向外开放的角度。屈膝时，胫骨粗隆就稍向外侧移动，髌韧带和股四头肌的合力会使髌骨外移，压迫在股骨的髌面上，保护膝关节半屈位时的稳定性。股四头肌是强有力的伸膝肌，其中股内侧肌最为重要，其近侧纤维长且垂直，与其股骨纵轴成 15°~18° 的交角；远侧 1/4 纤维，即扩张部纤维短且倾斜，与股骨纵轴成 50°~55° 的交角。股内侧肌通过内侧支持带附着于胫骨内面可使胫骨外旋，与扣锁机制有关；在扣锁机制中，扩张部纤维能向内牵拉髌骨，稳定膝关节，此肌变弱，膝关节即不稳；膝伸直的最后 10°~15°，股内侧肌的作用尤为重要，股四头肌萎缩患者，如此肌不恢复则最后 10°~15° 的伸直运动将难以达到，故有人称股内侧肌为"膝关节的腱"。髌骨使髌韧带远离轴线，增加股四头肌的作用力矩，以加强股四头肌的力量，其作用在伸膝最初 30° 时更为显著。如切除髌骨，股四头肌肌腱失去着力点，伸膝作用表现一定程度的减弱，膝关节伸直的最后 5°~10°，或是不能达到，或是无力，膝关节因此不稳定。

以上述膝关节特殊的运动形式和解剖结构作为设定膝关节各种手法的生理学、解剖学和生物力学依据。

1. 治疗膝关节上楼困难的手法　针刀术后，令患者仰卧位，嘱患者伸直下肢，医生手握住患侧髌骨，将髌骨向外侧推扳，达到最大限度髌骨不能再继续向外侧移动时，医生突然加大力度，将髌骨推向外方（图 13-40A）。然后医生用手掌推住髌骨的内上方，使髌骨下移，达到最大限度，髌骨不能再继续向下移动时，医生突然加大力度，将髌骨沿大腿纵轴向外下方约 15°，将髌骨推向外下方（图 13-40B）。接着医生双手压住髌骨的上、下缘，令患者努力伸直下肢,当患者不能继续伸直下肢时,医生突然弹压一下,手法结束(图 13-40C)。

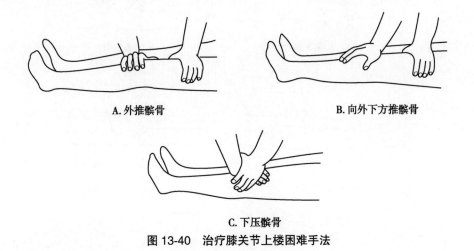

A.外推髌骨　　　　　　　　　　　B.向外下方推髌骨

C.下压髌骨

图 13-40　治疗膝关节上楼困难手法

此手法适用于膝关节骨性关节炎上楼困难者针刀术后。

此手法将髌骨向外侧扳动是解除内侧支持带和髌骨相连部位的挛缩,将髌骨推向外下方,使股四头肌的内侧肌挛缩得到恢复,下压膝关节使关节内交叉韧带的挛缩得到恢复。

2. 治疗膝关节下楼困难的手法　针刀术后,令患者仰卧于治疗床上,患侧下肢伸直,医生用手握住患侧下肢髌骨,将髌骨向内侧推扳,当髌骨不能继续向内侧移动时,医生突然加大力度,将髌骨推向内侧(图 13-41A)。然后将髌骨向上方推扳,当髌骨不能继续上移时,医生突然加大力度,将髌骨推向上方(图 13-41B)。接着医生手掌压住髌骨的上缘,同法将髌骨推向下方(图 13-41C)。此手法结束后,医生双手压住髌骨上、下缘,令患者努力伸直患侧下肢,当患者不能继续伸直下肢时,医生突然将患侧膝关节向下弹压(床面方向,如图 13-41D)。接着让患者屈髋屈膝,医生将一前臂压于患侧膝关节下方,另一手握住患侧踝关节上方,嘱患者努力屈膝,在患者不能继续屈髋屈膝的时候,医生突然加大力度,使膝关节向腹部方向屈曲,使膝关节尽可能屈到 140°(即正常屈曲度),手法即全部结束(图 13-41E)。

此手法适用于膝关节骨性关节炎下楼困难患者针刀术后。

此手法将髌骨向内、向上、向下推动,使髌骨外侧、上侧、下侧软组织挛缩得到恢复,屈膝屈髋使膝关节屈到正常角度,膝关节完全伸直到 0°,将膝关节的交叉韧带和腘斜韧带的挛缩和粘连彻底松开和舒展,使膝关节功能恢复。

3. 膝关节的松动手法　针刀术后,让患者仰卧位,将髌骨向内、向外、向上、向下用具有冲击力的推弹手法使髌骨能够向上、下、内、外四个方向活动。然后将膝关节向下弹压(向床面方向),必要时可让膝关节稍微过伸,此手法结束后,在膝关节上缘的后方垫上枕头,使患侧足跟离床面 10cm 左右,此时一助手将患者大腿固定,医生一只手压于患侧踝关节上方,将小腿向床面弹压 10 余次(图 13-42)。

如果患者已能屈曲到 90° 左右,医生则将一前臂压于膝关节下缘,一手握住患侧踝关节上缘,让患者屈髋屈膝,医生一前臂将患侧膝关节压向患者腹部方向,另一手同时将踝关节向患者大腿方向弹压,让其尽量屈曲膝关节,手法结束(图 13-43)。

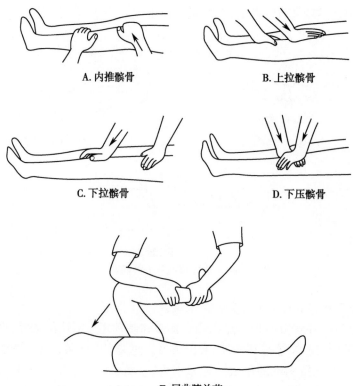

A. 内推髌骨   B. 上拉髌骨

C. 下拉髌骨   D. 下压髌骨

E. 屈曲膝关节

图 13-41 治疗膝关节下楼困难手法

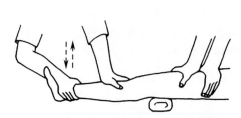

图 13-42 膝关节松动手法（向下弹压膝关节）

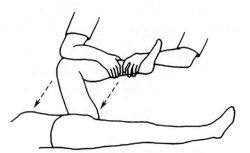

图 13-43 膝关节松动手法（被动屈膝）

此手法适用于膝关节强直针刀术后。

此手法首先活动髌骨,因为髌骨能否活动是膝关节能否伸屈的先决条件,然后过伸、过屈膝关节,且都是用弹压手法,不会造成膝部软组织和骨性组织的损伤,都会使膝关节周围软组织进一步松动。此手法切记不可操之过急,必须随针刀治疗多次进行。

4. 治疗膝内翻手法 针刀术后,让患者仰卧位,一助手将患侧大腿固定,令患者将患侧膝关节屈曲50°左右,医生将患侧踝关节上部置于腋下,双手握住患侧胫骨髁下缘,让小腿先外旋40°左右,再内旋10°

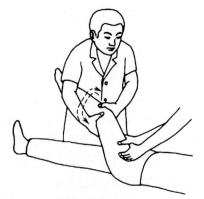

图 13-44 治疗膝内翻手法（内外旋小腿）

（图 13-44），然后医生一手推住患侧膝关节内侧，另一手拉住踝关节上端，使小腿内收，当达到最大限度后，突然加大力度，将小腿向内拉弹一下（图 13-45），接着将患肢放直，医生一手仍推住患侧膝关节内侧，使小腿内收，同时推动膝关节向外侧，当小腿不能内收时，弹拉小腿一下，手法即告结束。（图 13-46）

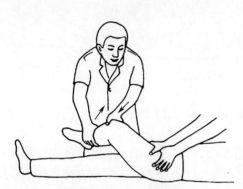 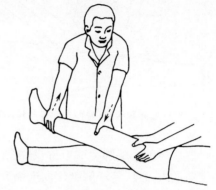

图 13-45 治疗膝内翻手法（屈曲位向内弹拉小腿）　图 13-46 治疗膝内翻手法（伸直位向内弹拉小腿）

此手法适用于膝关节内翻针刀术后。

此手法利用膝关节在半屈位时可以外旋 40° 左右，内旋 10° 的生理特点，将膝关节外侧有关软组织松解，然后再利用膝关节在伸直时不能转动，不能内收、外展的特点，用手法迫使其内收，将膝关节内翻畸形矫正。

5. 治疗膝关节外翻手法　针刀术后，让患者仰卧位，一助手将患侧大腿固定，令患者将患侧膝关节屈曲 50° 左右，医生将患侧踝关节上部置于腋下，双手握住患侧胫骨髁下缘，让小腿先外旋 40° 左右，再内旋 10°（图 13-47）。

然后医生一手推住患侧膝关节外侧，另一手拉住踝关节上端，使小腿外展，当达到最大限度后，突然加大力度，将小腿向外拉弹一下（图 13-48）。

接着将患肢放直，医生一手仍推住患侧膝关节外侧，使小腿外展，同时向内侧推动膝关节，当小腿不能外展时，弹拉小腿一下，手法即告结束（图 13-49）。

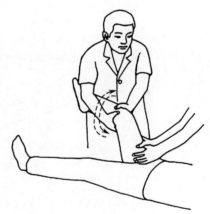

图 13-47 治疗膝外翻手法（内外旋小腿）

此手法适用于膝关节外翻针刀术后。

此手法利用膝关节在半屈位时可以外旋 40° 左右，内旋 10° 的生理特点，将膝关节内侧有关软组织松解，然后再利用膝关节在伸直时不能转动，不能内收、外展的特点，用手法迫使其外展，将膝关节外翻畸形矫正。

6. 治疗因膝关节不能下蹲手法　针刀术后，让患者仰卧位，一助手压住患侧髌骨下缘，医生一手托住患侧足跟，另一手握住患侧足背，此时，一手用力拉足跟部，另一手推足过度背屈，同时助手下压膝关节，反复 5 次或 6 次（图 13-50A）。然后让助手扶持患侧足部，医生用手掌部推住髌骨下缘，斜向外上方推顶髌骨，当推顶阻力较大时，突然加大力度，沿上述方向用力推 1 次或 2 次（图 13-45）。结束后，医生一手抓住髌骨，将髌骨努力固定股骨外髁位置，

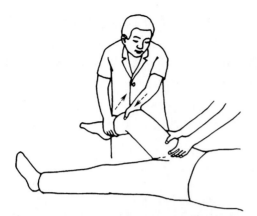

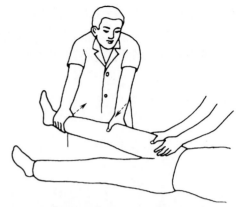

图13-48　治疗膝外翻手法（屈曲位向外弹拉小腿）　　图13-49　治疗膝外翻手法（伸直位向外弹拉小腿）

另一手握住患侧小腿踝关节上方，嘱患者将膝关节屈曲，当屈曲到最大限度不能再屈曲时，医生突然加大力度，将小腿弹压向患侧大腿（图 13-50B），如实在不能达到正常的曲度时，不可强行屈曲，随针刀治疗以后再多次重复上述手法。

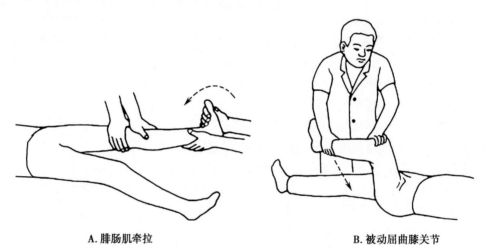

A.腓肠肌牵拉　　　　　　　　　　　　　　　　B.被动屈曲膝关节

图 13-50　治疗因膝关节不能下蹲手法

此手法适用于因膝关节不能下蹲针刀术后。

不能下蹲，不仅是膝关节的原因，同时是由腓肠肌挛缩引起。此手法先将腓肠肌牵拉舒张，然后将髌骨推向外上方，因为膝关节在最大的屈曲度时，髌骨向外上方运动，髌骨能自由向外上方运动，则下蹲不成问题，最后推住髌骨用力屈曲膝关节，是将股四头肌和交叉韧带、膝横韧带、半月板腓侧韧带、半月板股前韧带拉松，膝关节功能恢复则可以下蹲。

六、踝关节的常用手法

踝关节结构较复杂，由多个关节面组成，它的结构既适应踝关节的活动需要，也成了多种踝关节病的生理性条件，所以在设定踝关节各种手法时，必须对踝关节的骨结构和软组织结构熟悉，才不会违背踝关节的解剖学特点，以致设定一些错误的手法，造成损伤和副作用。

1. 治疗足内翻手法　针刀术后，让患者仰卧于治疗床上，助手将患侧踝关节上方固定，医生左手托住患侧足跟，右手扶住患侧足背，先对抗牵引，接着医生将足顺时针转动 3~5 次，然后再逆时针转动 3~5 次（图 13-51）。

此时医生左手拇指压于患侧外踝下缘，并向内侧推顶，医生右手将患侧足背向内侧扭转，并使之过度背屈，同时医生左手其余四指将患侧足跟向外侧扳动，拇指向内推顶，其余四指将患侧足跟向外扳动，右手将患侧足背向内侧转动并背屈，三个动作是在同一时间完成，如此反复 2 次或 3 次，即将患侧足背内旋背屈固定，手法结束（图 13-52）。此手法用于右侧足内翻，如是左侧足内翻，医生将左右手的操作位置对换一下即可。

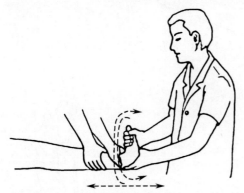 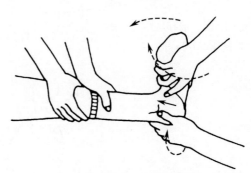

图 13-51　治疗足内翻手法（对抗牵引并内外旋踝关节）　　图 13-52　治疗足内翻手法（足背屈并外旋）

此手法适用于足内翻针刀术后。

此手法将跟骨向内侧扭转，并使之向内旋转，将足过度背屈固定，足的内翻畸形即得到纠正。

2. 治疗足外翻的手法　针刀术后，让患者仰卧于治疗床上，助手将患侧踝关节上方固定，医生右手托住患侧足跟部，左手扶住患侧足背，先对抗牵引，接着医生将患侧足顺时针转动 3~5 次，然后再逆时针转动 3~5 次（图 13-53）。

此时医生右手拇指压于内踝下缘，并向外侧推顶，医生左手将足背向外侧扭转，并使之过度背屈，同时医生右手其余四指将足跟向内侧扳动，拇指向外推顶、其余四指将足跟向内扳动、左手将足背向外侧转动并背屈，三个动作是在同一时间完成，如此反复 2 次或 3 次，将足背外旋背屈固定，手法结束（图 13-54）。此手法用于右侧足外翻，如是左侧足外翻，医生将左右手的操作位置对换一下即可。

此手法适用于足外翻针刀术后。

此手法将跟骨向外侧扭转，并使之向外旋转，将足过度背屈固定，足的外翻畸形即得到纠正。

3. 治疗踝关节骨性关节炎手法　针刀术后，让患者仰卧位，一助手将患侧踝关节上方固定，医生一手将患侧足跟托住，另一手握住患侧足背，对抗牵引 1min，然后将踝关节反复摇晃，约 10 次（图 13-55），再对抗牵引，持续 1min，医生突然加大力度，将足沿小腿纵轴下拉，此动作力度要足够大，不会引起任何损伤，顺势将足背屈固定，手法结束（图 13-56）。

此手法适用于踝关节骨性关节炎针刀术后。

此手法将踝关节反复摇晃，使由于某些软组织（韧带、肌肉、关节囊等）挛缩得到舒张，

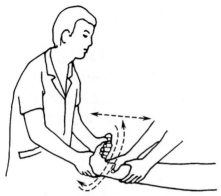

图 13-53 治疗足外翻手法（对抗牵引并内外旋踝关节）

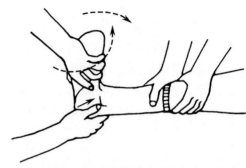

图 13-54 治疗足外翻手法（足背屈并内旋）

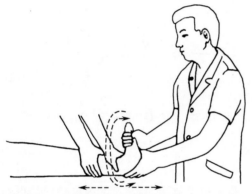

图 13-55 治疗踝关节骨性关节炎手法（对抗牵引并内外旋踝关节）

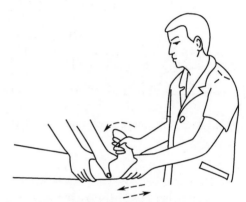

图 13-56 治疗踝关节骨性关节炎手法（下拉小腿后背屈足部）

使因之而导致的关节内力平衡失调得到恢复。

七、足部的常用手法

足部手法包括足部小关节和足部软组织等治疗手法，详细叙述内容较多，现择其要者分述如下。

1. 姆外翻手法 姆外翻如图 13-57 所示。

针刀术后，患者坐于治疗床上，将膝关节屈曲，足部略放平，助手将患侧踝关节固定，医生右手捏住姆趾，左手扶持足背（图 13-58A）。先做对抗牵引，然后使姆趾顺时针旋转 4 次或 5 次，再逆时针旋转 4 次或 5 次（图 13-58B）。接着再做 1 次对抗牵引，持续 1min 以后，医生突然加大力度，拔伸姆趾，力度要足够大，并使姆趾内收，最后将姆趾拉直（和第 1 跖骨在一条线上），用小托板固定，保持和跖骨在一条线上，手法结束（图 13-58C）。

此手法用于姆外翻引起的相关疾病针刀术后。

此手法将足第 1 跖趾关节囊充分松动，然后拔伸，使关节囊外侧的挛缩得到恢复，故而使姆外翻能够得到治疗。

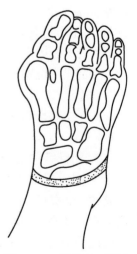

图 13-57 姆外翻示意图

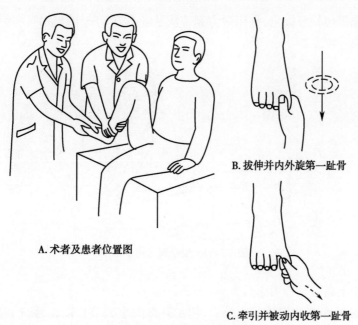

B. 拔伸并内外旋第一趾骨

A. 术者及患者位置图

C. 牵引并被动内收第一趾骨

图 13-58 治疗蹰外翻手法

2. 治疗跟骨骨刺的手法 针刀术后,让患者仰卧于治疗床上,助手将患侧踝关节上方固定,医生一手托扶患侧足跟,一手握住患侧足趾下缘的足背部,用力使足背伸,当不能继续背伸时,医生突然增加力度,推弹足背使过度背屈 1 次或 2 次即可,同时医生用另一手拇指向足背部推顶足弓部位隆起的条索(图 13-59)。

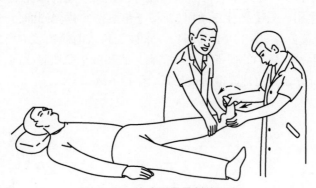

图 13-59 治疗跟骨骨刺的手法

此手法适用于典型的跟骨骨刺针刀术后。

此手法通过过度背伸足部,隆起的条索即是跖腱膜和跖长韧带,将附着于跟骨结节的跖长韧带和跖腱膜松弛,即解除了跟骨骨刺形成的生物力学因素。

3. 治疗高弓足的手法 针刀术后,让患者仰卧于治疗床上,助手压住膝关节部位并将其固定,医生一只手掌托住患侧足掌足趾的下缘,另一只手压住患侧足背,医生使患侧足背过伸,同时推顶足背向足掌方向,可以多次用较大的力使足背过伸,并将足背向足掌方向推顶,每次可用适当的冲击力,使小关节囊松开,迫使足弓降低,此手法可重复 3~5 次(图 13-60)。如果较严重者不可强行使用此手法,可随针刀手术多次进行,手法结束后,可用一足部托板,

183

从足背中部用绷带将托板固定,并用弹力绷带从足趾下方包绕牵拉固定于踝关节上方,务必使足处于过度的背伸位。

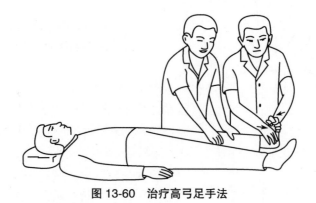

图 13-60　治疗高弓足手法

此手法适用于高弓足针刀术后。

此手法通过过度背伸将腓肠肌拉长,使足背部的小关节松动,将跖长韧带和跖腱膜拉长,并从足弓部弹起,使高弓足得到矫正。

八、肩背部的常用手法

肩关节肌肉纵横交错重叠,力学状态复杂,在进行肩关节手法时,必须充分考虑这些因素,手法操作也较为复杂,现就其要者分述如下。

1. **治疗冻结肩手法**　针刀术后,让患者仰卧位,让助手托住患侧上肢外展,此时三角肌处于松弛状态,医生用一只手抓住三角肌,并将三角肌推向背侧,此时三角肌前侧的深面和下层组织的粘连即被分开(图 13-61),同时,原来被三角肌前侧覆盖的胸大肌和胸小肌肌腱即暴露在皮下,医生另一只手的拇指侧立压在胸大肌和胸小肌肌腱之间,并沿两肌肌腱之间向上推进,此两肌肌腱之间的粘连也就被分开(图 13-62)。

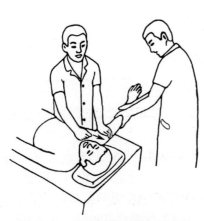

图 13-61　治疗冻结肩手法(仰卧)

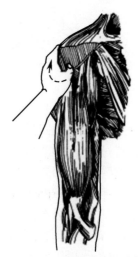

图 13-62　三角肌下部组织显露

然后让患者俯卧位,同法将三角肌推向胸侧,三角肌后侧的深面和下层组织的粘连即被分开(图 13-63),此时冈上肌、冈下肌、小圆肌、大圆肌肌腱即暴露在皮下(图 13-64),医生另一只手用与分离胸大肌和胸小肌肌腱相同的方法,将冈上肌、冈下肌、小圆肌、大圆肌肌腱之间的粘连分开。此时患肢上举大都可以达到 90° 以上,但是仍然达不到正常的状态,这是因为肩关节囊的挛缩和粘连还没有解开。在上述手法操作结束时,紧接着医生托扶患侧上肢令其上举,当达到一定高度时,患侧上肢就不能继续上举,这是由于关节囊挛缩和粘连牵制的缘故,医生在患者全力上举患侧上肢而不能继续上举的刹那间,突然而迅速地将患侧上肢推弹至 180°(图 13-65、图 13-66),此时能听到关节囊被松开的呲呲声,待患者反应过来,手法已经完成,整个操作不到 1s。

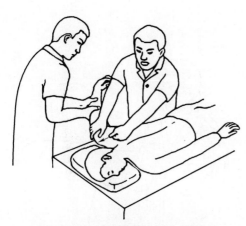

图 13-63　治疗冻结肩手法(俯卧)

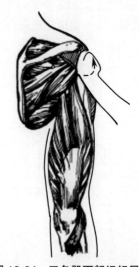

图 13-64　三角肌下部组织显露

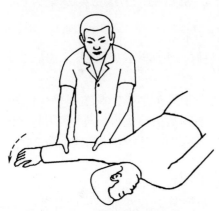

图 13-65　治疗冻结肩手法

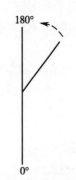

图 13-66　肩关节上举示意图

　　此手法适用于肩周炎晚期即冻结肩针刀术后。

　　此手法用化整为零的方法很巧妙地将肩部肌群牢固的粘连(即所谓冻结)分开。另外,此手法的妙处在于利用患者努力上举上肢的意志,肩部的所有肌群在为实现这个意志做应该做的工作,医生的推弹力仅仅是协助一下而已,如果让患者知道医生要做这一手法,由于恐惧疼痛,而和医生做对抗性的反应,肩部的所有肌群也会做和医生意志相反的工作,这样,手法不仅不能达到将关节囊轻巧松开的目的,相反会将使肩部的软组织受到损伤,就会得到一个费力大、有损伤、无效果的结果。

2. 治疗肩胛提肌挛缩的手法　针刀术后,患者坐于无靠背凳上,让患者患侧上肢握住对侧肩部,医生一手压住患侧肩部,将肩胛骨固定,另一手压于患侧枕外隆突处,并将头推向健侧,推弹 2 下或 3 下即可(图 13-67)。

此手法适用于肩胛提肌损伤针刀术后。

此手法让患者患侧上肢握住对侧肩部,使肩胛骨向内侧旋转,是将肩胛提肌的下端向下牵拉,将头推向健侧,即是将肩胛提肌向上牵拉,推弹 2 次或 3 次即可让肩胛提肌挛缩得到舒张。

3. 治疗肱二头肌挛缩的手法　针刀术后,患者坐位,令其屈曲患侧肘关节,医生一手固定患侧肩部,另一手拉住患侧腕部,和患者屈肘对抗,医生用力拉 1 下或 2 下即可(图 13-68)。

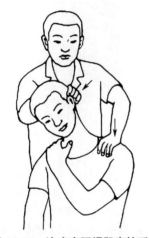

图 13-67　治疗肩胛提肌挛缩手法

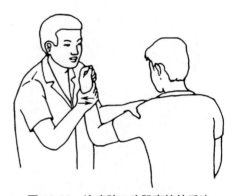

图 13-68　治疗肱二头肌挛缩的手法

此手法适用于引起肱二肌挛缩的相关疾病针刀术后。

患者屈肘,医生与之对抗牵拉,其作用力是将肱二头肌拉长,这样肱二头肌的挛缩会得到解除。

4. 治疗冈上肌挛缩的手法　针刀术后,患者坐于无靠背凳上,医生一手扶住患侧肩部,另一手从健侧拉住患侧上肢腕部,斜向对侧下方(即对侧髂前上棘方向),医生将身体贴于患者背部(以稳定患者上身不能转动),此时医生沿上述方向用力牵拉患侧上肢 2 次或 3 次即可(图 13-69)。

此手法适用于引起冈上肌挛缩的相关疾病针刀术后。

此手法将患侧上肢斜拉向健侧下方,身体又不能转动,冈上肌由于肱骨上端外旋,使冈上肌得到充分的牵拉,因此挛缩也就得到了恢复。

5. 治疗三角肌滑囊炎的手法　针刀术后,患者坐位,上肢下垂,医生用拇指在三角肌滑囊上用力迅速压一下即可(图 13-70)。

此手法适用于三角肌滑囊炎针刀术后,和大多数浅表滑囊炎针刀术后。

针刀手术将滑囊底面十字形切开,用手法快速按压一下,使滑囊内膨胀的液体从滑囊底面喷射而出,使滑囊底面被彻底撑开,而不能再愈合,滑囊炎也就治愈。

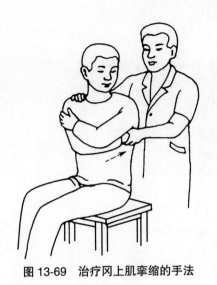

图 13-69　治疗冈上肌挛缩的手法

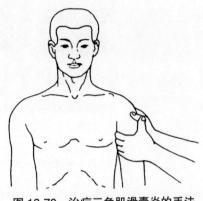

图 13-70　治疗三角肌滑囊炎的手法

九、肘关节的常用手法

为了将肘关节的各种手法原理说明清楚,有必要对肘关节的生理特点和解剖结构作一回顾。

肘关节由肱骨远端、尺骨和桡骨上端构成,包括肱尺关节、肱桡关节和上尺桡关节(图13-71、图 13-72)。肘关节的屈伸活动主要靠肱尺关节完成,肱桡关节除参与肘关节屈伸活动外,还与上尺桡关节共同参与前臂的旋转运动。

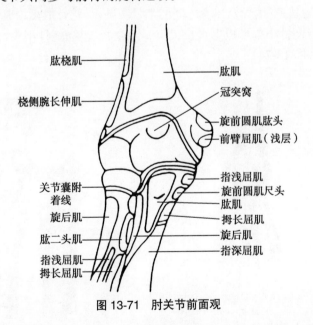

肱桡肌　　　　　　　　　　　肱肌
桡侧腕长伸肌　　　　　　　　冠突窝
　　　　　　　　　　　　　　旋前圆肌肱头
　　　　　　　　　　　　　　前臂屈肌(浅层)
　　　　　　　　　　　　　　指浅屈肌
关节囊附　　　　　　　　　　旋前圆肌尺头
着线　　　　　　　　　　　　肱肌
旋后肌　　　　　　　　　　　拇长屈肌
肱二头肌　　　　　　　　　　旋后肌
指浅屈肌　　　　　　　　　　指深屈肌
拇长屈肌

图 13-71　肘关节前面观

肱骨远端扁而宽,前有冠状窝,后有鹰嘴窝,两窝之间仅有一薄层骨板相隔。鹰嘴窝的下方,内侧部称肱骨内髁,即肱骨滑车;外侧部称肱骨外髁,即肱骨小头。肱骨内、外髁上部隆突部分称肱骨内、外上髁。内上髁为前臂屈肌总腱附着点,外上髁为前臂伸肌总腱附着点。

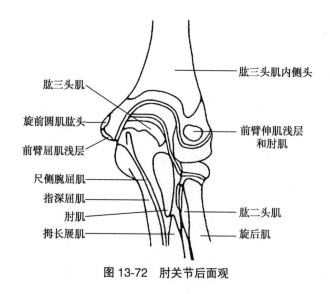

肱三头肌内侧头

肱三头肌

旋前圆肌肱头

前臂屈肌浅层

尺侧腕屈肌

指深屈肌

肘肌

拇长展肌

前臂伸肌浅层和肘肌

肱二头肌

旋后肌

图 13-72　肘关节后面观

肱骨远端与肱骨干长轴形成 30°~50° 的前倾角,滑车略低于肱骨小头,当肘关节伸直时呈现 5°~7° 的携物角(图 13-73)。

滑车内嵴与内上髁之间为尺神经沟,有尺神经通过。肱骨内、外髁与尺骨鹰嘴在肘关节伸直时三点在一条直线上,屈肘时则三点成一等腰三角形,常用此骨性标志鉴别肘关节脱位或骨折。

桡骨近端包括桡骨头、桡骨颈和桡骨结节。桡骨头与肱骨小头构成肱桡关节。桡骨结节为肱二头肌肌腱止点。

尺骨近端包括冠状突、鹰嘴及二者之间的半月切迹,与肱骨滑车构成肱尺关节。冠状突外侧有桡骨切迹,与桡骨小头形成上尺桡关节,环状韧带包绕桡骨小头,以利桡骨小头在桡骨切迹内旋转运动(图 13-74)。

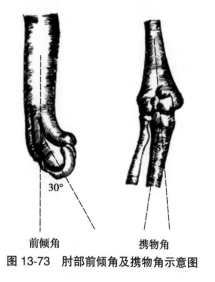

30°

前倾角　　携物角

图 13-73　肘部前倾角及携物角示意图

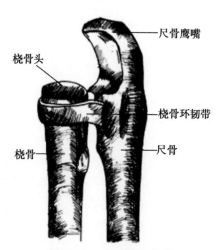

尺骨鹰嘴

桡骨头

桡骨环韧带

桡骨

尺骨

图 13-74　近侧桡尺关节

肘部前方有桡动脉和正中神经通过,经肱二头肌筋膜下进入前臂。在肱骨髁上骨折时,易被刺伤或被挤压在筋膜与骨折断端之间,引起前臂缺血或正中神经损伤。

肘部骨骺（化骨中心）较多，有时出现不规则变化，易误诊为骨折。熟悉肘部骨骺出现和闭合年龄对诊断儿童肘部损伤有重要意义（图 13-75）。

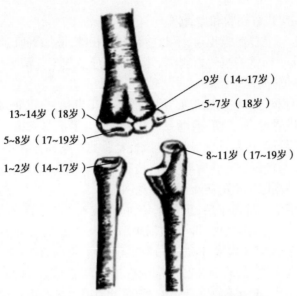

图 13-75　肘部骨化中心及干骺结合时期模式图

下表为肘部骨骺出现及融合的时间。

肘部骨骺出现及融合时间

骨骺名称	出现年龄 / 岁	融合年龄 / 岁
桡骨小头	1~2	14~17
桡骨头	5~8	17~19
内上髁	5~7	18
尺骨鹰嘴	8~11	17~19
肱骨滑车	9	14~17
外上髁	13~14	18

肘关节受到外伤之后，除骨受到损伤之外，更重要的是周围的软组织受到损伤，软组织的损伤常被忽略。肘关节周围的软组织结构较为复杂，而且具有特殊性。

肘关节的远侧内侧面有二头肌止腱、肱肌止腱附着；肘关节的近侧内侧面有肱桡肌、旋前圆肌、桡侧腕屈肌、尺侧腕屈肌、指浅屈肌的起腱附着。

肘关节的远侧外侧面有肱三头肌止腱，肘肌止腱附着；肘关节的近侧外面有桡侧腕长伸肌、桡侧腕短伸肌、指伸肌、小指伸肌、尺侧腕伸肌、旋后肌的起腱附着。

这些肌腱互相交叉重叠，之间均有腱膜、肌间膜、滑液囊。这些腱膜、肌间膜、滑液囊在肘关节损伤后会受到程度不同的损伤和破坏。在骨折或脱位的治疗过程中，还有可能受到进一步损伤。这些软组织的损伤，会发生两种病理生理变化：①软组织损伤后出血，淤血，机化;②软组织自身破损后自我复修,结痂,互相粘连。另外,由于滑囊的损伤,不能正常分泌滑液,肌腱膜之间失去了流利滑动的功能。还有肘关节囊的损伤,同样导致桡肱关节、尺肱关节润滑保护功能的丧失而滞动。

在肘关节周围还交错着筋膜和血管网。

肘前区深筋膜上与上臂筋膜相连,下与前臂筋膜相续,肱二头肌肌腱膜,是由肱二头肌止腱内侧缘向下内止于前臂筋膜的内侧缘,并有前臂屈肌起于其深腱膜上缘与肱二头肌止腱交角处,可触及肱动脉搏动。

肘后区皮肤较厚而松弛,移动度很大,浅筋膜不是很发达,在皮肤与尺骨鹰嘴之间,有鹰嘴皮下囊;深筋膜在肱骨内、外上髁、鹰嘴及尺骨后缘处与骨膜紧密结合。

肘关节周围的血管网,由肱动脉、尺动脉及桡动脉的9条分支,在肘关节前后吻合而成;尺侧下副动脉的前支与尺侧反动脉后支吻合;桡副动脉与桡反动脉吻合;中副动脉与骨间反动脉吻合,构成肘关节周围丰富的侧支循环血管网。

1. **肘关节松动手法**　针刀术后,患者坐位,将患肢置于治疗床上,助手将上臂固定,医生一手握住患侧腕关节近侧端,另一手托住肘关节上侧,并将肘关节固定,握住腕部之手努力使前臂做屈伸运动,反复5次或6次(图13-76A),接着使前臂内旋5次或6次,再外旋5次或6次,此时托肘关节之手,将肘关节向掌侧推顶2次或3次(图13-76B),使肘关节尽量伸直,如不能将上肢拉直,千万不要强行牵拉,随着针刀手术多次进行即可,然后将肘关节尽量屈曲,最后用托板置于上臂背侧,用弹性绷带固定。

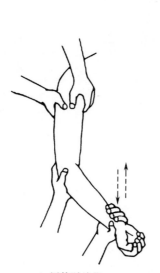
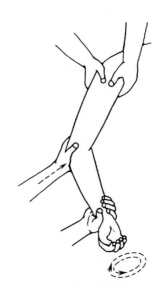

A. 屈伸肘关节　　　　　B. 肘关节内外旋并推顶肘关节

图 13-76　肘关节松动手法

此手法适用于各种原因引起的肘关节强直针刀术后。

此手法通过使肘关节屈伸、旋转等活动,使肘关节周围的软组织(包括关节囊)松动,然后用托板置于上臂之背侧,用弹性绷带将上肢伸直固定,一是巩固手法疗效,二是使上肢屈肌进一步舒张。

2. **治疗肱骨外上髁炎的手法**　针刀术后,患者坐位,医生一手拇指压于患侧肱骨干外上髁,另一手握住腕关节,使患侧腕关节掌屈,肘关节屈曲90°,使患侧前臂极度内旋,压于肱骨外上髁处之拇指下压肱骨外上髁,并用指腹向外侧推动附着于外上髁之伸肌肌腱,上述手法反复2次或3次即可(图13-77)。

此手法适用于肱骨外上髁炎针刀术后。

此手法将患侧腕关节掌屈内旋,使伸肌群受到牵拉,并用拇指按压推动伸肌肌腱和附着处,使伸肌群彻底松弛,肌腱和附着点处彻底松解。

3. 治疗肱骨内上髁炎手法　针刀术后,患者坐位,医生一手拇指压住患侧肱骨内上髁处,使患肢外展,另一手握住患侧腕关节,并使其背屈,让肘关节处于屈曲45°状态,使前臂极度外旋,同时压于肱骨内上髁处之拇指下压,并用拇指指腹向内侧推动屈肌肌腱和附着点处,反复2次或3次即可(图13-78)。

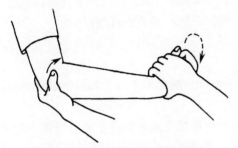

图 13-77　治疗肱骨外上髁炎的手法

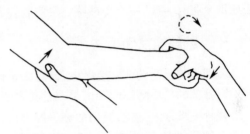

图 13-78　治疗肱骨内上髁炎手法

此手法适用于肱骨内上髁炎针刀术后。

此手法将患侧腕关节背屈外旋,使屈肌肌群受到牵拉,并用拇指按压推动屈肌肌腱和附着点处,使屈肌群彻底松弛,肌腱和附着点处彻底松解。

4. 治疗肱桡关节滑囊炎手法　针刀术后,患者坐位,让患侧上肢伸直,医生一手拇指压于肘关节掌侧肘横纹下约1cm处(略偏外),另一手握住患侧腕关节处,使肘关节屈曲至最大限度,与此同时拇指下压即可(图13-79)。

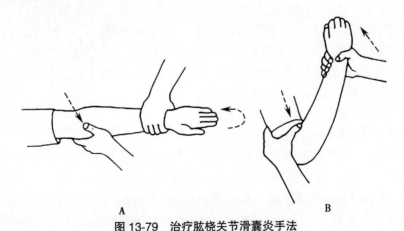

A　　　　　　　　　　　　B

图 13-79　治疗肱桡关节滑囊炎手法

此手法用于肱桡关节滑囊炎针刀术后。

因肱桡关节滑囊在肘关节下侧,肱二头肌止腱的深面,用一般治疗滑囊的手法难以奏效,所以用指压和肘关节屈曲形成的挤压力使被针刀十字切开的滑囊底面立即张开,滑囊炎即被治愈。

5. 治疗尺骨鹰嘴滑囊炎的手法　针刀术后,让患者坐位,医生一手拇指压于患侧鹰嘴窝处,另一手握住患侧腕关节处,使患侧肘关节过度背伸,同时置于鹰嘴窝处的拇指下压,反复2次即可(图13-80)。

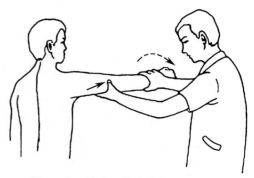

图13-80　治疗尺骨鹰嘴滑囊炎的手法

此手法适用于尺骨鹰嘴滑囊炎针刀术后。

因尺骨鹰嘴滑囊处于肱三头肌肌腱下,当上肢过度背屈时,肱三头肌即完全松弛,拇指才可以将滑囊压开,如果是肘关节屈曲位,肱三头肌即紧张,拇指的压力会被肱三头肌肌腱所阻碍,拇指就压不到滑囊,没有疗效。

十、腕部的常用手法

腕部是一个活动非常复杂的部位,为了使腕部手法符合腕部的生理学和解剖学特点,复习一下腕部的简单解剖学知识是非常必要的。

桡骨下端逐渐变宽,横切面略呈四方形,骨松质外面仅裹以极薄的骨密质。桡骨下端是力学上的薄弱点,容易发生骨折。桡骨下端前面光滑,有旋前方肌附着;后面凸隆,有一明显的背侧结节,还有3条纵沟,前臂背侧伸肌肌腱由此通过,沟间的纵嵴为腕背韧带的附着部。桡骨下端外侧面粗糙,向远侧延伸为锥状的茎突,茎突基底稍上方有肱桡肌附着,茎突末端有桡侧副韧带附着。内侧面有弧形凹面,称为尺骨切迹,与尺骨头相接,构成桡尺远侧关节。切迹的远侧有一微嵴,关节盘的附着部。下面为光滑的三角形凹面,称为腕骨关节面,与第一排腕骨相连。正常桡骨下端关节面向掌侧倾斜10°~15°,向尺侧倾斜20°~25°。桡骨茎突较尺骨茎突低1~1.5cm。桡骨下端骨折后,关节面的角度发生改变,骨折远侧断端向背侧和桡侧移位,呈"叉"样畸形,桡骨下端背面的纵沟也随之移位。如复位不良,腕背的肌腱可发生磨损,造成腕与手的功能障碍。在桡骨茎突的外侧,有2条浅沟,拇长展肌肌腱及拇短伸肌肌腱共同经此沟外面的骨纤维性腱管到达拇指(图13-81)。

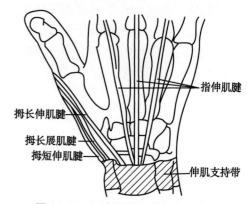

图13-81　手背侧肌肌腱分布示意图

尺骨下端较细,包括尺骨头及茎突。尺骨头膨大呈球形,周缘为环状关节面,与桡骨的尺骨切迹相接。尺骨头作为前臂下端旋转运动的枢轴,其关节面成一圆弧,桡骨下端的尺骨切迹可在其上自由转动。尺骨头的下面光滑,与关节盘相接。尺骨茎突是小锥状突起,自尺骨下端的后内侧突向下方。茎突的后面有浅沟,通过尺侧腕伸肌肌腱。尺骨茎突尖端有腕关节尺侧副韧带附着,在茎突与尺骨头下面之间有关节盘附着。腕部受伤时可引起尺骨头骨折或骨骺撕脱,但因其不直接传达暴力,不甚多见。

腕骨共8块,排成两列。腕骨的背面突出,掌面凹进,形成腕骨沟,两侧高起,形成腕桡侧隆起和腕尺侧隆起,其上面有腕横韧带附着,共同构成腕管(图13-82)。

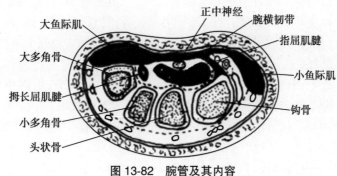

图13-82 腕管及其内容

腕骨属于短骨,大致呈立方形,有6个面。腕骨的前面和后面有韧带附着,显得粗糙,其他4个面与邻近的骨相关节,均有软骨覆被,其中除月骨前面较宽外,其他均相反,后面较宽。腕骨在结构上与长骨两端的骨骺有甚多相似点(图13-83)。

近侧排列的腕骨由外向内分别为舟骨、月骨、三角骨和豌豆骨(图13-84)。

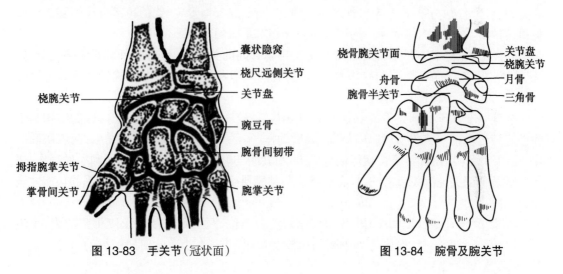

图13-83 手关节(冠状面)　　　　　图13-84 腕骨及腕关节

前三块腕骨由坚强的韧带连结在一起,共同形成一个椭圆形的关节面,向上与桡骨的腕骨关节面相连。而豌豆骨实际上是尺侧腕屈肌肌腱内的籽骨,并不参与形成桡腕关节。舟骨在近侧排腕骨中最大,长轴斜向前外下方,上面凸隆,与桡骨相接,下面有一微嵴,分为内外两部,分别与远侧排腕骨中的大、小多角骨相连,下部的舟骨结节为腕横韧带与拇短展肌的附着部。月骨与三角骨较小。豌豆骨位于三角骨的前方。舟骨细长,其远端超过第1排腕骨,平头状骨的中部,其腰部相当于两排腕骨间平面。正常腕关节的活动主要通过桡腕关节,但也有一部分通过两排腕骨间关节及第1、2掌骨之间。舟骨腰部骨折后,两排腕骨间关节的活动就改为通过舟骨骨折线的活动。这样,舟骨骨折线所受的剪力很大,加之舟骨本身血供不佳,是造成舟骨骨折后迟缓愈合或不愈合的原因。

月骨侧面观呈半月形,掌侧呈较宽的四方形,背侧尖窄,上面凸隆,与桡骨下端关节面及桡尺远侧关节的关节盘相接,下面凹陷,有微嵴分为内外两部,分别与头状骨与钩骨相关节。

正常在腕背伸及掌屈时,月骨在桡骨下端关节面及头状骨上均有一定程度旋转。摔跌时腕部极度背伸,月骨被挤压于桡骨下端和头状骨之间,关节囊破裂,月骨向掌侧脱位。如仅背侧韧带断裂,月骨可旋转 90°~270°;掌侧韧带仍完整者,月骨血液仍可由该韧带中的血管供应,如能早期整复,月骨可以存活,腕关节也可保持较好功能;如为完全脱位,桡腕掌侧及背侧韧带断裂,月骨失去血液供应,可发生缺血性坏死。

三角骨呈锥形,上面的外侧与桡尺远侧关节的关节盘相关节;内侧粗糙,有韧带附着。下面凸凹不平,与钩骨相关节。前面有卵圆形关节面,与豌豆骨相关节。

豌豆骨是腕骨中最小的,前面粗糙而凸隆,为尺侧腕屈肌、小指展肌、腕横韧带、豆掌韧带及豆钩韧带附着处。

远侧排列的腕骨也为四块,自外向内分别为大多角骨、小多角骨、头状骨及钩骨。大多角骨上面凹陷,与舟骨相关节,下面呈鞍状,与第 1 掌骨底相关节,前面有嵴状隆起,称为大多角骨结节,为腕横韧带、拇短展肌及拇对掌肌的附着部。小多角骨近似楔形,四周被舟骨、大多角骨、头状骨及第 2 掌骨底所包绕。头状骨位于腕骨中央,是最坚强的一个。手受打击时,外力可经头状骨的头部传导至桡骨。头状骨的头部呈球形膨大,和月骨相关节,下面被 2 条微嵴分成 3 个关节面,分别与第 2、第 3、第 4 掌骨底相关节。钩骨呈楔形,下面被一微嵴分为两部,分别与第 4、第 5 掌骨底相关节,前面上部有钩骨钩、钩的顶部有尺侧腕屈肌及腕横韧带附着,钩的内侧面为小指短屈肌及小指对掌肌的附着部。

狭义上看,腕关节是指桡骨下端与第 1 排腕骨间的关节(豌豆骨除外),即桡腕关节;但从功能着眼,腕关节实际应包括桡腕关节、腕骨间关节及桡尺远侧关节,它们在运动上是统一的,腕关节位于腕管的深处。

桡腕关节属于椭圆关节或髁状关节,其前后径较横径为短,呈椭圆形,这样的结构是不能做旋转运动的。腕关节所以有旋前、旋后动作,实际是在桡尺远侧关节发生,两者协同动作,运动的范围就增加许多。就运动范围来说,几乎与肩肱关节相当,同样便利手的动作,桡腕关节是手部关键性关节之一,只有屈腕肌与伸腕肌将此关节稳定于功能位,手的功能才能充分发挥。

1. 治疗腕管综合征的手法　针刀术后,患者坐位,医生双手握住患侧手掌的大、小鱼际,并令患者伸直五指,医生将患侧腕关节极度背屈,并将大小鱼际向两侧扳动、牵拉,反复 2 次或 3 次即可(图 13-85)。

此手法适用于腕管综合征针刀术后。

此手法将大、小鱼际扳动、牵拉,实际是将腕横韧带拉长,将腕管向两侧扩大,又使腕部伸直极度屈曲,是通过腕管 9 条肌腱绷紧,对腕横韧带产生一种推顶力,使腕横韧带更加伸长。同时也使肌腱和腕管之间的粘连进一步松开。

2. 治疗桡骨茎突狭窄性腱鞘炎的手法　针刀术后,患者坐位,医生一手握住患侧腕关节上方,令患者将患侧拇指放于掌心握拳,医生另一只手握住患侧拳头,用力使腕关节向尺侧倾斜,反复 2 次或 3 次即可(图 13-86)。

此手法适用于桡骨茎突狭窄性腱鞘炎针刀术后。

此手法让患者将拇指放于掌心握拳,并用力向尺侧倾斜,使拇长展肌和拇短伸肌在腱鞘内长距离移动,这样此二肌肌腱和腱鞘内壁之粘连即被彻底分离,并撑开腱鞘,使腱鞘的狭窄得以彻底解除。

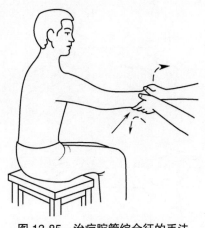

图 13-85　治疗腕管综合征的手法

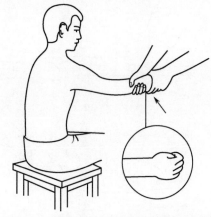

图 13-86　治疗桡骨茎突狭窄性腱鞘炎的手法

3. 治疗桡尺远端关节分离的手法　针刀术后,患者坐位、站立均可,医生立于患者对面,双手从桡尺两侧握住患侧腕关节,拇指分别压于尺骨、桡骨远端的背面,双示指屈曲置于腕关节的掌面,医生和患者作对抗牵引,并使腕关节向掌侧屈曲约45°。拉直上肢并进行逆时针转动 2 次或 3 次,顺时针转动 2 次或 3 次(图 13-87A),此时医生突然加大牵引力度并使腕关节掌屈至 90°,同时医生两手将桡尺骨向中间推挤,可感到明显的错动,此时桡尺远端关节即告复位,并立即用绷带包扎(图 13-87B)。

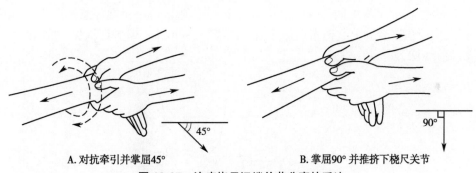

A. 对抗牵引并掌屈45°　　　　　　B. 掌屈90°并推挤下桡尺关节

图 13-87　治疗桡尺远端关节分离的手法

此手法适用于急性桡尺远端关节分离(无骨折者)和陈旧性远端关节分离针刀术后。

此手法通过对抗牵引使腕关节松弛,通过旋转克服桡尺远端向中间移动的阻力。最后突然加大牵引力度,一是进一步拉开腕关节,二是使桡尺远端产生向中间移动的力,医生双手又将桡尺远端向中间推挤,迫使桡尺远端关节分离合拢复位。

4. 腕关节松动手法　针刀术后,患者坐位,助手站于患者背侧,双手握住患侧前臂上部,医生站在患者对面,双手握住患侧大小鱼际和助手作对抗牵引 1min(图 13-88A),然后使患侧腕关节掌屈 2 次或 3 次(图 13-88B),接着使手向尺侧和桡侧摆动 2 次或 3 次(图 13-88C),再让腕关节背屈,最后让腕关节掌屈并顺时针和逆时针转动各 2 次或 3 次,并突然加大力度牵引一下,手法结束(图 13-88D)。如腕关节强直严重,切不可强力背屈和掌屈,应随针刀治疗多次手法,才能使腕关节功能恢复。

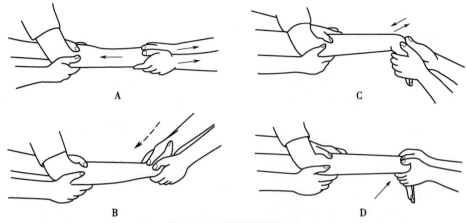

图 13-88 腕关节松动手法

此手法适用于相关疾病造成的腕关节强直针刀术后。

此手法通过牵引、掌屈、背屈、向桡侧和尺侧方向摆动,使腕关节多个骨关节面分离松开,最后迅速用力牵拉,使它们之间的强直固定得到松动。根据针刀医学慢性软组织损伤病因病理学理论和骨质增生病因学理论,此手法使腕关节强直的内部力学状态得到根本改变,为进一步治疗,促进腕关节的功能恢复创造有利的条件。

5. 治疗腕部腱鞘囊肿的手法 针刀术后,患者坐位,患侧上肢放于治疗床上,医生一手拇指压于囊肿上,助手将患侧前臂固定于治疗床上,医生的另一手握住患侧手掌,并使手掌过度背屈,同时压于囊肿上之拇指迅速用力下压囊肿,一般 1 次囊肿即消失,如未消失,再重复 1 次(图 13-89)。

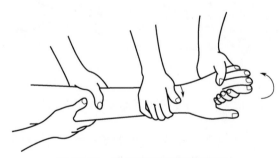

图 13-89 治疗腕部腱鞘囊肿手法

此手法适用于腕部腱鞘囊肿针刀术后。

此手法在拇指迅速用力下压囊肿时,将腕关节过度背屈,使囊肿受到双面挤压,迫使囊肿撑开,从而治愈此病。

十一、手部的常用手法

手是人类从事各种工作、生活、学习的重要器官,有多种多样的功能,所以结构比较复杂,一旦发生病变、受到损伤,如果进行外科手术治疗,很难避免影响它的某些功能,用针刀配合手法治疗,可以避免影响它的某些功能,为了让手法更符合手的生理和解剖特点,以下简单叙述一下手的有关解剖结构。

拇长屈肌肌腱：由桡侧囊包绕，与至拇指的神经、血管伴行，进入鱼际鞘，经拇短屈肌和拇收肌之间至拇指，为拇指腱鞘所包绕，止于末节指骨底。

指浅、指深屈肌肌腱：两肌的四对肌腱，为尺侧囊及腱旁系膜所包绕，走向第 2~5 指，呈扇状散开，深浅各一，分别位于掌腱膜 4 条纵束与相对应的掌骨之间，平掌远纹处，进入各指腱鞘。其中，至示指、中指、环指的腱于第 2~4 掌骨中 1/3 处没有腱鞘包绕，指血管和指神经以及蚓状肌均位于各腱之间（图 13-90）。

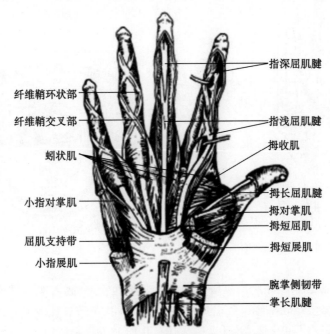

图 13-90　手肌及指浅、指深屈肌肌腱

蚓状肌：是 4 条细长的小肌，从桡侧到尺侧，分别为第 1~4 蚓状肌，各被肌鞘包绕，与指掌侧总动脉和神经伴行，经掌深横韧带之前、第 2~5 指的桡侧，参与指背腱膜的构成，可屈掌指关节，伸指间关节。

手掌的间隙（图 13-91）：是位于掌中间鞘深部的疏松结缔组织间隙。由掌隔分为鱼际间隙和掌中间隙。掌中隔由掌外侧隔发出，斜向尺侧，经示指的屈肌肌腱和第 2 蚓状肌之间，附于第 3 掌骨的前线。此隔近掌骨的部分，与拇收肌筋膜相贴，因此两个间隙彼此稍有重叠。但是，鱼际间隙并不在鱼际鞘内。

掌中间隙：位于手掌部的内侧半。前界为中指、环指、小指的屈肌肌腱及第 2~4 蚓状肌。后界为第 3~5 掌骨及骨间肌前面的骨间掌侧筋膜。外侧以掌中隔与鱼际间隙为界，内侧是掌内侧间隔。掌中间隙的近侧经腕管与前臂屈肌后间隙相通；远侧经蚓状肌鞘 / 管与指背相交通；经指蹼间隙与皮下组织相通。

鱼际间隙：位于手心的外侧半，呈三角形。前界为示指的屈肌肌腱、第 1 蚓状肌及掌中隔；后界为拇收肌筋膜；内侧以掌中隔与掌中间隙为界，外侧是掌外侧间隔。鱼际间隙的近侧是密闭的，远侧经第 1 蚓状肌鞘 / 管与示指背侧相交通。

指浅、指深屈肌肌腱的附着及特点：指浅屈肌肌腱在第1节指骨处变扁，并掩盖、包绕着指深屈肌肌腱，继向远侧分成两股，附于第二节指骨的两侧缘，部分纤维紧贴骨面，彼此交叉也附于该节指骨，形成一个腱裂孔，容深腱穿过。从此往远侧，深腱位于浅层，止于第3节指骨底的掌侧面。这种附着关系，四指皆同。指浅屈肌肌腱主要屈近侧指关节；指深屈肌肌腱主要屈远侧指关节。两腱各有独立的滑动范围，又互相协同增加肌力。

指腱鞘（图13-92）包绕指浅、指深屈肌肌腱，由两部分构成。

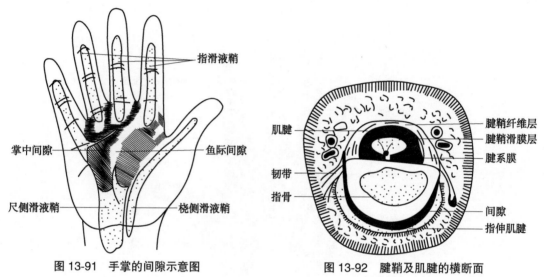

图 13-91　手掌的间隙示意图　　　　图 13-92　腱鞘及肌腱的横断面

腱纤维鞘：是指掌侧深筋膜增厚所成的骨性纤维性管道，附着于指骨及关节囊的两侧。在第1、2节指骨体处，环状纤维增强名为指环韧带。在指关节处比较薄弱，纤维交叉名为指十字韧带。腱纤维鞘对肌腱起滑车和约束作用，并加强了肌腱的拉力。手术时应尽量避免其损伤。

腱滑液鞘：是包绕肌腱的双层套管状的滑液囊，分脏层与壁层。脏层包绕肌腱，壁层紧贴纤维鞘的内面。脏、壁两层，在鞘的两端互相移行；在肌腱紧贴骨面的一侧，犹如肠的系膜，也彼此移行，构成腱系膜，保护出入肌腱的血管和神经。由于肌腱经常运动，腱系膜大部消失，仅在血管、神经出入处保留下来，称为腱纽，可分两种：长腱纽呈细带状，从第1节指骨连于指浅、指深屈肌肌腱；短腱纽呈三角形，分别连于两腱止端与指骨之间。

第2~4指的腱鞘从第3节指骨底向近侧延伸，均越过3个关节，达掌指关节的上方。但是，拇指及小指的腱滑液鞘，分别与桡侧囊、尺侧囊相连续。

伸指肌肌腱的附着及其特点：伸指肌肌腱越过掌骨小头后，向两侧扩展，包绕掌骨小头和第1节指骨的背面，叫指背腱膜（外科常称为伸肌肌腱帽，图13-93）。它向远侧分成三束：正中束止于第2节指骨底；两个侧束在第2节指骨的背侧，互相合并后止于第3节指骨底，侧束的近侧部，有骨间肌肌腱参加；远侧部有蚓状肌肌腱加强。伸指肌肌腱可伸全部指关节，在骨间肌和蚓状肌协同下，可屈掌指关节、伸指间关节。当正中束断裂时，近侧指关节不能伸直；两侧束断裂时，远侧指关节不能伸直，呈现"锤状指"畸形；三束全断时，全指呈屈曲现象。

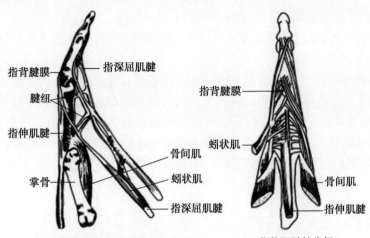

A. 指伸肌腱抽间肌和蚓状肌的止点　　B. 指伸肌腱扩张部

图 13-93　屈肌肌腱及指背腱膜

掌指关节:除拇指掌指关节外,均为球窝关节,运动十分灵活。各掌指关节囊除背侧较薄弱外,都有侧副韧带加强。掌侧副韧带也叫掌板,于第 2~5 掌骨小头之间有掌深横韧带相连,拉紧手的横弓,增加手的握力和稳固性。侧副韧带呈三角形,当关节伸直时松弛,屈曲时紧张。如伸直过久,可导致侧副韧带挛缩,丧失屈曲功能,所以,手指固定时,应取半屈位。

指间关节:除拇指外,各指均有两个关节,即近侧与远侧指间关节。关节囊的构造与掌指关节相似,均属滑车关节,只能做屈伸运动。

1. 治疗屈指肌腱鞘炎的手法　针刀术后,患者坐位,医生一手拉住患指的远侧端,另一手将手掌固定,并对抗牵引 1min,然后让患指过度背屈一下,反复进行此手法 2 次或 3 次即可(图 13-94)。

此手法适用于屈指肌腱鞘炎针刀术后。

此手法利用手指的过度背屈,将屈指肌从腱鞘内拉动,使粘连彻底分离,又利用屈指肌的张力,使腱鞘管腔扩大。

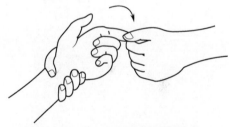

图 13-94　治疗屈指肌腱鞘炎手法

2. 治疗腕背伸肌腱鞘炎的手法　针刀术后,患者坐位,医生一手握住患侧腕关节部位,另一手将 2~5 指握住,进行对抗牵引(图 13-95A),然后将上述 4 指过度掌屈,此手法反复进行 2 次或 3 次即可(图 13-95B)。

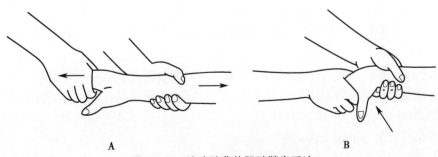

A　　　　　　　　　　　　　　　　B

图 13-95　治疗腕背伸肌腱鞘炎手法

此手法适用于腕背伸肌腱鞘炎的针刀术后。

此手法利用手指的过度掌屈,将腕背伸肌从腱鞘内拉动,使粘连分离,又利用腕背伸肌的张力,使腱鞘管腔扩大。

3. 指关节松动手法 针刀术后,患者坐位,将患侧前臂掌心向上放于治疗床上,医生一手压住患侧掌部,另一手捏住患指,进行对抗牵引(图13-96A),然后使其掌屈2次或3次(图13-96B),接着使其背屈2次或3次(图13-96C),再将罹患关节近侧固定,使患肢向尺桡侧两边摇动(图13-96D、图13-96E),此操作结束后,再作对抗牵引,以上手法可以重复2次或3次即可,如指关节强直严重,不可强行屈伸,可随针刀手术多次手法,一般治疗2次或3次手指即可屈伸。

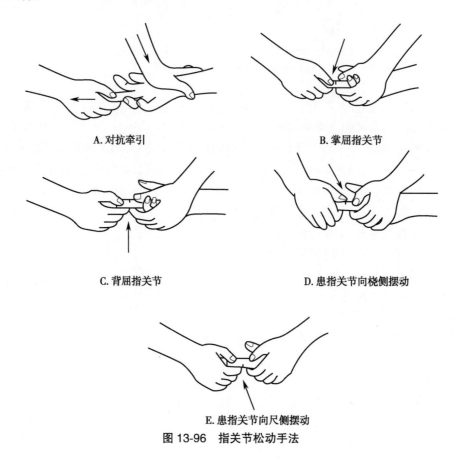

A. 对抗牵引 B. 掌屈指关节

C. 背屈指关节 D. 患指关节向桡侧摆动

E. 患指关节向尺侧摆动

图 13-96 指关节松动手法

此手法适用于相关疾病引起的指关节强直针刀术后。

此手法使罹患关节掌屈、背屈、侧方摇动和对抗牵引,使强直指关节松动,根据针刀医学关于慢性软组织损伤病因病理学的理论和骨质增生病因学的理论,此手法从根本上改善了指关节内的力学状态,为进一步治疗和指关节的功能恢复创造了有利的条件。

4. 治疗屈指肌挛缩的手法 针刀术后,患者坐位,将患侧前臂掌心向上放于治疗床上,医生一手压住患侧腕部,另一手拉住患指,尝试使其伸直,当牵拉受到阻碍时,可用力弹拉一下,上述手法可重复2次或3次(图13-97)。

然后,将纱布填充于掌心,使达到最大可能的伸直位,屈指肌挛缩严重者,切不可操之过急,可随针刀治疗多次进行,一般4次或5次后,手指将接近完全伸直,此时在手法结束时,可用小托板将手指伸直固定于手指背侧即可,5d后去掉托板,嘱其作功能锻炼。

此手法适用于相关疾病引起的屈指肌挛缩针刀术后。

此手法在针刀术后用循序渐进的办法将屈指肌逐渐延长,最后达到治疗此病的目的,避免患者终身残疾。

5. 治疗蚓状肌粘连的手法 针刀术后,患者坐位,患侧前臂掌心向上放于治疗床上,医生一只手压住患侧腕关节上缘,令患者努力伸指,医生另一只手压于2~5掌指关节上缘,当患者不能继续伸指时,迅速使2~5手指伸直,此时患者会感到蚓状肌粘连被分开时的灼烧感。此手法如果操作轻巧迅速,时间掌握准确,压迫手指伸直恰在患者努力伸指而不能伸直的一刹那间,一般1次即可(图13-98)。

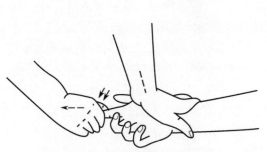

图13-97 治疗屈指肌挛缩的手法

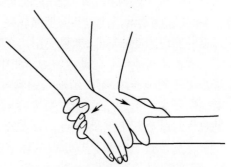

图13-98 治疗蚓状肌粘连的手法

此手法适用于相关疾病引起蚓状肌粘连针刀术后。

此手法利用患者努力伸指的意志,瞬间将手掌伸直,将蚓状肌粘连分开,既符合手的解剖学特点,又符合手的生理学特点,可谓恰到好处。

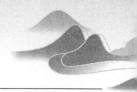

第十四章

针刀医学的诊疗思路（案例分析）

第一节　去掉面纱看真相（力学交汇点的认识）

针刀医学认为软组织疾病的机理就是力的动态平衡失调，这个理论说明运动是其中的主要问题，而紧紧抓住运动的枢纽就是主要问题的核心。临床中患者诉述不清楚，体格检查又难以发现阳性体征时，如果应用这个理论，就能比较容易发现阳性体征，确定治疗点。

笔者认为抓住了运动枢纽力学集中点，就给了针刀定点的重要思路。例如：颈椎运动枢纽是第 2 颈椎椎体，第 7 颈椎是颈胸椎枢纽的高应力点，所以治颈椎病要注意 C_2、C_7 选点。胸椎病要注意 T_5、T_{12} 的选点，腰椎病要注重在 L_4、L_5 选点。L_3 横突是腰的运动枢纽，同时也是腹背的运动枢纽，所以在此治疗特别重要。肩关节是肩胸部与上肢的枢纽，治颈肩上肢要注意在肩部选点。髋关节是臀部和下肢的运动枢纽，治腰腿痛就要注意在髋关节处选点。膝关节的髌骨是膝关节的运动枢纽，在髌骨周围选点，对膝关节的治疗具有指导意义。依此类推，全身还有许多运动枢纽等高应力点。

第二节　打破局部再看整体

在针刀临床中我们经常发现，疼痛的主要部分治好后又出现新的疼痛部位，这个新的疼痛部位与主要的疼痛部位的关系，既不能用神经传导来解释，也不能用放射痛、牵涉痛等来解释。

我们在针刀治疗的大量实践中发现，许多疼痛是由筋膜传导的。

筋膜遍布全身的体表面，以及器官、组织的表面。过去对筋膜的认识不甚清楚。其实筋膜有很多功能，是一个庞大功能单位或器官单位。

筋膜传导可能有以下几种形式。

1. 研究发现，筋膜中有一些是特殊筋膜，特殊筋膜分布较多的交感神经纤维、神经末梢以及毛细血管等，比一般筋膜容易传导生理电，并通过交感神经纤维与内在的器官广泛地联系。经络线路及穴位可能与特殊筋膜有密切的关系。所以，针刀治疗某些穴位可治疗内脏疾病。

2. 以胸腰筋膜为例，因为早期的解剖只发现胸部及腰部有相连的筋膜，所以命名为胸腰筋膜。后来的解剖又发现胸腰筋膜还往上连着颈项筋膜，颈胸腰筋膜是个整体，见图 14-1。

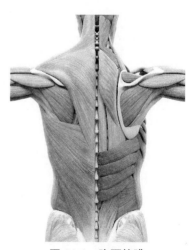

图 14-1　胸腰筋膜

所以有些腰痛患者,针刀多次治腰痛部位,效果不佳,在颈部找到阳性点后,进行针刀治疗,腰痛症状马上就没有了。这就是颈部的软组织病变通过颈胸腰筋膜传导至腰部的表现。

有些足跟痛患者,针刀反复治疗,效果不佳。后面在颈部找到阳性点,针刀治疗后,足跟痛好了,这是颈胸腰筋膜连着臀部筋膜,臀部筋膜连着髂胫束,髂胫束连着小腿胫骨、腓骨长肌筋膜,小腿筋膜连着脚底筋膜。就这样,颈部的软组织病变,通过相互连接着的筋膜,一级一级地传导下去,直到足底,足底痛的病源在颈,当然仅治足底效果欠佳,只有治颈部这个病源后,足底痛才能治愈。

筋膜传导痛在临床中时很常见的,根据这一原理,针刀医学在临床中治愈了大量的疑难杂症。筋膜传导告诉我们:针刀治疗必须高度重视整体观,不能头痛医头,脚痛医脚!

举例说明1 肩周炎

这类患者多数用针刀能很快治愈,但是却有 20%~30% 的患者难于治愈。我们对这些疑难的肩周炎病症积累了一些经验,治愈了绝大多数患者。经验如下。

1. 针刀常规治疗肱二头肌、小圆肌、三角肌下滑囊等,多数有效。少数无效的患者,笔者的经验是肩关节的所有的组织结构都要检查,要有整体观。

2. 最常见的是肩胛下肌出现症状,其起自肩胛下窝,止于肱骨小结节及小结节嵴的上方,有约 5cm 长的止面。其止点的肩胛下肌肌腱鞘炎腱下囊及喙突下囊均与肩关节腔相连通。故肩关节腔的病变很容易波及此肌。该肌使臂内旋,是肩周炎的易发病肌肉。治疗可在小结节、小结节山脊及肩胛下窝各定数点。

3. 肩周滑液囊众多,如三角肌下滑囊、肩峰下滑囊、喙突下滑囊等,多数相互连通,有些还和肩关节腔连通。对于疑难性肩周炎,有时治疗这些滑囊,可使一些症状消失。

4. 对于关节囊挛缩的患者,可在大结节上方的间隙进针刀,切开挛缩的关节囊,并朝多方向被动活动肩关节(详见本书关于肩关节手法的论述)。

举例说明2 膝关节病

膝关节疾病是疑难病,难于治愈。我们积累了一些经验,治疗一些膝关节病,取得了较满意的效果。

1. 膝关节积液在临床中治疗比较困难,针刀很难使积液消除。首先要弄清楚关节积液、关节囊肥厚增生等的原因,其根本原因是对膝关节力不平衡的代偿。由于膝关节周围软组织的力失去平衡,导致膝关节各关节面的对合不良,或不能完全对合。关节对合不好,会在膝关节运动时产生摩擦而导致疼痛,为了减少摩擦,关节的滑膜就分泌增加,以缓解关节摩擦,导致积液。因为膝关节周围的软组织对关节的支撑力不正常,膝关节就增生肥厚,以代偿支持力不足。所以针刀的根本,必须治疗引起膝关节力不平衡的所有软组织。常规治疗,相关针刀书籍上有详细描述,不再赘述。

2. 针刀医学强调整体观治疗膝关节病,不光要治疗其周围的韧带、肌腱,还要治疗肌腱以上的肌腹,配合治疗附着于膝关节上肌肉、筋膜的起点,如股薄肌、缝匠肌、髂胫束等的起点。这些往往被忽视,如按这个方法治疗,有时有出其不意的疗效。

3. 对于关节积液,在关节腔内注射激素有较好的效果,但有些会复发。所以,尽量不用激素。关节腔用臭氧灌洗,可氧化关节腔内的代谢产物,变性的滑膜,变性的软骨组织,并被排出关节外。3 天后用生理盐水关节冲洗,可冲洗出部分坏死脱落的滑膜、碎的软骨组织、变性及炎症的关节液,对减少关节液再渗出有好处。

4. 用火针在关节腔周围及滑囊处治疗,使囊壁穿孔不易闭合,从而产生内外引流的作用。

5. 膝关节的前后交叉韧带是膝关节病的易患部位。如果 X 线片发现踝间嵴有骨质增生,说明有交叉韧带的损伤,可在韧带的起止点用针刀切开治疗。

6. 膝关节的圆横韧带是联系内外半月板的韧带,很容易损伤,当伸膝困难时,可针刀切断该韧带的部分变性挛缩的纤维。

7. 患者诉腘窝痛或胀,往往是有关节积液,或交叉韧带损伤。腘肌、膝关节后滑液囊、腓肠肌下滑液囊等病变,也可出现以上症状。

8. 腘绳肌在膝关节的止点的病变,鹅掌腱的浅、深层的病变及粘连等都不能忽视。

9. 对膝关节有明显脂肪增生的患者,配合用小切口切除变性增生的脂肪组织,往往会收到较满意的效果。

举例说明 3　疑难腰椎间盘突出症

1. 宣蛰人教授对神经受压后的反应做了大量的临床及实验研究,发现神经受到压迫是不会引起疼痛的,当神经受压严重时,才会引起麻木。那么,是什么原因引起疼痛的呢? 机理可能是伴随神经走行的血管(上篇叙述的神经血管束)受压,引起缺血缺氧,从而使代谢产物堆积,产生致痛物质,并且诱导局部的无菌性炎症,刺激神经,引起神经疼痛。所以,手术摘除压迫神经根的髓核后,可迅速解除对该部位的神经、血管卡压,使致痛物质、代谢产物、炎症物质迅速消除,从而使疼痛好转或消失。但针刀医学认为,血管的卡压不仅是在神经根处,血管走行的任何位置均可受压而引起疼痛。

2. 神经有较好的蠕变性,由于突出的髓核引起椎间管外口与神经根的广泛粘连,影响神经根。当松解了神经根管外口后,神经根向椎管内有了较大长度,能躲开髓核的压迫。所以,椎间管外口的针刀治疗是有必要的,也很有效(需要松解该处的腰椎间盘突出症患者大约占 5%,其他的 95% 经软组织松解行关节突、关节囊治疗即可)经研究发现,内、外口相距 0.5~0.8cm。

3. 如何确定腰椎间隙? 一般情况下椎间隙是容易确定的。常用的方法:髂后上嵴的连线与脊柱的交汇点就是 L_4~L_5 间隙。以下情况会造成确定椎间隙的困难:①髂嵴抬高或降低,这样髂后上嵴的连线与脊柱的交汇点就不正好是 L_4~L_5 间隙,而是 L_4 棘突、L_5 棘突;②棘突骨质增生,椎间隙触不易摸准;③椎间隙压缩,也不易触摸清楚,而腰椎间盘疾病的患者,往往有椎间盘的变性压迫;④椎柱侧弯,椎间隙不易触摸;⑤肥胖患者也不易触摸。那么,有没有更好的确定椎间隙的方法呢? 笔者认为这样确定椎间隙会更容易些:朱汉章教授的一掌定位法,比较实用,手掌张开放于 12 肋下,示指与 12 肋骨尖平行,拇指下按皮肤针刀向外倾斜约 60°,沿拇指指甲向背正中线倾斜 60° 入针,即是第 3 腰椎横突;还有以第 1 骶骨凸起为标志向上寻找第 5 腰椎也比较准确。

4. 腰椎间盘突出症的伴随病变,常先有肌肉、筋膜的损伤,在这些软组织的损伤没有得到很好治疗的情况下,由于软组织的病变,如痉挛、挛缩等,产生的持久拉力即对间盘的压力,久之使间盘突出,这就可解释为什么许多没有重体力劳动的人,也出现了腰椎间盘突出症。挑担等负重动作可把负重的力传导至椎间盘,这点大家容易明白,但腰部持久的肌痉挛挛缩产生的力传导至椎间盘所造成的影响常被忽视。坐骨神经、股神经等的受压,不仅仅局限在侧隐窝、椎管内,还可在椎管外口,其主干及分支在行走到靶器官及组织的过程中,每一个环节都可出现压迫,还可出现牵拉,卡压,扭曲。

5. 另外,对顽固性腰椎间盘突出症的患者,治疗臀上皮神经也是很重要的,疗效比较显著。臀上皮神经卡压的治疗:此神经是从深筋膜深层行进,经历了 5 个狭窄关口,然后穿出 3 层筋膜及肌肉浅出到髂嵴,再穿过骨纤维管进入臀部,并和臀部的脂肪组织在一起。基于以上解剖学特点,在治疗上就要对以上特点作针对性的治疗。针刀治疗:①在 L_1、L_2、L_3 的横突及横突尖治疗;②骨纤细管的通透剥离,针刀与腰骶部平面垂直进针,刀口线与肌肉纤维平行,进入此管后,使针体分别与腰骶部平面呈 10°~20° 进行通透剥离;③在臀部的神经走行的范围内触及的条索状物处进针,切割至紧束感消失为宜。

举例说明 4　疑难颈椎病的治疗

1. 颈椎病的分型有很多种,笔者认为颈椎病可以分为三型:软组织型颈椎病,骨型颈椎病,脊髓型颈椎病。

2. 有些患者会出现颈肩手臂的痛麻等,有人就自然诊断为神经根型颈椎病。如果仔细研究解剖,颈神经根与椎间盘之间有个屏障——钩椎关节,所以髓核突出是不易压迫神经根的。那么是什么原因出现压迫的症状呢?长期临床研究发现,多数是由斜方肌病变造成的,因斜方肌病变,卡压臂丛神经,引起以上症状。临床中,治愈了较多这种患者。

3. 对于头昏的治疗以前认为是椎动脉型颈椎病。但有人解剖发现,70% 以上的脑部血供是颈内动脉供给的,只有 30% 左右的脑部血供是来自椎动脉。况且颈内动脉系与椎动脉系通过威尔氏环交通。那么仅仅椎动脉缺血就会引起头昏吗?笔者认为威尔氏环一般并不开放,或血流量很少,所以椎动脉系还是很独立的;椎动脉是供应迷路的唯一血管,迷路缺血,就会出现头昏;椎动脉在寰枢椎处有 4 个 90° 的急转弯,当颈椎之间有轻微的移位,即可造成对椎动脉的卡压、扭曲等,从而引起小脑、迷路缺血,出现头昏等症状。所以,针刀要治疗容易引起颈椎移位的肌肉,依次是头夹肌、颈夹肌、颈最长肌、斜方肌、头半棘肌、椎枕肌等,以及项韧带、寰枕后膜等筋膜。治疗后多能消除头昏。为什么不叫椎动脉型颈椎病?因为临床分型是为了指导治疗的,要尽量揭示疾病的本质。颈椎造成的头昏,椎动脉不是病因,而是果:病因是颈椎旁的软组织,引起颈椎错位,导致椎动脉血流障碍。软组织是因,椎动脉是果,所以,以病因分型是更合理的,更能指导治疗。

4. 肩痛的治疗　肩痛患者很常见,但是通过各种治疗,均难于治愈者,经过长期的临床经验,根据解剖结构,治疗中斜方肌的高应力点,可取得立竿见影的效果。

第三节　治疗要抓大,但不可放小

软组织损伤经过针刀治疗后,往往有明显的疗效,但一些患者会有 20%~30% 的症状解决不了,因为针刀的治疗点往往注重大肌肉、大韧带、大肌腱和大筋膜,而忽略了小肌肉、小韧带和小筋膜韧带。

例如颈椎病遗留下少许症状,往往和八块小肌肉——椎枕肌有关。如果注意检查椎枕肌,采取适当的针刀治疗,往往有明显的效果。

例如腰正中线的疼痛,一部分按棘上韧带损伤、棘间韧带损伤治疗就能见效。但也有效果不佳的,对此如果治疗小神经——寰椎神经,小韧带——乳副突韧带,用针刀切开局部卡压小神经(寰椎神经)的小韧带——乳副突韧带,往往能有明显的效果。小的肌肉、韧带、神经尽管弱小,但它们的功能往往很强大,所以一定要抓大也不可放小。我们常常忽略的"小",列举如下。

一、斜方肌损伤

1. 概况　斜方肌的主要功能是固定作用,即固定肩胛骨,从而固定肩带。当该肌收缩时,牵拉肩胛骨和锁骨向后,向脊柱靠拢,降部和升部可使肩胛骨转动。因为上肢是人体活动较频繁的部位,活动强度也非常大(如手提重物),而这些力都要传导至肩胛骨,最终传导至斜方肌,所以斜方肌所承受的力及活动度是非常大的,同时斜方肌的收缩力的方向不同,这些因素很容易造成斜方肌损伤。斜方肌损伤发病率非常高,常被误诊为颈椎病、肩周炎、菱形肌损伤、上后锯肌损伤、肩胛提肌损伤等。目前医学文献上少有报道。

2. 斜方肌的解剖位置　可分为降部(上部)、横部(中部)和升部(下部)三部分。

(1)降部:起自上项线、枕外隆凸和项韧带,止于锁骨外侧 1/3。

(2)横部:起自第 7 颈椎至第 3 胸椎棘突和棘上韧带,止于锁骨的肩峰端、肩峰和部分肩胛冈。

(3)升部:起自第 3~12 胸椎棘突和棘上韧带,止于冈三角和肩胛冈的内侧部。

3. 发病率　颈椎病患者约 80% 以上合并有斜方肌损伤,菱形肌、上后锯肌及提肩胛肌损伤约 50% 合并有斜方肌损伤。

4. 发病机理　肩关节是由肩胛骨构成的,但肩胛骨却是游离的,必须靠斜方肌、肩胛提肌、菱形肌等固定于背部及脊柱旁。故斜方肌的运动非常频繁,运动强度也非常大,因此,特别容易发生损伤。

5. 临床表现　主要表现是颈肩连接部出现酸、胀、痛等,有些患者还有背部酸胀疼痛、头痛、头昏或肩部不适,跟斜方肌有关。

6. 斜方肌损伤的分类　上斜方肌损伤,中斜方肌损伤,下斜方肌损伤。

7. 针刀治疗

(1)上部:上项线、枕外隆凸、项韧带、锁骨外侧 1/3 每 1cm 定一点。

(2)横部:第 7 颈椎至第 3 胸椎棘突、棘上韧带、肩峰端、肩峰和部分肩胛冈视情况每 1cm 各定一点。

(3)下部:第 3 至 12 胸椎棘突和棘上韧带、肩胛冈的内侧部视情况每 1cm 定一点。

二、臀三头肌损伤

1. 概况　臀部肌肉损伤临床中很常见,如仔细观察就会发现很多肌肉的功能相似,力学方向大约相同,如阔筋膜张肌、臀中肌、臀大肌,它们的起止点毗邻,力学方向与功能类似,我们认为,所有称为臀三头肌肉也未尝不可。我们的治疗也要考虑这三块肌肉的相互影响,臀中肌的问题会累及臀大肌,相反,治疗了臀大肌也会影响臀中肌,人体的这种情况不少见,这是适用于各个部位的治疗思路,具有重要临床意义。临床中,我们对臀大肌痉挛针刀治疗,有些患者不能治愈。经长期临床实践,根据软组织损伤的力交汇点认识,再用针刀治疗了阔筋膜张肌、臀中肌后,症状很快就消失了。

临床中,我们经常发现,在臀中肌行针刀治疗后,患者症状迅速加重,不能动弹,疼痛难忍,隆起很大的包块,医生束手无策。多数医生诊断为血肿。经我们的临床观察,大部分并不是血肿,而是扎了臀中肌后造成了臀三头肌的更大的力失衡,使得疼痛加重。如果把臀大肌、阔筋膜张肌治疗,疼痛会迅速缓解。

2. 解剖位置

(1)臀中肌:起点,髂骨翼外面;止点,股骨大转子。

(2)阔筋膜张肌:起点,髂前上棘;止点,移行于髂胫束,止于髂胫束外侧髁。

(3)臀大肌:起点,髂骨翼外面骶、尾骨背面及骶结节韧带;止点,股骨臀肌粗隆和髂胫束。

(4)阔筋膜张肌从髂前上棘下行,臀大肌从髂嵴后 1/3 和骶尾骨背面斜向下前行,两肌分别止于髂胫束前后缘,成一广阔扇形,尖指向下,覆盖髋区外面,宛如肩部三角肌,所以,此两肌合称为髋三角肌。

3. 针刀治疗定点　三块肌肉的起始面各定几点;三块肌肉的联合腱点;股骨大转子/髂胫束的止面均要定几个点;在肌腹处摸到有硬结的地方也要定几点。

三、髂胫束摩擦综合征

1. 概况　髂胫束是阔筋膜张肌外侧肥厚部,紧张于髂嵴部与胫骨外侧髁之间。在大转子平面,阔筋膜张肌和臀大肌肌腱鞘炎腱汇入髂胫束中。此束通过髋关节横轴的前外侧和膝关节横轴的后外侧,对维持人体直立甚为重要。大腿前屈时,阔筋膜张肌牵髂胫束向前;腿后伸时,臀大肌牵此束向后。因此,行走时,此束不停地在胫骨外侧髁前后移行。久之,容易对此束及此束下的滑囊造成损伤,从而引起髂胫束摩擦综合征。此病在临床中很常见,常被误诊为膝关节病等。

2. 针刀治疗

(1)胫骨外侧髁取 3~5 个点。

(2)阔筋膜张肌的髂嵴处的起点定 3~5 个点。

(3)臀大肌在骶骨的起点处定 3~5 个点。

(4)臀中肌在髂嵴处的起点定 1~3 个点。

(5)髂胫束在股骨大转子处的内、外侧各定 1 个点。

四、肌筋膜炎

1. 定义　肌筋膜炎又称纤维组织炎,只能算是一个综合的概念,近年来已少被采用。纤维组织炎是指有些腰痛患者在骶棘肌的表面或在髂嵴肌附着处有一些小结节,伴有疼痛及压痛,有时也可以在臀部发现。1904 年 Gower 正式应用这个名词,他认为此病是组织的一种非特异性炎症,但并未能在病理学上得到证实。临床上所扪及的结节,实质上是一个局限性的脂肪结节,故又称脂肪疝。这种结节可能刺激周围神经末梢而产生局部肌痉挛和疼痛。这种结节用 1% 普鲁卡因封闭,疼痛可缓解。

2. 病理表现　筋膜炎是指肌肉和筋膜的无菌性炎症反应,当机体受到风寒侵袭、疲劳、外伤或睡眠位置不当等外界不良因素刺激时,可以诱发筋膜炎的急性发作,肩颈、腰部的肌肉、韧带、关节囊的急性或慢性的损伤、劳损等是本病的基本病因。由于在急性期没有得到彻底的治疗而转入慢性;或者由于患者反复受到劳损、风寒等不良刺激,可以反复出现持续或者间断的慢性肌肉疼痛、酸软无力等症状。肌筋膜炎临床多表现为发病部位疼痛,多为酸痛不适,肌肉僵硬板滞,或有重压感,有时皮下可触及变性的肌筋膜及纤维小结。晨起或天气变化及受凉后症状加重,活动后则疼痛减轻,常反复发作。急性发作时,局部肌肉紧张、痉挛,活动受限。

3. 分类

(1)颈肩肌筋膜炎:颈肩背部广泛疼痛,有酸胀沉重感、麻木感,感觉僵硬,活动受限,可向后头部及上臂放射。疼痛呈持续性,可因感染、疲劳、受凉、受潮等因素而加重。查体见颈部肌紧张,压痛点常在棘突及棘突旁斜方肌、菱形肌等,压痛局限,不沿神经走行放射。该病发病缓慢,病程较长。X线片多为阴性结果。

(2)嗜酸性筋膜炎:主要以筋膜发生弥漫性肿胀、硬化为特征的疾病,故有人主张采用"硬化性筋膜炎"一名。本病在临床上较少见。

(3)结节性筋膜炎:又称为假肉瘤性筋膜炎,是一种反应性、自限性浅筋膜的结节性成纤维细胞增生病变,发病原因不明,可能与外伤或感染有关。

(4)腰背肌筋膜炎:是指因寒冷,潮湿、慢性劳损而使腰背部肌筋膜及肌组织发生水肿、渗出及纤维性变,而出现的一系列临床症状。身体覆有白色纤维组织,如筋膜、肌膜、韧带、肌腱、腱鞘、骨膜及皮下组织等一种非特异性变化。腰背肌筋膜炎是一种临床常见,而又常被忽略或误诊的痛症。

(5)足底筋膜炎:为足底的肌肉受到外力暴力冲击或者长时间走路引起局部肌肉劳损所导致的局部筋膜发炎,表现为局部疼痛,走路最重。足底筋膜炎最常见的症状就是脚跟的疼痛与不适,同时它也是引起脚跟疼痛最常见的原因。一般而言,疼痛在早晨下床时的第一步最为明显,这主要是因为经过一个晚上的休息,足底筋膜不再负重,会处在较为缩短的状态。因而当早晨下床踩地时,会对足底筋膜产生较大、较快的牵拉,进而引起疼痛;但在行走一段时间后,足底筋膜会变得较松,因而症状会缓解。若过度行走,足底筋膜被牵拉的次数渐增,症状会再现。

第四节　肌肉、韧带、筋膜纵与横的力学作用

以肌肉为例,肌肉损伤后所造成的肌肉高应力状态,高应力点往往在肌肉的起止端,但有些肌腹也有高应力点,针刀治疗时不能忽视在整块肌肉的纵径上(长度)寻找治疗点。肌肉的高应力不仅在纵径上,同时在横径(宽度)上也可存在高应力点,有些软组织宽度可达10cm以上的。所以针刀定点在长度上要选肌肉的起止端以及肌腹;在宽度上也要根据肌肉的宽度取几个点,可间隔1cm取一点。

第五节　针刀松解的点线与面的重要性

肌肉、韧带、筋膜大多是附着在骨面上的,叫起止点。针刀医学强调精细解剖学,按精细

的标准来要求,解剖时的实际情况是肌肉、韧带、筋膜都在骨面上有一个或几个附着面,不是线,更不是点。基于这个精细的认识,我们在针刀治疗时,就不仅仅是取一个点,临床中往往在起止点取一个针刀治疗点,效果欠佳或不显著。如果认识到是起止联合体,每间隔1~3cm取一个针刀治疗点,那么这样的治疗效果将会更好;还有针刀皮外一个点,而皮下往往是线与面的松解。

第六节　软组织疾病传染的认识

针刀医学认为,肌腱、肌腱膜、浅筋膜、深筋膜等结缔组织广泛分布在人体的各个部位,形成一个完整的结缔组织支架,人体器官及组织被这些结缔组织所包绕,其不但包绕器官的表面,还深入到所有器官及组织的内部,形成器官及组织的间隔。所以,全身的各个器官及组织,都是由这些结缔组织串联或并联起来的,形成一个有机的整体。这就启示我们:针刀治疗时,不能头痛医头,脚痛医脚,不仅仅是以压痛点为治疗点,而是要根据异常的力学改变、异常力线所导致的病理改变,去全面衡量,准确定位,达到病因定点的目的。

例如:头后大直肌、头上斜肌都共同止于下项线外侧部,胸锁乳突肌、头夹肌共同附着于乳突上形成共同的筋膜;臀大肌、臀中肌与阔筋膜张肌借筋膜,形成三头肌;斜方肌的降部与中部的肌肉之间在走行中有筋膜的连接等。

下面以胸锁乳突肌、头夹肌共同附着于乳突来分析。当胸锁乳突肌发生病变日久,胸锁乳突肌附着乳突上的面会缺血、代谢产物堆积等,势必会对紧邻或重叠状的头夹肌产生不良刺激,从而使头夹肌痉挛、粘连等,另外,胸锁乳突肌附着处会产生慢性无菌性炎症,而炎性物质具有强大的渗透性,会较快渗透至头夹肌的附着处,最终使头夹肌损伤。所以诊断为胸锁乳突肌损伤的患者,还应检查头夹肌有无损伤,如有就要选头夹肌损伤的点进行针刀治疗。例如,阔筋膜张肌可通过髂胫束把异常力通过联合筋膜传导至腓骨长肌上,从而导致小腿外侧疼痛等。

第七节　针刀治疗的连带疾病反应的认识

软组织之间的相互影响

针刀医学认为,人体的肌肉、韧带、筋膜等软组织,借各种联系方法,在各个方位、各个层次上,即不同的空间相互连接,并处于相互运动的动态平衡状态。

当针刀治疗解除了其中一部分肌肉、筋膜的粘连、挛缩等病变后,另一块相连接的肌肉因为失去抵消力,造成另一块肌肉异常的力更加严重,从而出现症状加重的表现。

以骶棘肌为例。骶棘肌其实是分别由5块肌肉组成的。那么,为什么要把这几块肌肉合成一起统称骶棘肌呢? 笔者认为这几块肌肉的功能相近,更重要的是它们通过强有力的筋膜、韧带相互联接在一起,几乎成一个整体,而且是一环扣一环似地联接,这就是"连环"。任何一块肌肉的运动或病变都会牵涉其他肌肉,这就是"不平衡"。临床中发现有不少患者,针刀治疗腰部以后,出现坐位或站立时头昏、头痛,但平卧好转,往往诊断为蛛网膜脑脊液漏。许多针刀医生针刀扎的是横突部位,怎么样也损伤不了蛛网膜,但是也出现了同样的症状,这究竟是为什么呢？这就是针刀治疗腰部后,使胸腰筋膜挛缩得到解除,但胸部、颈部的骶棘肌、筋膜的粘连没有松解,致使腰部的病理肌力回缩弹回至颈部,打破颈部局部动态平衡,从而造成堵塞、挤压、病理牵拉,同时还可造成肌肉痉挛。另外,与腰肌上端相连接的颈肌,其下端因为失去了腰肌对其拉应力的抵消部分,使颈肌的异常拉应力增加,最终导致出现以上症状。

第八节　主要与次要矛盾的转换

人体的许多症状,只是主要症状的并发症,出现症状的部位并没有发生明显的病变。当及时治愈了原发病的主要症状后,伴随的并发症也就自然随之消失。但是,如果原发病没有得到及时治疗,或治疗无效时,出现并发症的部位或组织因为长时间的缺血、缺氧,或组织变性等,那么并发症的部位或组织就会出现较明显的病理改变。此时原发病治好了,并发症的部位或组织的症状仍然存在。因为此部位已发生较明显的病理改变,已经变成一种疾病,即由并发疾病变成原发病了。

以腰椎间盘突出为例,当突出的椎间盘压迫脊神经时间不久时,如及时进行了针刀治疗或髓核的摘除等治疗,解除了对神经根的压迫,那么患者的腰腿症状就消失了。如果脊神经受压时间较长,虽然很成功地解除了脊神经根的压迫,但腓总神经或腓浅神经所支配区的麻木可能并没有消除。这是什么原因呢？研究认为脊神经根受压时间较长,可严重影响神经轴流,久之可使其分支如腓总神经、腓浅神经发生变性、脱髓鞘、郎飞结处的钠离子通透性减弱等。这样原来腓总神经等并发症不再是并发症了,而是单独的一种病,可诊断为腓总神经损伤。根据以上思路,针刀选点不仅要选腰部的点,还要对腓总神经损伤选治疗点,如选用33种针刀其中的圆刃针触击腓总神经,另外选点解除周围软组织对腓总神经的粘连、卡压、牵扯等。

第九节　腱鞘、筋膜、滑囊、籽骨、脂体等肌肉辅助结构损伤重要性

1. 有些风湿、类风湿、痛风、肌肉拉伤、韧带扭伤等患者,针刀治疗后尽管效果较好,但还有少部分症状治不好,尤其是类风湿患者的指趾关节畸形很难矫正。为什么呢？经长期的观察思考与实践,发现对整条腱鞘进行治疗,能取得较好的效果。什么原因呢？这些患者诉述病情时,往往只诉说关节处疼痛,活动障碍,常诉关节外的地方没有疼痛。所以我们就针对关节针刀治疗,有效果,但还遗留症状,尤其是畸形。当我们仔细检查腱鞘时,多数有压痛,针刀治疗后,针刀口处往往流出不少积液,这就说明腱鞘处有病变。经治疗一段病变腱鞘后,留下的症状多数很快消除,畸形也较快得到矫正。

2. 筋膜　有浅筋膜、深筋膜、肌内膜、肌束膜、肌外膜、神经内膜、神经束膜、神经外膜等。由于人体组织结构和活动度的关系,肌肉及神经组织损伤的概率较低,肌肉细胞、神经细胞本身不会产生粘连等。而筋膜是人体中最容易受到损伤的组织,所以筋膜是发生粘连的基本组织。因此,针刀治疗粘连等病变的重点应在筋膜上。肌外膜的损伤比较常见,因为筋膜围绕着肌肉,有的地方十分强大例如胸腰筋膜、小腿筋膜就十分强健。造成肌肉损伤的

病因,同时也会对包绕病变肌肉的筋膜造成损伤,筋膜的炎症、挛缩、增生等,会反过来挤压肌肉,造成堵塞,肌内高压,使疼痛经久难愈。所以针刀治疗筋膜也是重点,有时可以起到以点带面的作用,解除了筋膜的粘连、挛缩就是恢复了肌肉的活性,但治疗宜切开肌肉表面及深面的筋膜,可刀口线平行与肌纤维扎穿肌肉,此时有突破感,所以针刀不能扎得太浅,要扎透肌肉的表层及深层筋膜,要有两个突破感或多个突破感。对个别筋膜与肌肉之间的较明显的粘连,可用圆刃针刀进行浅层通透剥离。

3. 滑囊　遍布于肌肉、肌腱、骨骼等之间,有利于消除组织之间相互运动时所产生的摩擦。如果滑囊发生了病变,那么消除摩擦的作用减弱,所以当身体运动时,病变部位发生较大的摩擦,从而引起疼痛及运动障碍。由于滑囊中滑液减少或变性、滑囊闭锁致滑囊积液,滑囊与肌肉、骨膜、肌腱、韧带、筋膜之间有粘连、瘢痕等病变,常常导致人体出现酸、麻、胀、痛等症状。

所以要特别重视对滑囊的针刀治疗!有些疾病如果忽视了对滑囊病变的针刀治疗,往往效果不佳或无效。

针刀对病变处的滑囊进行切开、剥离粘连、切碎瘢痕等治疗,效果较明显。

4. 脂体　广泛存在于肌肉之间。脂体发生了病变,可发炎,产生粘连,使肌束之间的相互运动障碍,从而引起疼痛。而肢体的无菌性炎症是很难治愈的,所以往往造成疼痛迁延不愈。针刀在肌肉的压痛点处治疗,往往能解除脂体的粘连与炎症。

5. 籽骨　是特殊的纤维组织,往往是高应力的集中部,所以特别容易出现病变。如髌骨就是籽骨,容易发生骨质吸引而髌骨软化、变小。所以对于附着在籽骨上的肌肉的病变,要给予重视,以防使籽骨的病变加重。

第十节　针刀入路方向的经验

许多人谈到针刀治疗时,有恐惧心理,尤其是较深的部位,因为看不见针刀在体内的情况,会感觉到针刀如进入一个无底的深渊中,或进入了一个黑色的迷洞之中,心里没有底,没有方向了。那么,如何才能做到无恐惧心理而又能安全有效地做好针刀呢?朱汉章教授的“针刀十一种入路方法”是我们的指路明灯。笔者在长期的针刀实践中,加以总结,认为把针刀朝向骨面,就可大大提高针刀操作的安全性了。大部分骨头可在体表触及,少部分触及不到的骨头也可通过与之相邻的可触及的骨头为标志,根据针灸的解剖学知识,然后慢慢探索到触及不到的骨面,这样有了骨面做基础(朱汉章教授也称为骨性标志入路),心中就更加踏实有数了。针刀就像地球,骨面就像太阳。太阳不管升起与落下(不管在哪个方向、哪个部位扎针刀),地球的运行轨迹永远是绕着太阳的(骨面)。

第十一节　针刀治疗要注意肌肉收缩过度

我们在治疗脑卒中时,有个习惯思维,那就是脑卒中后遗症的患者,都是肌肉无力瘫痪造成的。其实不然,很多检查会发现除了有些肌肉无力外,还有更多的肌肉是收缩过度,如痉挛、挛缩等。踝外翻并不是肌肉无力造成的,而是胫骨前肌的挛缩造成的。下肢不能往上抬,说明髂腰肌肌力下降,如果仅仅治疗这块肌肉,效果不太大。如果进一步想这块肌肉的拮抗肌是哪几块肌呢？用针刀解决拮抗肌肌群的挛缩,对抬腿是否有利？经过大量的临床实践,我们用针刀解决腘绳肌、臀大肌等挛缩后,患者的腿明显抬高了。这就告诉我们,如果治疗损伤的拮抗肌对疗效是非常关键的。

同样的道理,比如当软组织的力平衡失调造成伸肌挛缩,时间长了,人体为了达到病理性力平衡,就会代偿性地使拮抗肌痉挛,日久也会发生粘连、挛缩(肌肉缩短)等病变。

所以,这种情况下,针刀治愈了伸肌的挛缩后,症状还是没有消除,因为拮抗肌(屈肌)发生了粘连、挛缩等病变。这时,只有继续针刀治疗已挛缩的屈肌后,才能产生明显的疗效。

第十二节　对骨内高压的再认识

许多疼痛患者经骨髓内减压后,症状很快好转或消失。有研究者通过骨内压测量仪对骨内压力进行测量,结果显示,有相当多的患者骨内压增高,进一步证明了骨内高压是造成疼痛的重要因素,所以对疼痛患者只进行骨内减压术就可治愈疼痛。那么就得出一个结果,软组织的动态平衡失调学说在临床中用不着了。骨头不是软组织,不需治疗软组织,只需治疗硬组织 - 骨内减压就可解决疼痛,那么,针刀医学的病因学说是不是出了问题呢？

针刀医学讲的堵塞包括血液、体液循环等的障碍,以血液循环为例,其表现有许多形式,如皮肤循环障碍、器官循环障碍、骨内循环障碍等。引起骨内高压的主要原因就是骨内的循环障碍,还有体液循环障碍,动脉供血尚可,但静脉回血、淋巴回流障碍,造成瘀血,淋巴液积聚,从而造成骨内高压。是什么原因引起骨内循环障碍呢？ 大家知道,软组织内的血管延伸出滋养血管进入骨内,所以软组织的粘连、瘢痕等会卡压或扭曲血管,尤其是静脉,从而造成骨内高压。虽然骨内减压后,可促使骨内血液的良性循环,但在骨内减压后的一定时间内,软组织病变又会引起骨内高压,而解决骨内高压的根本就是治疗软组织对血管等的卡压。当然,对于部分骨内高压较明显,时间较久的患者,松解软组织卡压的同时,再行针刀的骨内减压,会迅速缓解疼痛,缩短疗程。

第十三节　对针刀医学治疗后复发的思考

针刀医学治疗效果显著,但仍然会面临复发的问题。对于此,笔者是这样思考的。

一、关于瘢痕的问题

针刀虽然是治疗瘢痕的,但针刀也是一种创伤性手术,难道不会产生新的瘢痕吗？

1. 有一点可以肯定,针刀术后对表皮的创伤是没有瘢痕的。因为表皮的修复,只要创口是规整的,不超过 3mm,那么就没有瘢痕。同样,肌肉细胞有十多个细胞核,针刀治疗后,大都能长好,结缔组织也可修复至基本正常。肌膜针刀治疗后 3h 就能恢复正常。所以针刀治疗再次产生瘢痕的可能性较小。

2. 即使个别患者会产生瘢痕,也能慢慢被吸收,就像表皮受到轻微创伤所形成的瘢痕一样,瘢痕会慢慢变小变软变薄。

3. 那么,原来的瘢痕并没有通过开放性手术取出来,针刀是如何治好瘢痕的呢？ 针刀通过切开、切碎瘢痕组织,有利于其被吸收,同时,被切碎了的瘢痕组织,因得不到血供而萎缩或凋亡。剩下的瘢痕组织通过结构重构，使原先对组织运动有妨碍的病理瘢痕转变成对组织运动没有妨碍的瘢痕组织。具体表现：原来瘢痕组织的粘连点，瘢痕的异常力线，瘢痕的大小、硬度、厚度等都发生了很大变化，不再粘连重要的组织，异常力线不再对重要组织产生高应力等，所以尽管有瘢痕存在，却是和所在部位的组织"相安无事"的。

二、再次发生粘连瘢痕的问题

人体其实有很多瘢痕，但是只有很少一部会导致疼痛等。如果瘢痕长在不太活动的部位是不会导致疼痛的，如手术刀口的瘢痕、脸部的瘢痕、耳朵上的瘢痕。瘢痕如果长在关节上，或长在经常活动的部位，由于经常活动，使机体认为这个瘢痕是病理组织，要用炎症的方式来修复，从而引起疼痛。经针刀治疗后，瘢痕组织重构，变成了能适应生理功能的瘢痕，因为该部位经常处于活动中，针刀一旦切开剥离了瘢痕，很难再形成瘢痕，除非再次受到损伤，一般不会再复发。

三、怎样看待针刀治疗后复发的问题

1. 确实有针刀治疗后复发的问题。首先要有整体观去看患者，是不是真正解决了病理的力学问题，或者说解决了产生病理力线产生的根源是否被找到、被治疗了。

2. 没有达到病变部位。患者疼痛的严重程度，往往是病变部位越深，疼痛越明显。触觉神经纤维在皮肤上分布广泛，受刺激会产生较轻的疼痛。骨膜及接近于骨表面的肌腱、韧带、筋膜等组织，有广泛的环层小体，是化学感受器，对炎性致痛物质非常敏感，同时还能感受压力的刺激，所以深部对疼痛的感觉更加明显。人体每天都有瘢痕部位的运动，这么大的力，就不会产生杠杆作用，从而去除瘢痕吗？不会，所以我们的治疗点不是所有的痛点，而是高应力点，它是引起力学变化的罪魁祸首。

3. 没有刀刃，只有刀尖，就是线与点的关系。尖口不能切断、切开，不能铲剥病变组织，针刀的功能多数不能发挥出来，所以朱汉章教授的定义"以针的形式入皮，发挥针刀的功效的称为针刀"因此汉章针刀之一的圆刃针，朱汉章教授称为"针"。另外，治疗过度松解（针刀医生认为将疾病的病理程度回推到人体可以自我免疫的程度即可，切不可过度松解，要留病三分于患者自己修复）或松解不全面，均有复发可能，但针刀还有一个好处是可以重复治疗。看到这里，针刀医生们应该理解到"不到位可以重复松解，过度可能会加重"，仁者见仁，智者见智吧。

第十四节　脂肪的重要性

脂肪的分布极其广泛，就是在肌肉里、神经根里都存在少量的脂肪细胞或组织，叫脂体。研究证明，一旦脂肪组织发生无菌性炎症时，就会迁延难愈。所以脂肪炎症是造成疼痛迁延难愈的一个重要原因。脂肪等组织受到炎症的长期刺激后，容易产生增生、变性、瘢痕等，有时和相邻的神经、血管纠缠在一起，引起难以治愈的炎症刺激。如臀部的脂肪疝炎症，会长久刺激臀上皮神经，使下肢疼痛难以治愈，以针刀捣碎这些组织，或者小切口摘除发炎的脂肪组织，疗效较好；头夹肌损伤日久，局部摩擦及炎症刺激，可使 C_7 处的项筋膜下脂肪组织大量增生成扁担疙瘩。

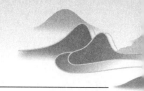

第十五章

针刀医学诊断——影像学

第一节 颈 椎

一、颈椎正位片的读片方法

1. 颈椎棘突的连线在一条直线上,是正常的颈椎正位(图 15-1)。看颈椎棘突的连线在不在一条直线上,如有偏歪,提示钩椎关节有旋转移位,但还必须参看横突有无变短,如同一椎体棘突偏离中线,横突左右不对称,才可认为该椎体有旋转移位(寰椎除外),见图 15-2。

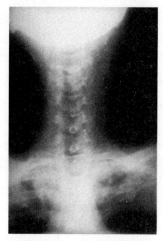

图 15-1 正常颈椎正位片

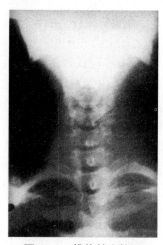

图 15-2 椎体棘突偏歪

2. 看颈椎棘突顶线有无变长或变短,变长提示该椎体有仰旋移位,变短甚至成一个小点提示椎体有俯旋移位(图 15-3)。

3. 看颈椎两侧横突间的距离,如在某相邻两个横突间距离变短,说明该横突间肌肉和韧带处于挛缩状态;如在某相邻横突间的距离变长,说明该横突间肌肉和韧带处于弛缓状态,或另一侧相对应的小肌肉、小韧带挛缩。同时说明该相邻椎体有侧方旋转移位(图 15-4)。

4. 看横突的长短变化,$C_2 \sim C_6$ 的横突长度基本是相等的,C_1 和 C_7 则较长,如某椎体两侧横突同时变短,参考棘突有无偏歪,可诊断某椎体的旋转移位。如一侧长、一侧短,则可能为先天畸形,如某椎体的棘突及双侧横突向同一方向偏歪,则可能为椎体侧方移位。

5. 椎间隙的变化,如某椎间隙变窄,亦有三种情况:一为椎间盘突出退变,二为上下椎体的仰旋或俯旋移位,三为侧方移位。如两椎间隙特别宽,说明钩椎关节可能有前后方移位和侧方移位。可参照侧位片颈椎生理曲线情况,见有颈椎生理曲线中断(图 15-5)。

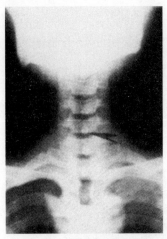

图 15-3 颈椎棘突变短

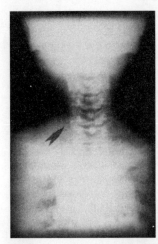

图 15-4 颈椎横突间隙变窄

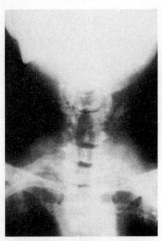

图 15-5 颈椎椎间隙变窄

6. 看 C_2~C_6 椎上、下角连线是否曲张,向内凸说明向相反方向移位,向外凸说明向同侧移位。

7. 看骨质增生的位置,某部位有骨质增生或骨赘生成,这个部位如是某韧带、肌肉、关节囊的附着区,则说明该软组织处于长期的挛缩状态;此部位如果没有软组织附着而是某骨关节面的部位,说明该处长时间应力较高。

8. 看颈椎后侧韧带情况,如在颈项韧带有钙化点,说明附着于项韧带这个部位的软组织长时间张力较高,如在棘中间有一条纵贯上、下的白色钙化带,说明这条线的棘间韧带长时间的张力很大。如在某两同侧横突间有白色钙化带,说明这两横突间的横突间小韧带、小肌肉长时间的张力很大(图 15-6)。

9. 颈椎向一侧侧弯,说明中斜角肌和前斜角肌在 C_1、C_2、C_3 同侧横突附着之肌束挛缩或痉挛(图 15-7)。

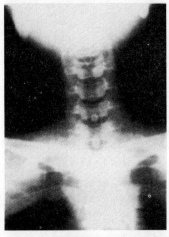

图 15-6 颈椎横突间韧带钙化

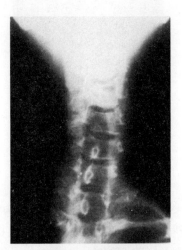

图 15-7 颈椎侧弯

二、颈椎侧位片的读片方法

1. 看颈椎棘突间的距离,如果某两个棘突间的距离相当靠近,或者已靠到一起(即所谓吻性棘突),除了少数情况是先天畸形之外,大多数是上位椎体的仰旋移位,或下位椎体俯旋移位(图 15-8、图 15-9)。

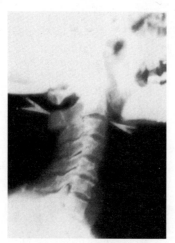

图 15-8　椎体仰旋移位

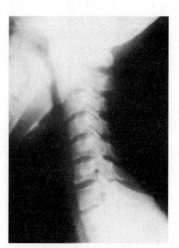

图 15-9　椎体俯旋移位

2. 椎体前缘的连线一般是一个弧线,如果某个椎体前缘在弧线的后侧,说明该椎体向后方移位,如果某个椎体前缘在弧线的前方,说明该椎体向前方移位。如果整个颈椎的生理曲度消失,变直或反张则另当别论(图 15-10、图 15-11)。

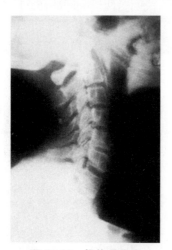

图 15-10　椎体后移位

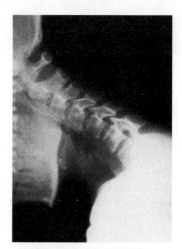

图 15-11　椎体前移位

3. 整个颈椎的生理曲度反张,说明颈椎的前纵韧带挛缩,后纵韧带张力很大,如长时间得不到纠正,必导致后纵韧带骨化(根据针刀医学关于骨质增生的理论,任何软组织受到长期拉应力的影响,都将硬化,再钙化,最后骨化),在生理曲度消失或反张的情况下,如果发现椎体后下角和下位椎体的后上角错位,在整个椎体上、下角的连线前方则说明该椎体前移位,后方则说明该椎体后移位(图 15-12、图 15-13)。

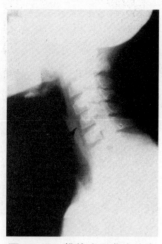

图 15-12　椎体生理曲度消失

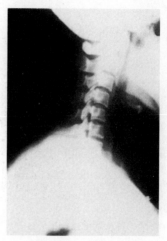

图 15-13　椎体反张

4. 寰椎的后弓和枕骨距离特别靠近,再摄颈椎的前屈位,寰椎的后弓和枕骨距离仍然较近(<6mm),说明寰枕筋膜挛缩(图 15-14、图 15-15)。

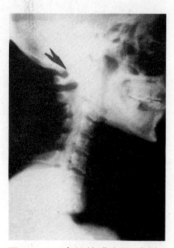

图 15-14　寰枕筋膜挛缩(侧位)

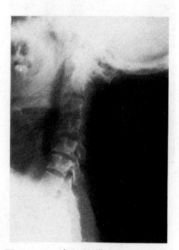

图 15-15　寰枕筋膜挛缩(前屈位)

5. 在第 2~6 颈椎,如果后关节突间隙变大,就是在下位椎体关节突的上缘出现一近于三角形的黑暗区,说明该后关节突半脱位(图 15-16)。

6. 在椎骨的某一部位,发现有骨质增生或骨赘生成,如果该部位是某一软组织的附着区(一般指肌肉、韧带、关节囊),说明该软组织长期处于紧张挛缩状态,如此部位不是在软组织的附着处,而是在关节面的某一部位(一般在关节边缘),说明此处长时间的压力很高(图 15-17、图 15-18、图 15-19)。

7. 在颈椎侧位像上,一般寰椎后弓和第 2 颈椎之间相连处都是一个向前略尖而呈弧形的间隙(近似于南瓜子形),如此处圆钝的弧形线被破坏,在第 1 颈椎和第 2 颈椎的交界处如下侧向弧内突出,说明第 1 颈椎向前移位,如上侧向弧内突出说明第 1 颈椎向后移位(图 15-20)。

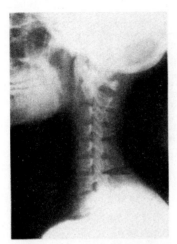

图 15-16 后关节突半脱位（侧位）

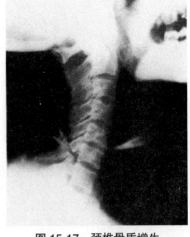

图 15-17 颈椎骨质增生

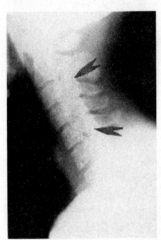

图 15-18 颈椎椎板和后关节融合

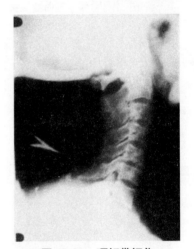

图 15-19 项韧带钙化

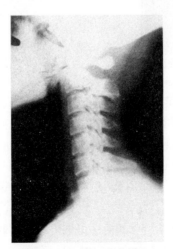

图 15-20 寰枢关节错位

8. 寰椎后弓和第 2 颈椎棘突如距离特别靠近,说明第 1 颈椎有仰旋移位(图 15-21、图 15-22)。

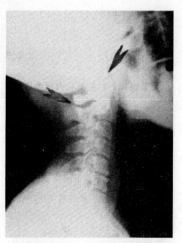

图 15-21　寰椎仰旋移位

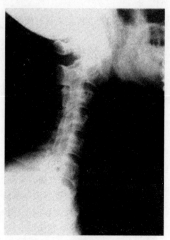

图 15-22　寰椎俯旋移位

9. 如颈椎椎体的后缘的连线上,有间断的钙化点,说明后纵韧带长时间张力很大,在应力集中部位已经开始钙化和骨化(图 15-23)。

10. 颈椎的小关节间隙在侧位片上显示都是一条斜向后下方的线,如果出现双道线,说明颈椎后关节错位(图 15-24)。

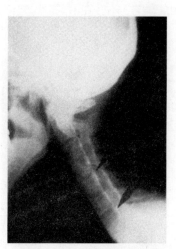

图 15-23　后纵韧带钙化

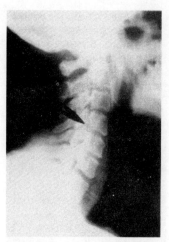

图 15-24　颈椎后关节错位

11. 在颈椎侧位片上,自硬腭后缘至枕骨鳞部皮质内缘划线(Chamberlain 氏线),自硬腭后缘至枕骨鳞部皮质外缘最低点划线(Mc Gregor 氏线),另自枕大孔前后缘作连线(McRae 氏线)。正常 McRae 氏线与沿斜坡划线交角不超过 145°,如大于此值,则为扁平颅底。正常齿突尖应恰在 Chamberlain 氏线稍下,如枕骨大孔边缘移位至 Mc Gregor 氏线相当程度,说明有颅底陷入症。

三、颈椎的 45° 双斜位读片方法

1. 颈椎正常的斜位片如图 15-25 所示。如果某侧某一椎间孔变小，说明该侧小关节错位或关节突骨质增生，如椎间孔内缘参差不齐，也说明小关节错位或骨质增生（图 15-26）。

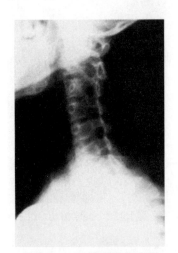

图 15-25　正常颈椎斜位片

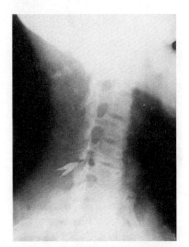

图 15-26　颈椎小关节错位

2. 如某侧某一椎间孔变扁，说明相邻两个椎体有侧方旋转移位（一般上位椎体向同侧旋，下位椎体向对侧旋），见图 15-27。

3. 如果某一个椎间孔特别的大，说明椎体向同侧后外方移位（在 C_1 和 C_2 之间不存在此种情况），见图 15-28。

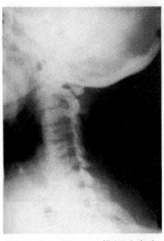

图 15-27　颈二、三椎间孔变扁

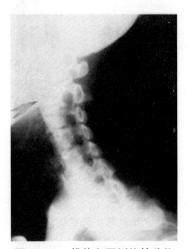

图 15-28　椎体向同侧旋转移位

4. 椎体前缘连线近于直线，生理曲度不大（这是因为投影角度的关系），如果某一椎体前缘向前超过此线，说明该椎体向同侧前外方移位，如某一椎体前缘向此线内凹陷，说明该椎体向对侧后外方移位（图 15-29、图 15-30）。

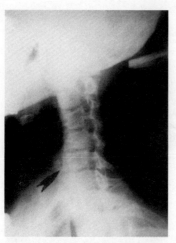

图 15-29 椎体向同侧前外方移位

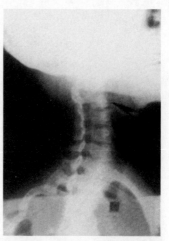

图 15-30 椎体向对侧后外方移位

5. 如椎骨某一部位有骨质增生或骨赘生成,此处如果是软组织附着处,说明该软组织长期处于张力过高的状态,如该处不是软组织的附着处(一般都在关节面周围),说明此处长期处于压应力过高状态(图 15-31)。

6. 寰椎后弓在影像上显示的末端与第 2 颈椎棘突顶端相比,基本是一样长的,如发现椎弓末端比第 2 颈椎棘突顶端明显缩短,一般说明寰椎向前移位,如果变长一般说明寰椎向后移位(图 15-32)。

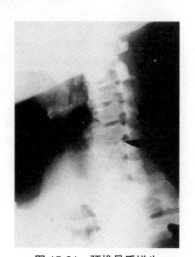

图 15-31 颈椎骨质增生

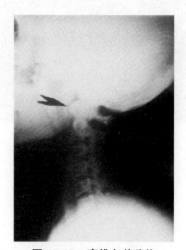

图 15-32 寰椎向前移位

四、颈椎张口位读片方法

1. 齿状突居两侧块正中,两侧有一等宽的间隙(图 15-33),如一侧间隙变窄,且上宽下窄,或下宽上窄,说明寰椎向侧方旋转移位,或枢椎向侧方旋转移位;如此间隙虽窄但等宽,说明寰椎向对侧侧方移位,或枢椎向同侧侧方移位,或寰椎和枢椎有旋转移位(图 15-34、图 15-35、图 15-36、图 15-37)。

2. 如在齿状突前下侧,有一横的白色钙化带,说明寰椎向前侧移位已经很长时间了,或

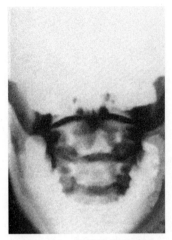

图 15-33 颈椎正常张口位

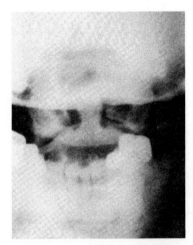

图 15-34 左侧寰齿间隙变窄

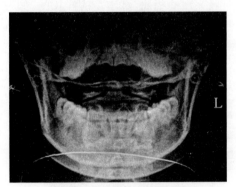

图 15-35 右侧寰齿间隙变窄

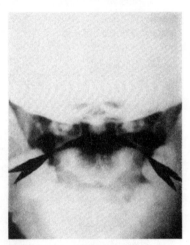

图 15-36 双侧八字间隙变窄

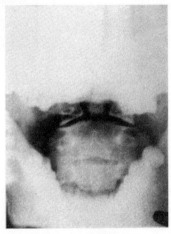

图 15-37 寰椎左移位

者枢椎向后侧移位很长时间了,这是因为寰椎向前方移位,齿状突则向后移,推顶十字韧带的横束向后方,使十字韧带的横束张力很大,根据针刀医学关于骨质增生病因学的原理,软组织受到长期的过高拉应力的影响,则硬化,再钙化,最后骨化(图15-38)。

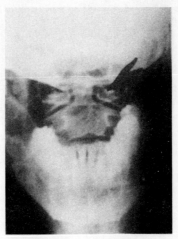

图 15-38　十字韧带钙化

3. 寰枢关节间隙正常时两侧是基本对称的,长、短、宽、窄都对称。如一侧间隙变窄,另一侧间隙变宽,说明寰椎向窄的一侧倾斜;如两侧间隙同时变窄,说明该关节囊和周围软组织挛缩较剧(图15-39、图15-40)。

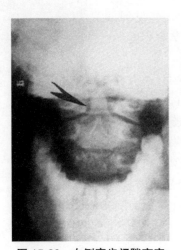

图 15-39　右侧寰齿间隙变窄

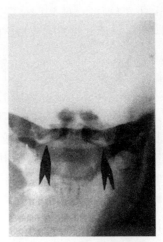

图 15-40　双侧八字间隙变窄

4. 如齿状突变短,说明枢椎俯旋移位;如齿状突变长,说明枢椎仰旋移位(图15-41、图15-42)。

5. 如齿状突被大量的钙化影覆盖,说明十字韧带长期张力很大,原因有环枕关节轻度前移,或枢椎仰旋移位。

6. 枢椎棘突的中点正常在齿状突的中线上,如枢椎棘突中点偏离齿状突中线则说明枢椎有旋转移位,向右侧偏则向右侧旋转,向左侧偏则向左侧旋转(图15-43)。

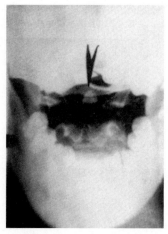

图 15-41　齿状突变长

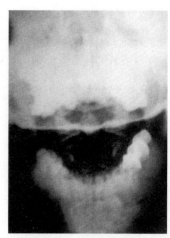

图 15-42　齿状突变短

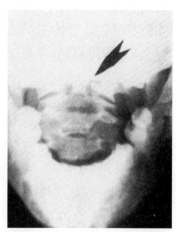

图 15-43　枢椎棘突向左侧偏

第二节　胸　椎

一、胸椎正位片的读片方法

1. 胸椎正位片的棘突中点正常是在一条直线上,此直线也是胸椎的中线,如某一椎棘突偏离此中线,有两种情况:一种可能是该胸椎有轻度的旋转移位,另一种可能是先天畸形。

2. 在胸椎正位片上,两侧肋横突关节间隙可以清楚见到,当发现某一肋横突关节间隙明显增宽时,说明此关节有轻度半脱位。

3. 胸椎间隙如果模糊不清,为椎间炎症表现。强直性脊柱炎晚期,棘上韧带全部钙化,胸椎周围广泛骨质增生(图 15-44)。

4. 如果胸椎的间隙明显增宽,说明该胸椎有仰旋移位。

5. 在胸椎某一部位有骨质增生或骨赘生成,如果该部位是某一软组织的附着区(一般指肌肉、韧带、关节囊),说明该软组织长期处于紧张挛缩状态,如此部位不是在软组织的附着处,而是在关节面的某一部位(一般在关节边缘),说明此处长时间的压应力很高。

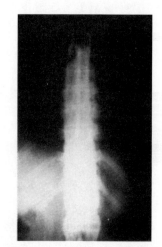

图 15-44　强直性脊柱炎晚期

二、胸椎侧位片的读片方法

1. 胸椎前缘上下角的连线是向后凸的一个弧线(图 15-45),如果上角离开此线向后说明此椎体有仰旋移位。

2. 如果两个椎体间隙明显变窄,说明该间隙的椎间盘退变明显。

3. 如见椎间孔内有一骨突影,说明胸椎后关节旋转错位。

4. 如在椎骨某一部位有骨质增生或骨赘生成,如果该部位是某一软组织的附着区(一般指肌肉、韧带、关节囊),说明该软组织长期处于紧张挛缩状态,如此部位不是在软组织的附着处,而是在关节面的某一部位(一般在关节边缘),说明此处长时间的压应力很高(图15-46)。

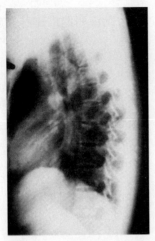

图 15-45　正常胸椎侧位片

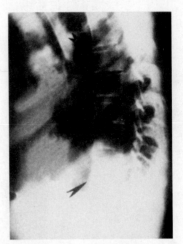

图 15-46　胸椎骨质增生

5. 如在椎体前上下角有骨质增生,说明此椎间盘长时间向前突出。

第三节　腰　椎

一、腰椎正位片的读片方法

1. 正常腰椎棘突的连线在正位片上是一条直线(图15-47),如某一棘突偏离此线,有两种情况:一是该椎体的旋转移位,二是该椎棘突的先天畸形(图15-48、图15-49)。

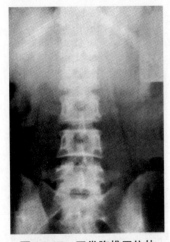

图 15-47　正常胸椎正位片

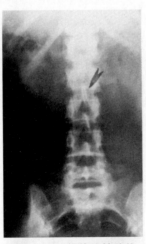

图 15-48　椎体旋转移位

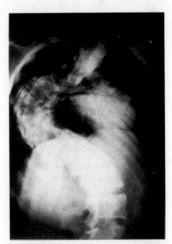

图 15-49　先天畸形("S"形侧弯)

2. 正常腰椎的两个后关节突关节的间隙是从下略向两侧的外上方,当一侧关节间隙消失,说明此关节突关节有轻度的向前错位,如两侧间隙全消失,说明椎体有旋转移位(图15-50、图15-51)。

3. 正常的椎体上下缘分别是一条直线,如某个椎体底面有两条线,上边一条线是椎体的前缘,下边一条线是椎体的后缘,则说明此椎体有俯旋移位,反之,如椎体的上面呈两条线,上边一条线为椎体的前缘,下边一条线为椎体的后缘,则说明此椎体有仰旋移位(图15-52)。

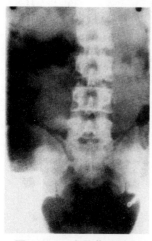
图 15-50　小关节不对称

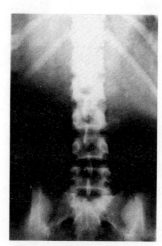
图 15-51　双侧小关节消失

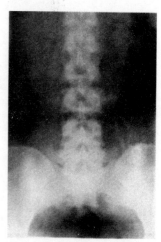
图 15-52　腰椎关节双线征

4. 椎体间隙的上下缘一般是平行的,当左侧椎间隙变宽,且上位椎体在变宽处的下角抬高,而下位椎体在增宽处的下角位置正常,说明上位椎体顺时针旋转,反之,如果在增宽处上位椎体的下角位置正常,而下位椎体的上角变低,说明下位椎体逆时针旋转;如右侧椎间隙变宽旋转方向则相反。另,不平行的情况包括压缩性骨折、癌症骨转移等(图15-53)。

5. 如腰椎间隙明显增宽,一是上位椎体俯旋,二是下位椎体仰旋,或者是上位椎体俯旋,同时下位椎体仰旋(图15-54)。

6. 如果整个腰椎结构基本正常,而出现侧方弯曲,说明凹侧腰段骶棘肌挛缩或痉挛(图15-55)。

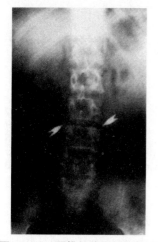
图 15-53　腰椎间隙双侧不等宽

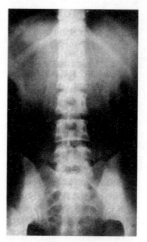
图 15-54　腰 3 椎体俯旋移位

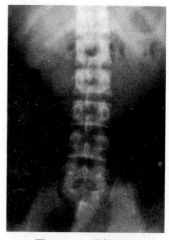
图 15-55　腰椎侧弯

7. 如果在腰椎正中间有一白色的钙化带,说明腰椎棘间韧带长期处于挛缩紧张状态(图 15-56)。

8. 如果整个腰椎间隙和后关节突间隙都显示雾状模糊,高度怀疑强直性脊柱炎,还需配合其他检查以确诊(图 15-57)。

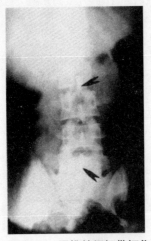

图 15-56 腰椎棘间韧带钙化

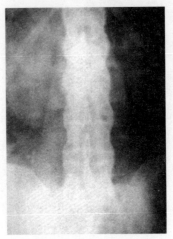

图 15-57 强直性脊柱炎

9. 在整个腰椎某一部位有骨质增生或骨赘生成,如果该部位是某一软组织的附着区(一般指肌肉、韧带、关节囊),说明该软组织长期处于紧张挛缩状态,如此部位不是在软组织的附着处,而是在关节面的某一部位(一般在关节边缘),说明此处长时间的压力很高(图 15-58)。

10. 如第 5 腰椎两侧横突不在同一水平线上,一高一低,说明低的一侧髂腰韧带挛缩(图 15-59)。

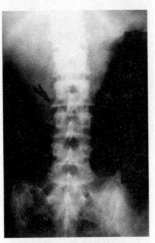

图 15-58 腰椎骨质增生

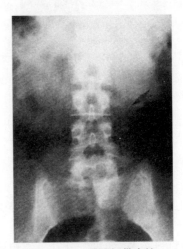

图 15-59 髂腰韧带挛缩

二、腰椎侧位片的读片方法

1. 在腰椎前缘的上下角的连线是向前凸的一条弧线(图 15-60),如某个椎体前缘超过弧线向前,说明此椎体向前移位,如某椎体前缘向后离开此线,说明此椎体向后移位,如某椎体上角向前超过此线,下角向后离开此线,说明此椎体俯旋移位,反之,如果某椎体下角向前超过此线,上角向后离开此线,则说明此椎体仰旋移位(图 15-61、图 15-62)。

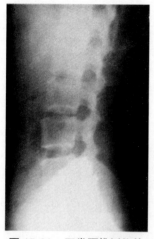

图 15-60 正常腰椎侧位片

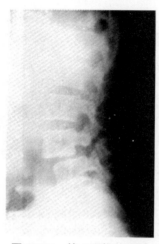

图 15-61 第 4 腰椎前滑脱

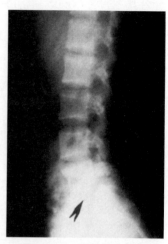

图 15-62 腰椎俯旋移位

2. 如椎体前缘出现唇样增生,说明此椎间盘长时间向前突出,如果已形成骨桥,说明此椎间盘向前突出的时间更长,此段前纵韧带已完全骨化(图 15-63、图 15-64)。

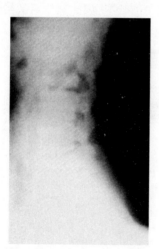

图 15-63 腰椎前缘骨质增生

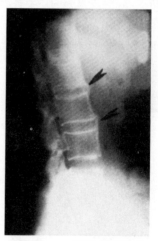

图 15-64 前纵韧带钙化

3. 如上位椎体的后下角,下位椎体的后上角特别靠近或完全靠在一起,说明此段后纵韧带已经严重挛缩(图 15-65)。

4. 在腰骶关节,如果骶骨和第 5 腰椎向前成角过大,说明腰骶部软组织(包括肌肉、韧带)已严重挛缩(图 15-66)。

5. 腰椎椎间孔内如果出现一个接近于上下走行的骨突影,说明腰椎后关节错位,或卡入椎间孔(图 15-67)。

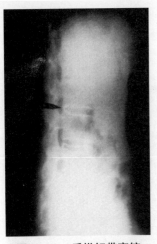
图 15-65　后纵韧带挛缩

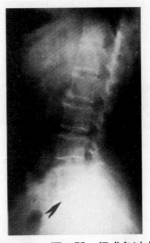
图 15-66　腰 5 骶 1 间成角过大

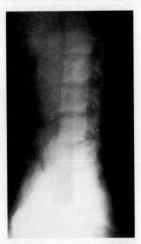
图 15-67　腰椎后关节错位

6. 在腰椎椎骨上某一部位有骨质增生或骨赘生成,如果该部位是某一软组织的附着区(一般指肌肉、韧带、关节囊),说明该软组织长期处于紧张挛缩状态,如此部位不是在软组织的附着处,而是在关节面的某一部位(一般在关节边缘),说明此处长时间的压力很高(图15-68、图 15-69)。

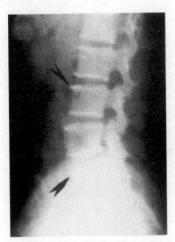
图 15-68　腰椎骨质增生

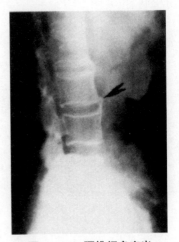
图 15-69　腰椎间盘突出

第四节　骨　盆

骨盆平片的读片方法

1. 正常的骨盆平片尾椎和耻骨联合是在一条线上,此线也是骨盆的正中线(图 15-70),如果尾椎偏离这条正中线,有三种情况:一是尾骨先天畸形,二是骶髂关节错位,三是骨盆旋转。

2. 正常的骨盆平片,两侧闭孔对称,大小和形状一样,如两侧闭孔不对称,说明骨盆旋转移位,如一侧闭孔变小,骨盆其他部位无明显异常,说明该侧髂骨有前旋转。

3. 在骨盆平片上,双侧髋关节间隙清晰等宽,如髋关节间隙明显变窄,说明髋关节囊挛缩,张力很大,如果髋关节间隙明显增大,或者部分间隙增宽,说明该髋关节轻度脱位。

4. 如股骨头出现边缘不光滑,说明有股骨头坏死(图 15-71)。

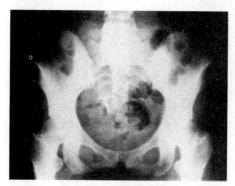

图 15-70 正常骨盆平片

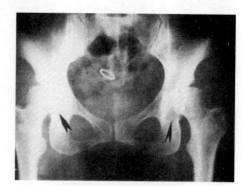

图 15-71 股骨头坏死

5. 如股骨颈变直,有三种情况:一为小儿麻痹症下肢变短而引起,二为类风湿关节炎晚期中的少数情况(图 15-72),三为股骨外旋。

6. 骶髂关节间隙模糊不清或中断,有两种情况:一为血清阴性脊柱炎所引起,二为骶髂关节损伤(前错位)(图 15-73)。

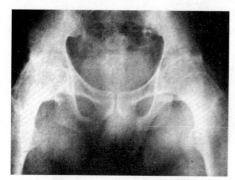

图 15-72 风湿关节炎晚期

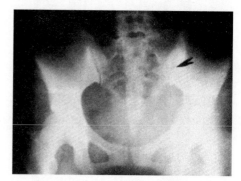

图 15-73 骶髂关节模糊

7. 骶髂关节如变宽,说明是骶髂关节后错位(图 15-74)。

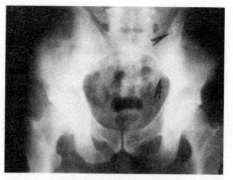

图 15-74 骶髂关节后错位

8. 在骨盆平片上,两侧髂骨上缘正常是在同一水平线上,如一侧髂骨上缘低于此水平线,另一侧髂骨上缘高于此水平线,说明骨盆有旋转变形。

第五节　髋　关　节

髋关节侧位片的读片方法

1. 髋关节的正位片可从骨盆平片上清楚看到,其特殊的病理变化已如上述,而髋关节的侧位片在骨盆平片上则看不清,如髋关节的间隙明显变窄,且比较均匀,说明关节囊严重挛缩变形,张力很大,如仅为下侧间隙变窄,则可能为骨骺骨折,向后移位,或囊内骨折向后移位。

2. 如上侧髋臼宽而且股骨头离髋臼上侧边缘距离大,则多为髋关节向后半脱位。

第六节　膝　关　节

一、膝关节正位片的读片方法

1. 正常膝关节正位片如图 15-75 所示。膝关节如内侧间隙变窄,说明内侧关节囊及韧带等软组织严重挛缩,有轻重不同的膝外翻畸形,如两侧膝关节都如此,则为典型的"O"型腿畸形(图 15-76)。

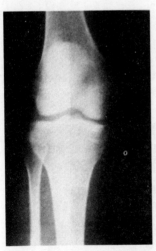
图 15-75　正常膝关节正位片

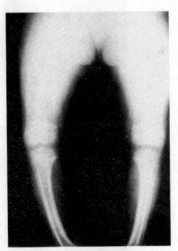
图 15-76　"O"型腿

2. 膝关节如外侧间隙变窄,说明外侧关节囊及韧带等软组织严重挛缩,都有轻重不同的膝外翻畸形,如双侧膝关节都如此,则为典型的"X"型腿畸形(图 15-77)。

3. 如膝关节整个间隙变窄,说明膝关节囊严重挛缩或关节面病变,膝关节的伸屈功能将受到限制(图 15-78)。

4. 如髁间突明显变尖,说明交叉韧带已长期挛缩,张力很大,并已钙化,骨化(图 15-79)。

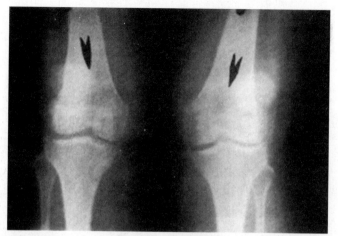

图 15-77 "X"型腿

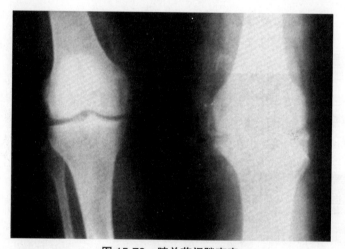

图 15-78 膝关节间隙变窄

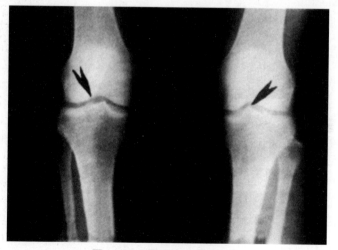

图 15-79 髁间隆突骨质增生

5. 如在膝关节某一部位出现骨质增生或有骨赘生成,如果该部位是某一软组织的附着区(一般指肌肉、韧带、关节囊),说明该软组织长期处于紧张挛缩状态,如此部位不是在软组织的附着处,而是在关节面的某一部位(一般在关节边缘),说明此处长时间的压力很高(图 15-80、图 15-81)。

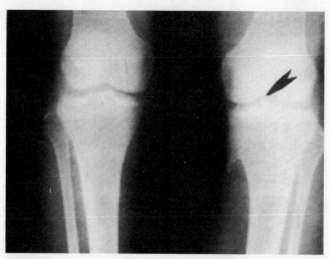

图 15-80　膝关节骨质增生

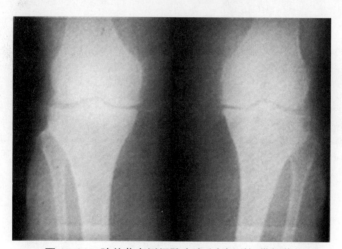

图 15-81　膝关节内侧间隙变窄(内侧副韧带损伤)

6. 如在靠膝关节某一部位出现骨组织严重脱钙,说明此部位微循环障碍已久,如大面积脱钙,说明大面积微循环障碍(图 15-82)。

二、膝关节侧位片的读片方法

1. 正常膝关节侧位片如图 15-83,如在胫骨结节处,有骨质增生并且指向上方,说明髌韧带长时间挛缩,张力很大(图 15-84)。

2. 如果在髌骨下极和胫骨结节之间,有一明显的韧带影像,说明髌韧带已变性(图 15-85)。

3. 如髌骨明显脱钙,说明髌骨血运已受到严重阻碍(图 15-86、图 15-87)。

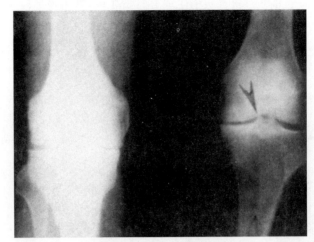

图 15-82 膝关节骨质增生

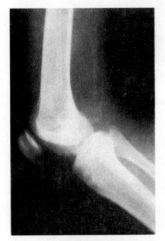

图 15-83 正常膝关节侧位片

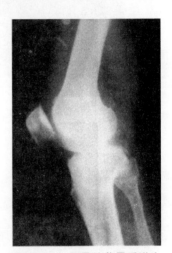

图 15-84 胫骨结节骨质增生

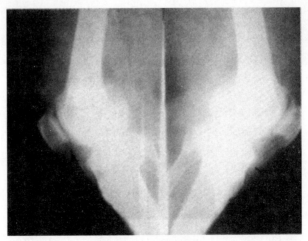

图 15-85 髌韧带钙化

4. 在腓骨小头和胫骨的外侧髁之间,有一带状的白色钙化影,说明腓骨小头移位(图15-88)。

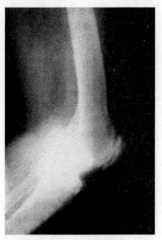

图 15-86 髌骨脱钙

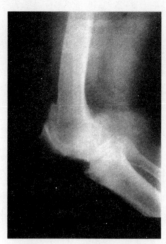

图 15-87 髌骨软化症

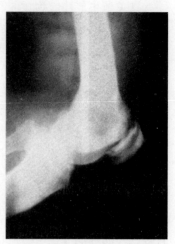

图 15-88 腓骨小头移位

5. 无论在膝关节某一部位出现骨质增生或有骨赘生成,如果该部位是某一软组织的附着区(一般指肌肉、韧带、关节囊),说明该软组织长期处于紧张挛缩状态,如此部位不是在软组织的附着处,而是在关节面的某一部位(一般在关节边缘),说明此处长时间的压力很高(图 15-89、图 15-90)。

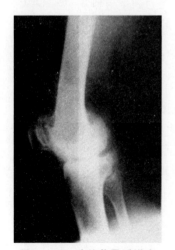

图 15-89 膝关节骨质增生

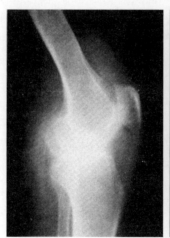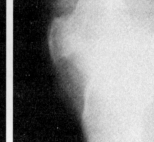

图 15-90 风湿性膝关节炎

第七节 踝 关 节

一、踝关节正位片的读片方法

踝关节实际上是一个复合性关节,其运动机制比较复杂,所以在研究它的读片方法之前对踝关节的功能解剖作一简单回顾是非常必要的。

研究踝关节损伤的机制,检查和确定关节韧带损伤、关节不稳定以及临床处理,都需要熟悉踝关节的正常功能解剖。

　　踝关节主要功能为背伸和跖屈。正常生理情况下,踝关节活动与足的距下关节、跗中关节构成一种"复合"运动。

　　正常踝关节处于固定位置时,距骨稳固地固定在踝关节榫眼内,虽然跖屈时关节比较松弛、背伸时比较紧张,但在任何固定的位置,都保持关节的相对稳定性,不能发生内旋、外旋、内翻、外翻或其他活动(图 15-91)。

　　当踝关节处于运动中,就踝关节本身来说,并不是单一方向的活动,而是一种"复合"运动。踝关节由跖屈到背伸活动过程中,同时产生距骨由内旋到外旋,由内翻到外翻;胫骨则在距骨滑车面上相对的由外旋到内旋;腓骨由前向后和由下向上、并发生外旋;踝间距离逐渐增大等一系列活动。踝关节由背伸到跖屈活动过程中与上相反。

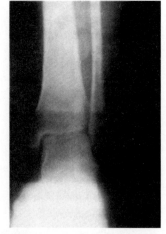

图 15-91　正常踝关节正位片

　　上述活动产生的原因是由踝关节本身解剖的特殊结构决定的,说明如下。

　　1. 为什么踝关节屈伸活动时,距骨产生内翻与外翻?

　　距骨滑车面是一个弧度向上的螺旋形关节面。距骨滑车前部内侧高、外侧低,中部水平,后部外侧高、内侧低。用中心 X 线束由前到后通过 4 个不同角度来正切滑车关节面进行 X 线照片清楚地看到距骨滑车面从前到后是由外下方倾斜逐渐转变为内下方倾斜,前面和后面相交的倾斜角为 6°~10°,这就是距骨滑车面的螺旋形坡度,因此距骨在榫眼内活动时,距骨必然要发生内翻与外翻和旋转活动。

　　2. 为什么踝关节屈伸活动同时产生距骨内旋与外旋?

　　除上述原因外,还可看到距骨体的内、外侧关节面是两个方向一致的弧形面。内侧关节面是一个半月状的凹面,外侧关节面是一个凸面,两个关节面的弧形均突向外侧,决定了距骨在榫眼内活动时,由跖屈到背伸发生外旋,由背伸到跖屈时产生内旋。

　　3. 为什么踝关节屈伸时踝间距离增大?

　　距骨滑车面是一个楔形体,前宽后窄,相差为 5~10mm。前后相比约为 3∶2。足背伸时,较宽的滑车前部嵌在榫眼内,致使两踝间距离增大,联合韧带紧张,关节稳定。跖屈时滑车后部较窄,踝间距离缩小,关节松荡。

　　4. 为什么踝关节屈伸活动时腓骨产生活动?

　　正常人踝关节屈伸活动时(将小腿固定),足背伸时腓骨后移约 1cm,上移 0.5~1cm 并向外旋转,这也是由踝关节解剖结构决定的。

　　熟悉上述功能解剖是研究踝关节创伤机制与骨折解剖的基础。

　　从踝关节正位片上看,关节间隙呈倒"U"形,均匀等宽,约 0.5cm,内踝间隙清楚。如倒"U"形关节间隙某一部位出现不等宽,则说明此处韧带或关节囊有挛缩;如内踝间隙不清楚或变窄,则说明踝关节内翻畸形,此处软组织有挛缩。

　　如倒"U"形关节间隙全部模糊,则可能为类风湿关节炎初期(图 15-92)。

　　如倒"U"形关节间隙全部变窄,可能为关节囊全部挛缩。

当踝关节最大跖屈时,胫骨远端关节面则微向内下方倾斜,最大背伸时又微向外下方倾斜,这是因为胫骨远端关节面与距骨滑车面一样,是一个具有螺旋坡度的关节面,当踝关节内、外翻损伤造成胫骨远端关节面压缩骨折时,就会破坏这种正常关系而发生踝关节内外翻畸形,或因这种正常关节遭到破坏导致骨性关节炎(踝关节的内部力平衡遭到破坏所致)。

无论在踝关节某一部位出现骨质增生或有骨赘生成,如果该部位是某一软组织的附着区(一般指肌肉、韧带、关节囊),说明该软组织长期处于紧张挛缩状态,如此部位不是在软组织的附着处,而是在关节面的某一部位(一般在关节边缘),说明此处长时间的压力很高。

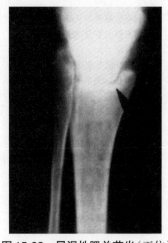

图15-92　风湿性踝关节炎(正位)

二、踝关节侧位片的读片方法

1. 正常的踝关节侧位片,内外踝部分重叠,腓骨偏后,外踝比内踝长,胫骨后髁较大,向后突出,外形圆钝,胫骨前唇较小,微向前突,边缘锐利。关节间隙弧度向上,均匀等宽(图15-93)。如关节间隙宽窄不均,则表示距骨有相应程度的移位(图15-94)。

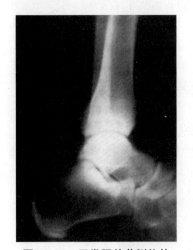

图15-93　正常踝关节侧位片

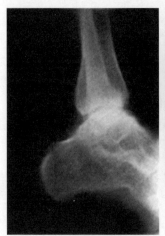

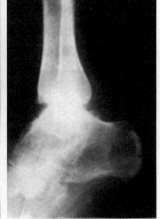

图15-94　风湿性踝关节炎(侧位)

2. 从侧位片上看,距骨滑车面比胫骨远端关节面长一倍左右,胫骨在距骨滑车面有较广泛的滑动,最大跖屈和背伸,滑动的幅度约70°,胫骨前后滑动2~2.5cm。最大跖屈时胫骨关节面居于距骨滑车面的后一半,胫骨后踝与距骨后突碰撞,最大背伸位,胫骨关节面居于距骨滑车的前一半,胫骨前唇与距骨颈碰撞,在踝关节垂直压迫损伤和背伸损伤中与此有密切关系。如果最大跖屈和最大背伸位胫骨关节面与距骨滑车面的相对关系发生变化,则说明踝关节周围的软组织有损伤性变性挛缩。

3. 无论在踝关节某一部位出现骨质增生或有骨赘生成,如果该部位是某一软组织的附着区(一般指肌肉、韧带、关节囊),说明该软组织长期处于紧张挛缩状态,如此部位不是在软组织的附着处,而是在关节面的某一部位(一般在关节边缘),说明此处长时间的压力很高。

第八节 足 部

足部正侧位片的读片方法

1. 足背部的正位片

(1)1~2 跖骨轻度分离,说明跖跗关节错位。

(2)如见第2、第3、第4、第5跖骨基底轻度向外侧移位,说明相应的跖骨间的软组织有广泛性的损伤,第3楔骨和骰骨有轻度错位。

(3)跖跗关节、楔骰舟关节、跖骨间关节、跖趾间关节、趾间关节、趾跖籽间关节、跟骰关节、距舟关节、骰跖关节、距舟关节等小关节间隙如出现狭窄,均为关节囊挛缩和周围有关软组织慢性损伤。

2. 足部的侧位片

(1)从足部的内侧观,距舟关节和跟骰关节、楔跖关节和骰跖关节的下 2/3 左右均有重叠影,但是均可清楚看到两条接近平行的关节间隙(图 15-95),如此间隙宽窄有明显异常,说明舟骨和楔骨可能有轻度错位。

(2)从外侧面观,跟骰关节和距舟关节、骰跖关节和楔跖关节的下 3/4 左右均有重叠影,但可清楚看到跟骰关节、骰跖关节两条接近平行的关节间隙,其间隙基本等宽,如该间隙出现异常,说明骰骨可能有轻度错位。

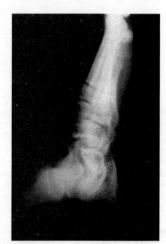

图 15-95 正常足侧位片

3. 无论在足部某一部位出现骨质增生或有骨赘生成,如果该部位是某一软组织的附着区(一般指肌肉、韧带、关节囊),说明该软组织长期处于紧张挛缩状态(图 15-96)。

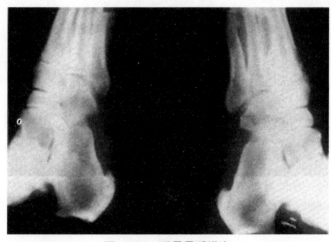

图 15-96 跟骨骨质增生

第九节　肩　关　节

肩关节 X 线片的读片方法

1. 肩关节正位片　正常肩关节正位片如图 15-97 所示。

（1）肩锁关节间隙如明显增宽，说明肩锁关节囊和肩锁韧带松弛；反之，如肩锁关节间隙明显变窄，则说明肩锁关节囊和肩锁韧带严重挛缩变短。

（2）肱骨头如轻度外展或内旋，显示侧位影像，大小结节有些重叠，则可能肩关节有后错位。

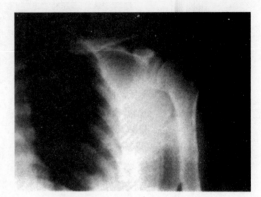

图 15-97　正常肩关节正位片

（3）肩关节间隙上端部分明显增宽，说明肩关节有前错位。

（4）关节盂内或肩峰下关节软组织膨隆丰满，无方肩畸形，说明关节盂内被纤维瘢痕组织所填充。

2. 肩部腋位片，显示肱骨头稍向肩盂后方移动，说明肩关节有后错位。

3. 无论在肩部某一部位出现骨质增生或有骨赘生成，如果该部位是某一软组织的附着区（一般指肌肉、韧带、关节囊），说明该软组织长期处于紧张挛缩状态。

第十节　肘　关　节

肘关节正侧位片的读片方法

1. 肘关节正位片

（1）正常肱骨远端前、后扁，内、外宽（图 15-98），如和健侧相比肱骨远端宽度小于健侧，说明肱骨有旋转移位。

（2）如桡肱关节间隙变窄，则说明该处关节囊挛缩。

（3）尺桡骨上端如两骨重叠，说明前臂旋前，如两骨分开并列，则为前臂处于后旋位。

2. 肘关节侧位片

（1）在条件许可情况下，肘关节的侧位片应在屈肘 90° 时拍摄，更易于看出关节间隙和尺桡骨上端的情况，在此位置，肘关节间隙在尺骨鹰嘴段较窄，其余部分较清晰。如果此情况发生改变，鹰嘴部间隙明显，而其余的间隙变窄，则表明肘关节背侧关节囊及有关软组织严重挛缩。

（2）在侧位片上，桡骨小头正常高于尺骨，且内侧角在

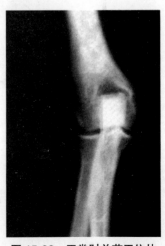

图 15-98　正常肘关节正位片

尺骨皮质之内,如果桡骨小头的内侧角只有一半在尺骨皮质之内,则说明桡骨小头向背侧移位。

（3）如肘关节间隙全部模糊不清,大多数是类风湿关节炎的活动期,如明显变窄,说明肘关节囊严重变性挛缩（图 15-99）。

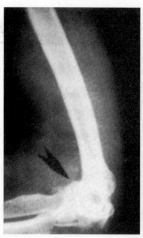
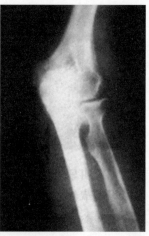

图 15-99　风湿性肘关节炎

3. 无论在肘关节任何一部位出现骨质增生或有骨赘生成,如果该部位是某一软组织的附着区（一般指肌肉、韧带、关节囊）,说明该软组织长期处于紧张挛缩状态（图 15-100）。

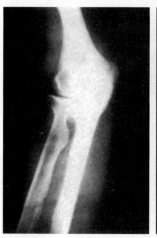
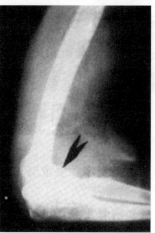

图 15-100　肘关节骨质增生

第十一节　手　部

一、腕关节正侧位片的读片方法

1. 腕关节的正位片

（1）如见月骨旋转并与头骨轻度重叠,头月关节与桡月关节间隙变窄或消失,说明月骨向掌侧移位。

（2）如腕骨间隙普遍模糊不清,则可能为腕关节类风湿关节炎活动期,如果局部腕骨间隙模糊不清,则可能有局部感染病灶存在(图15-101)。

（3）如腕骨间隙普遍变窄,一般为类风湿关节炎的静止期。

（4）如桡侧远端关节明显增宽,可能为桡侧远端关节分离症。

2. 腕关节侧位片

（1）月骨窝状关节面向前且舟骨、头骨与桡骨关系保持原位不变,则说明月骨单独向掌侧移位。

（2）如见腕骨与桡尺远端间隙模糊不清或消失,则说明可能为腕关节类风湿性关节炎晚期。

3. 无论在腕部任何一部位出现骨质增生或有骨赘生成,如果该部位是某一软组织的附着区(一般指肌肉、韧带、关节囊),说明该软组织长期处于紧张挛缩状态。

二、手部 X 线片的读片方法

手部的掌指关节和指关节间隙如见明显变窄,说明此关节囊及周围软组织有严重挛缩。手部的掌指关节和指关节如间隙消失,大多为类风湿关节炎晚期(图15-102)。

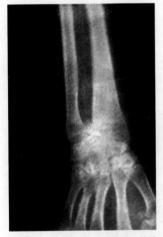

图 15-101　类风湿性腕关节炎

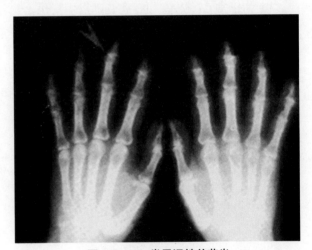

图 15-102　类风湿性关节炎

第十二节　脊柱 CT 扫描片的读片方法

一、颈椎 CT 扫描片的读片方法

颈部 CT 扫描一般有正中矢状切面、轴位切面两种。正中矢状切面如图 15-103 所示。此图为正常 CT 影像,如有病变则发生变化。

（1）如硬腭弧线有变化,隆突说明有硬腭肿瘤,良性或恶性需做病理检查确诊。

（2）脊髓如在椎间盘相对应处狭窄,说明椎间盘向后方突出,压迫脊髓。

（3）脊髓如在椎体相对应处有狭窄征象,并有扭曲,说明该椎体向后方移位。

1. 喉部矢状切面（图 15-104）

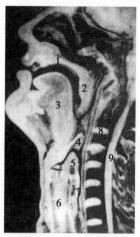 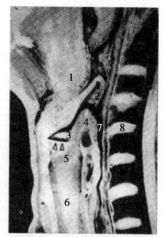

1. 硬腭；2. 软腭及腭垂；3. 舌；4. 会厌；5. 披裂皱襞；6. 气管；7. 食管；8. 颈椎间盘；9. 脊髓。

图 15-103　正中矢状切面

1. 舌；2. 会厌；3. 假声带；4. 披裂皱襞；5. 声门下腔；6. 气管；7. 喉咽；8. 颈椎间盘。

图 15-104　喉部矢状切面

以上为正常 CT 影像，如有病变则发生变化。

（1）如咽喉处无间隙或间隙严重狭窄，说明咽喉部有肿胀。

（2）如咽喉部位有突起，则可考虑为息肉、肿瘤等。

（3）如食管向前严重突起，食管上段则可考虑有肿胀、肿瘤等。

2. 颈上部轴位切面

颈上部从上至下取两个断面（图 15-105、图 15-106）。

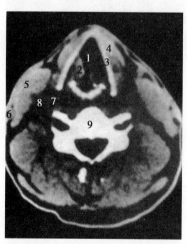 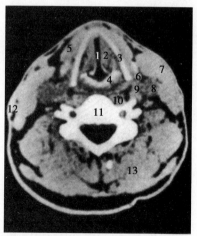

1. 喉室；2. 假声带；3. 甲状软骨；4. 胸骨甲状肌；5. 胸锁乳突肌；6. 颈外静脉；7. 颈内动脉；8. 颈内静脉；9. 颈椎椎体。

图 15-105　颈上部轴位切面

1. 喉室；2. 真声带；3. 甲状软骨；4. 环状软骨；5. 胸骨甲状肌；6. 甲状腺；7. 胸锁乳突肌；8. 颈内静脉；9. 颈内动脉；10. 颈长肌；11. 颈椎体；12. 颈外静脉；13. 颈深肌群。

图 15-106　颈上部轴位切面

以上为正常 CT 影像，如有病变则发生变化。

（1）椎体后缘正中位置如有突起,说明后纵韧带骨化。

（2）如椎管两侧角有增生影像,说明侧隐窝增生,可有椎管狭窄体征。

3. 喉部轴位切面

（1）喉部自上而下轴位切面(图15-107、图15-108、图15-109、图15-110、图15-111、图15-112、图15-113、图15-114、图15-115、图15-116、图15-117、图15-118、图15-119)。

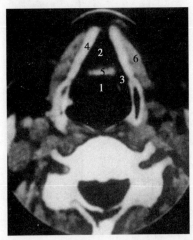

1. 喉前庭;2. 会厌前间隙;3. 喉旁间隙;4. 甲状软骨;5. 会厌;6. 胸骨甲状肌。

图 15-107　喉部轴位切面

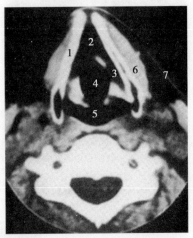

1. 甲状软骨;2. 会厌前间隙;3. 喉旁间隙;4. 喉前庭;5. 喉咽;6. 胸骨甲状肌;7. 颈阔肌。

图 15-108　喉部轴位切面

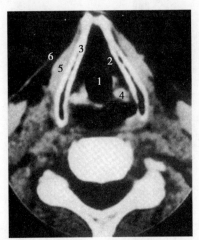

1. 喉前庭;2. 假声带;3. 甲状软骨;4. 杓状软骨;5. 胸骨甲状肌、颈阔肌。

图 15-109　喉部轴位切面

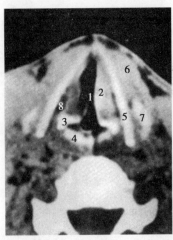

1. 喉室;2. 假声带;3. 杓状软骨;4. 环状软骨;5. 甲状软骨;6. 胸骨甲状肌;7. 甲状腺;8. 喉室小囊。

图 15-110　喉部轴位切面

(注:喉室小囊,喉室系分隔真假声带的腔隙,在CT平扫时偶尔可见。表现为新月形的充气间隙。发反"E"声进行CT扫描,特别是薄层CT扫描可使之有良好显示。喉室小囊代表喉室向上的延伸。表现为假声带或披裂会厌皱襞外侧的积气小囊。发声或做瓦氏试验时,因喉室内压力升高,喉室小囊可以扩张)

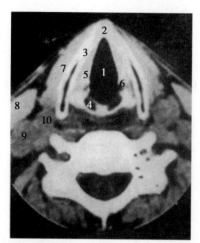

1. 喉室；2. 喉结节；3. 甲状软骨；4. 环状软骨；5. 真声带；6. 声带突（杓状软骨）；7. 胸骨甲状肌；8. 胸锁乳突肌；9. 颈内静脉；10. 颈总动脉。

图 15-111　喉部轴位切面

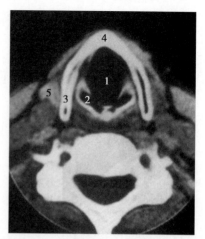

1. 声门下腔；2. 环状软骨；3. 甲状软骨；4. 喉结节；5. 甲状腺。

图 15-112　喉部轴位切面

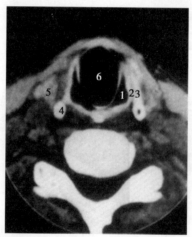

1. 环状软骨；2. 环甲关节；3. 甲状软骨；4. 甲状软骨下角；5. 甲状腺；6. 声门下腔。

图 15-113　喉部轴位切面

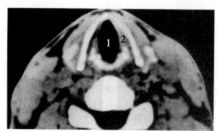

1. 声门（打开）；2. 声带（外展）。

图 15-114　喉部轴位切面

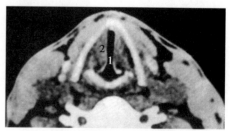

1. 声门（闭合）；2. 声带（内收）。

图 15-115　喉部轴位切面

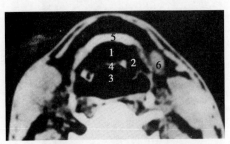

1. 会厌前间隙；2. 喉旁间隙；3. 喉前庭；4. 杓会厌襞；5. 舌骨；6. 左侧颌下腺。

图 15-116 喉部轴位切面

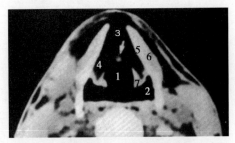

1. 喉前庭；2. 梨状窝；3. 甲状软骨切迹；4. 喉旁间隙；5. 甲状软骨；6. 胸骨甲状肌；7. 杓会厌襞。

图 15-117 喉部轴位切面

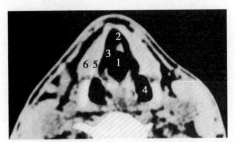

1. 喉前庭；2. 会厌前间隙；3. 喉旁间隙；4. 梨状窝；5. 甲状软骨；6. 胸骨甲状肌。

图 15-118 喉部轴位切面

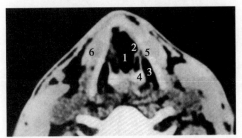

1. 喉室；2. 喉室小囊；3. 梨状窝；4. 杓状软骨；5. 甲状软骨；6. 胸骨甲状肌。

图 15-119 喉部轴位切面

（2）喉部自上而下轴位切面吸气相如图 15-114。

（3）喉部自上而下轴位切面发声相如图 15-115。

以上为正常 CT 影像，如有病变则发生变化。

二、颈椎 MR 扫描片的读片方法

颈部 MR 扫描一般有矢状位、冠状位、横轴位三种。

（1）正中矢状位切面如图 15-120。

（2）冠状位切面如图 15-121。

（3）横轴位切面如图 15-122。

（4）横轴位切面如图 15-123。

均为正常 MR 影像，如有病变则发生变化。

三、腰椎 MR 扫描片的读片方法

腰部 MR 扫描片一般有矢状位、冠状位、横轴位三种。

（1）正中矢状位切面如图 15-124。

（2）正中矢状位切面如图 15-125。

（3）冠状位切面如图 15-126。

（4）横轴位切面如图 15-127。

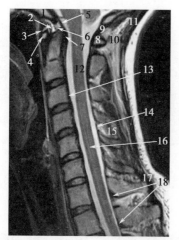

1. 斜坡；2. 寰枕韧带；3. 前纵韧带；4. C₁椎体前弓；5. 十字韧带的上纵束；6. 顶韧带；7. 十字韧带中的横韧带；8. C₁椎体后弓；9. 后寰枕膜；10. 项韧带；11. 头半棘肌；12. 颈髓；13. 后纵韧带；14. 硬脊膜囊；15. 棘间韧带；16. 中央管周围灰质；17. 棘上韧带；18. 黄韧带。

图 15-120　颈椎矢状位

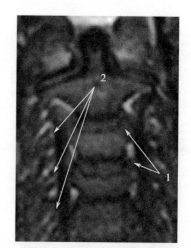

1. 钩状突；2. 节段性脊髓静脉及神经根。

图 15-121　颈椎冠状位

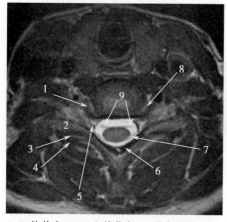

1. C₇钩状突；2. C₇上关节突；3. 骨突关节；4. C₆下关节突；5. 椎间静脉；6. 黄韧带/椎板皮质；7. C₇脊神经背侧支；8. 钩椎关节；9. C₇脊神经腹侧支。

图 15-122　颈椎下段轴位

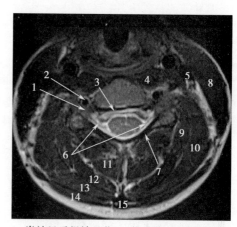

1. 脊神经后根神经节；2. 椎动脉；3. 后纵韧带；4. 颈长肌；5. 颈内静脉；6. 脊神经后根；7. 椎弓板；8. 胸锁乳突肌；9. 头最长肌；10. 肩胛提肌；11. 颈半棘肌；12. 头半棘肌；13. 头夹肌；14. 斜方肌；15. 项韧带。

图 15-123　颈椎中段横轴位

（5）横轴位切面如图 15-128。

（6）横轴位切面如图 15-129。

均为正常 MR 影像，如有病变则发生变化。

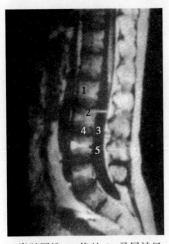

1. 脊髓圆锥;2. 终丝;3. 马尾神经;
4. 椎间盘;5. 蛛网膜下腔脑脊液。

图 15-124 腰椎矢状位

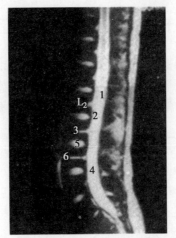

1. 脊髓圆锥;2. 终丝;3. 马尾神经;
4. 蛛网膜下腔脑脊液;5. 椎间盘;
6. 椎基静脉。

图 15-125 腰椎矢状位

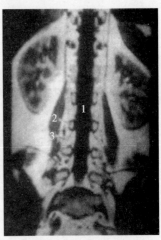

1. 椎管;2. 椎弓根;3. 神经根。

图 15-126 腰椎冠状位

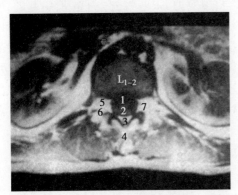

1. 蛛网膜下腔;2. 脊髓;3. 椎管内硬膜外脂肪;
4. 棘突;5. 椎间孔;6. 关节面;7. 神经根。

图 15-127 腰椎横轴位

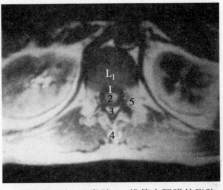

1. 蛛网膜下腔;2. 脊髓;3. 椎管内硬膜外脂肪;
4. 棘突;5. 椎弓根;6. 黄韧带。

图 15-128 腰椎横轴位

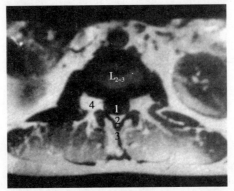

1. 蛛网膜下腔;2. 硬膜外脂肪;3. 棘突;4. 椎间孔。

图 15-129 腰椎横轴位

第十三节　关于骨质增生病因的诊断

根据骨质增生病因学的理论,对骨质增生类疾病进行诊断,并不是要诊断它是不是骨质增生(因为骨质增生的诊断很简单,通过影像学检查即可确诊),而是要诊断它是不是骨质增生"症",和什么原因引起骨质增生,哪一个组织器官发生了什么变化,引起了骨质增生。具体诊断方法如下。

1. 中老年性骨质增生,一般在 45 岁以后,人的肌肉张力逐渐下降,但是,人体本身的重量往往没有下降,甚至增加,原来人体躯干的重量由脊柱或躯干的有关肌肉所承担,在人体的肌肉张力下降的情况下,原来肌肉所承受的那部分重量,就随之转移到脊柱(颈椎、胸椎、腰椎),整个脊柱在人体代偿机制的作用下就开始增生,但是这种增生是比较均匀的、对称的,这种骨质增生一般没有症状,无须治疗。

2. 老年性骨质增生"症",在老年性骨关节出现骨质增生时,有临床症状,还不能因有临床症状而认为是骨质增生引起的。只有在脊柱出现的骨质增生不对称、不均匀时,并排除其他疾病,才可诊断为老年性骨质增生"症"。

3. 针刀医学认为,骨质增生是人体内拉应力、压应力、张应力失去平衡所引起的,所以我们在临床上诊断骨质增生类疾病时,首先要注意骨质增生发生的部位,再进一步看此部位是什么软组织的附着点,并看出骨刺生长的方向是否与这个附着点上的某个软组织的方向一致(因为力是有方向的)。当这个附着点的骨刺生长的方向与某个软组织完全一致时,我们就可以确定这个软组织长期处于挛缩状态,治疗的目标也就是解决这一个软组织的挛缩。如果骨质增生发生在关节面边缘,成扁平状,这就是关节面的某一部位受到压力过高所引起。

如某一个管状或囊状结构出现骨质增生,说明管状或囊状结构内的张力过高。

4. 根据针刀医学影像学原理,对骨质增生"症"的治疗,就是在针刀将关节周围各种变性的软组织治疗以后,用针刀医学手法将脊柱(颈椎、胸椎、腰椎)及其他骨关节进行整复,使关节恢复原来的力学平衡,骨质增生"症"一般会得到根本性的治疗。

5. 在诊断颈椎、胸椎、腰椎相关疾病时,也是根据上条原理进行治疗,主要目标是恢复脊柱的力平衡及脊柱正常的力学状态,而不是对准骨质增生,这是治疗这类疾病在病因学理论方面和治疗学方面的根本转变。

第十四节　关于脊柱区带病因的诊断

针刀创始人朱汉章教授的《针刀医学原理》与魏征教授的《脊椎病因治疗学》都有叙述人体的内科疾病与神经系统有密切联系,即使从现代解剖学来看,人体的高级神经中枢——大脑,通过次级神经 - 脊髓,脊髓再分出交感神经、副交感神经,颈丛、臂丛、胸丛、腰骶丛神经去支配与调节软组织及内脏器官的生理功能。

有了以上的认识,就不难理解许多内脏器官的慢性病与脊柱区带有密切关系,我们在进行诊断时,从两个方面着手:第一,通过影像学资料(根据针刀医学影像学原理)寻找脊柱有无异常位置变化,再进一步诊察,有位置变化的某个椎体的脊髓节段发出的自主神经,与罹患疾病的内脏器官有无直接关系,如有,即可诊断为此脊柱的位置变化,即为该内脏器官疾病的病因,并对此病因进行治疗,会收到立竿见影的效果;第二,如影像学资料提示脊柱的相关椎体无任何位置变化,即在脊柱区带范围内的相应部位触诊,如触及压痛、皮下结节或皮肤丘疹,这些大多数是这个内脏器官疾病的病因所在部位,用针刀进行相应的治疗即可取得良好的效果。如触诊未发现任何阳性体征,即可在相应的椎体(如肺脏有病在第3胸椎上下、心脏有病在第5胸椎上下等)棘突上下缘、关节突上与横突上下缘进行针刀平行于人体纵轴软组织松解。这是因为这些部位的慢性软组织劳损造成微循环障碍,局部软组织粘连、板结引起相应的神经末梢营养不良,连锁反应性的引起有关交感神经的功能障碍,这样的治疗同样可以取得满意的疗效。

第十五节　关于电生理线路故障的诊断

电生理线路功能故障所引起的疾病,用常规的治疗方法不能取得治疗效果,用现代的仪器检查手段甚至难以找到真正的病因,只能从局部的组织学、生物化学找到相应的病理变化,或者是对目前已知的病因进行治疗,将致病因素消除后,电生理线路得到恢复。这里要着重说的是电生理线路自身的功能障碍引起的一大类疑难杂病的诊断问题。这一类病是电生理线路功能的本身障碍所引起,而电生理线路功能障碍则是由于精神方面、情绪方面等原因造成的。通过心理学的方法,把这些情绪方面的问题解决,有一部分的电生理线路的功能能得到恢复;但是有一部分情绪方面的问题即使解决了,电生理线路的功能也不能恢复,它所造成的疾病也就不容易治愈。另外,人类还有深层次的情绪变化,是外人很难觉察的。个人情绪变化的表现也是不明显的,但是它所造成的电生理线路的功能障碍,同样会是很严重的。以上这些情况,就得通过直接调节电生理线路的方法进行治疗,电生理线路的功能障碍有几种情况。现就各种情况的诊断方法分述如下。

1. 断路的诊断　有条件的地方可以用经络测定仪,测不到经络的地方就是断路的地方。如发现某些组织器官没有明显的损伤而功能突然失常或丧失,一般是经过这一器官的电生理线路的前段断路(此处的前段是按经络的走行方向来说的,阳经都是从上往下走行,阴经都是从下往上走行),也有的是病变组织器官所在的部位即是断路的部位。

2. 短路的诊断　凡是组织器官没有其他特殊原因而异常增生变性者,此处即为电生理线路的短路部位。如在体表有大面积皮肤变硬和硬性丘疹,此为电生理线路末梢部位广泛性短路。

3. 生理电流量增强的诊断　凡是某些组织器官没有其他特殊的原因,功能亢进,或患亢进性疾病,都是该器官相关的电生理线路的电流量增强所致。

4. 生理电流量减弱的诊断　凡是某些组织器官没有其他特殊的原因,功能衰退,或患衰退性疾病,都是该器官相关的电生理线路的电流量减弱所致。

5. 电生理线路异常放电的诊断　没有特殊原因,人突然晕厥,精神失常,胡言乱语,大多是由电生理线路异常放电所引起的。

此外,在应用针刀医学影像学的理论进行诊断时,请注意结合针刀医学关于慢性软组织损伤病因病理学的理论、骨质增生病因学的理论和脊柱区带病因学的理论,综合分析认识疾病的本质。这也是至关重要的。

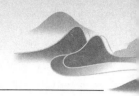

第十六章

针刀医学的诊断分析法

动态平衡失调是对慢性软组织损伤的病因病理进行的总体概括和把握,它是最根本的,也是第一位的病因。不管治疗哪一类慢性软组织损伤疾病,只要将它的动态平衡恢复,这个疾病就可以得到较为根本的治疗。而造成动态平衡失调的有四大病理因素,即粘连、瘢痕、挛缩、堵塞。要想使动态平衡恢复,首先就要将这四大病理因素消除。如何诊断至关重要,没有正确的诊断,就没有正确的治疗,根据我们经验总结以下四大病理因素特点,以供参考。

一、粘连的诊断

对于普遍存在于慢性四肢痛、腰背痛中的粘连这一重要病理因素,如何正确诊断是一个极其重要的问题,所谓没有正确的诊断,就不可能有正确的治疗。其实诊断并不算难,只要对粘连的发生机制有了正确的理解,掌握以下几点,即可确定诊断。

1. 外力损伤和病理损伤史。

2. 排除其他原因。

3. 牵拉病区肌肉有阻碍感。

4. 被动活动患肢或躯干,使之完成患处肌肉应完成的动作时,不能完成,并引起疼痛加重。

依据以上 4 点即可确诊为粘连。

二、瘢痕的诊断

此处所说的瘢痕大多是深藏于皮下肌肉、筋膜、韧带、关节囊、腱鞘等软组织器官之间的瘢痕,而不是在体表皮肤上的瘢痕。用拇指触诊的方法,对病变范围内的有关组织器官进行广泛触诊,触到有条索、硬结即为瘢痕组织。这里应注意的是,有些小的瘢痕组织发生于深层组织,必须仔细触摸才能发现。

三、挛缩的诊断

从肢体外观运动障碍来寻找挛缩的病变组织,如手指伸不直,处于半屈曲的状态,被动令其伸直,屈指则在皮下形成弓弦样的线状隆起,此即可诊断为屈指肌挛缩。再如,膝关节不能屈曲,当被动屈曲膝关节时,髌骨上的股四头肌即紧绷,用手触摸,也像紧绷的绳索一样,此即可诊断为股四头肌挛缩。又如,掌指关节屈曲畸形,挛缩的屈指肌通过治疗已经恢复,但掌指关节仍不能伸直,就可诊断为掌指关节囊掌侧挛缩。诸如此类,都是诊断软组织挛缩的方法。用此种方法同样可以诊断出其他部位的软组织挛缩。

四、堵塞的诊断

在人体四肢躯干任何部位的痛点，如果不是刺痛，是胀痛，指压痛点也不引起刺痛，仍然是胀痛，这大多数是体液或血液被堵塞而积聚的地方；如果某一处肌肉萎缩、板结说明供应此处的血流被堵塞；如果某一处皮肤干燥变硬，说明该处的微循环被堵塞，如果某一处血管变粗，膨胀于皮下，或有明显的青绿色，则说明该处的血管被堵塞。

针刀医学认为，粘连是点，挛缩、瘢痕是线，堵塞是面，前三个比较好理解，我们再着重讲一下朱汉章教授提出的堵塞含义。堵塞是指正常的肌肉软组织在瘢痕、挛缩下被挤压成不规则的包块状（一般是疼痛部位及可触及的包块和压痛的包块）。被压后包块内血液循环明显受阻，使其供血不足而至缺氧或无氧代谢而产生酸性代谢产物，此产物刺激神经末梢使患者局部产生酸胀痛的感觉，并在指压后加重，同时也挤压局部神经末梢产生麻、痛、发冷（交感神经受挤压）的感觉。

朱汉章教授认为，如包块产生在经络走行部位，则使其受阻不通，影响到相关脏器而得病，因此，针刀在疏通包块的同时也疏通了经络，获得疗效。

那么，好的疗效是如何产生的？让我们逐个分析一下。

首先，由于软组织的粘连、瘢痕、挛缩和堵塞，造成局部软组织的陈旧性损伤，牵拉与压迫局部的软组织，导致肌膜、筋膜、腱膜损伤，使其间的神经、血管受到了牵拉与挤压，从而引起疼痛与功能受限。特别是形成堵塞（包块）之后，使局部处于一种血液循环差及神经末梢被挤压状态，使得该部分呈缺氧或无氧代谢状态，产生大量的酸性产物（如乳酸、肌酐、肌酸、五羟色胺、酸性肽类等）这些酸性产物的出现一方面刺激神经末梢出现酸、胀、痛的感觉，另一方面刺激血管使其更加收缩而缺氧与养料，造成局部正常组织的代谢严重障碍，进而变性。在检查时对堵塞处按压，使其包块受压力增大，出现明显或剧烈疼痛，从而帮助我们找到病变及高应力点。

第一节　功能分析诊断法

应用各种现代化的检查手段，获得各种检查结果以后，针刀临床医生并不会马上作出最后诊断，还必须应用功能分析和综合分析的方法，才能作出正确的诊断。如果仅仅依据各种仪器的检查结果，可能使我们作出错误的诊断。本节谈谈功能分析诊断法。

功能分析诊断法，就是根据人体的正常生理功能和疾病对生理功能的影响情况来对检查资料进行分析。比如磁共振、CT 检查提示颈椎椎管狭窄，而患者的上下肢活动无功能障碍，患者的临床症状为下肢疼痛，无其他症状。应用功能分析法来分析，颈椎椎管狭窄压迫脊髓，如果脊髓功能受到影响，必影响上下肢的运动神经，使上下肢的活动功能受限，并一般不引起疼痛，因此磁共振和 CT 检查的结果与临床症状不符，这说明颈椎椎管虽有狭窄压迫脊髓，由于个体差异和人体的代偿功能的不同，脊髓的压迫并没有导致疾病的发生；而下肢疼痛根据疼痛的特点和生化检查，可能是软组织损伤疾病、风湿疾病或其他疾病，不能诊断为椎管狭窄症。再如，通过仪器检查发现胃部有小结节，患者主诉胃部疼痛，而正常饮食并不引起症状加重和发作，消化功能基本正常，只有当进食油腻类食物时易引起疼痛发作，或过饱时引起疼痛发作。这时我们就不能依据胃部有小结节而盲目地诊断为胃部疾病，首先要对胃部的小结节做病理检查,病理检查结果没有提示恶性肿瘤或炎症时,此小结节即为胃部的瘢痕性组织。应用功能分析法分析,如果是胃部疾病,胃部的正常消化功能将有障碍,而此病例主诉提示我们胃功能并无明显障碍,进食油腻食物时疼痛发作,大多说明是胆囊疾病;过饱时发作大多说明是胰脏疾病,因此不能诊断为胃部疾病。

功能分析法可以应用于许多疾病的诊断之中,以上只是举两个病例,使我们知道如何应用功能分析法。它的主要方法就是将仪器的检查结果和相应脏器的生理功能进行对比分析,然后结合临床症状和体征,最后作出正确的诊断结论。

第二节　综合分析法

针刀医生在进行功能分析之后,会再进行综合分析,把仪器检查和实验室检查资料、病变部位的有关脏器的生理功能和病理变化、患者主诉、临床体征、临床症状、居住地的气候条件、工作环境及工种等,进行由表及里、去粗取精、去伪存真的通盘考虑与综合分析,这样就不会疏漏重要的诊断线索,以便找到真正的病变组织器官和病变部位及真正的病因。如此,针刀医生就能够抓住表现并不明显的而又能够反映真正病因和病变组织器官部位的临床资料,不会被表现明显的但不是反映疾病本质的临床资料所迷惑。

列举一个案例:一个外伤患者,头部出血很严重,上下肢出现严重功能障碍,通过检查颅骨无骨折,颅内无血肿,而该病例是由于头部受到撞击而受伤,患者主诉仅感颈部有不适和僵硬感,通过颈部检查未发现颈部骨折和脊髓损伤,通过临床对症处理一个星期以后,一些急性症状已消失,但上下肢功能活动并无改善,此种情况往往令临床医生大惑不解,而应用综合分析法进行分析问题就不难解决。头部外伤出血严重但无头痛、头晕以及视力、听力、意识等异常,说明颅脑无损伤,大量出血仅说明是头部浅表血管损伤所致,颈部无骨折、脱位、脊髓损伤,然而上下肢功能障碍都是由颅脑损伤和脊髓损伤引起,颅脑损伤已可排除,说明颈髓一定有问题,而检查提示颈髓无明显损伤,患者主诉颈部有轻度不适和僵硬感,这个小小的症状,恰恰就是我们要抓住的重要线索,根据针刀影像学的有关理论,仔细阅读颈椎 X 线片,必可找到颈椎的轻度移位征象,包括前后、侧方、仰旋、俯旋、侧旋轻度移位等问题,这些轻度的位置变化足以压迫或刺激颈髓引起上下肢的功能障碍,用针刀医学的手法给予纠正,上下肢的功能障碍会有明显的恢复。找到了真正的病因,对准病因进行治疗就一定会有效,应用综合分析方法寻找病因,往往能使我们事半功倍。对这一病例的分析除了根据生理、病理及临床资料之外,我们还根据头部被撞击这一力学因素分析,头部被撞击时,撞击力一定会传递到颈椎,颈椎虽无骨折、脱位、脊髓损伤,这一力学因素还可以使颈椎发生位置变化,此位置变化虽无明显脱位、移位,但我们根据针刀医学的影像学却可以找见它的轻微移位,这种移位一般在 1mm 左右,这是我们过去常常忽略和不了解的,但是我们利用综合分析法认定颈髓是有问题的,再运用针刀医学的影像学理论,就可以使在临床上疑惑不解的问题迎刃而解了。

再如,某患者,女,56 岁,经常在凌晨 3 点至 5 点头晕、心慌、胸闷、憋气严重、呼吸困难、血压急剧升高,收缩压可达 200mmHg,舒张压可达 130~150mmHg,出现高血压危象,每天都要进行抢救性治疗,过了下午 4 时到 8 时患者又如常人,无任何不适,此患者身体状况一直良好,持续 2 个多月仍然无好转,经过多项检查发现心肌有轻度缺血,肾上腺有小结节,其他脏器无任何异常表现,初始诊断怀疑为心脏病,后来怀疑为肾上腺嗜铬细胞瘤,但是各种治疗均无明显效果。运用综合分析法对此病例进行综合分析,每天发作有定时,按中医学的子午流注理论,与人体的当令经脉有关系,也就是人体的生物功能在一天 24h 内有规律性的变化,而按照中医的理论认为 3 时到 5 时是肺经当令的时候,人体的五脏,肺属金,按发病时间来看,临床表现为亢进性的疾病(中医所说的实证)应在金旺的时候,则考虑为病在肺脏,此病发作时间正是当令之时,且为亢进性表现,所以,此病应与肺脏有关。反之,临床表现为抑制性疾病(中医所说的虚证),且发生在金旺的时候,金可以克木,肝属木,则应考虑此病与肝脏有关。此为传统中医理论的分析,还不足以作为最后的结论,以现代医学理论来分析,如果人体内有实质性的病变,发作的时间绝对不会如此精确,不管是冠状动脉梗死,还是肾上腺肿瘤,所以可以排除实质性病变。另外,检查所见肾上腺结节,并无恶性表现,且年龄又在 50 岁以上,老年人肾上腺常有良性结节,一般不引起疾病;心肌轻微缺血,是由于反复发作,每次发作都可以引起心肌大面积的暂时性缺血,心肌轻微缺血是由于心肌大面积的暂时性缺血造成的后遗症,无确凿检查证据证明冠状动脉狭窄和梗死,即使有狭窄和梗死,也和定时发作的临床现象不符。患者发作时憋气严重、呼吸困难,说明此病必与肺脏有关。通过中西医的理论临床分析,殊途而同归,得出的结论病变均在肺脏。然而,肺部检查并无实质性病变,且发作时症状极为严重,能造成此种情况,必是肺动脉的严重痉挛。通过综合分析找到了真正的病因所在,用药物治疗肺动脉的痉挛取得了立竿见影的疗效,并且很快治愈。

以上两例说明综合分析方法在诊断学上的重要意义,希望学者仔细体会、领悟。

第三节　触诊的重要性

中医的触诊即用手直接触及头、面、皮肤、四肢(手、足正反面)、胸、腹、腰、背等部位,以察其肌表的温度,以及肿胀、积聚的软硬等反应。

一、温度

头、额、尺肤(前臂屈侧)灼热的,多属外感热性病;手心、足心灼热的,多为里热证;手背、足背灼热的,多为表热证;身寒、肢冷、腹部亦不温的,是阳气不足;四肢虽冷,但腹部灼热的,是邪热壅遏,阳郁不伸。中医所讲之表证或里证以针刀医学的观点来看,表证是四肢、躯干、头部等体表部位的电生理线路生物电活动紊乱;里证是内脏器官部位的有关电生理线路的生物电活动紊乱,生物电活动增多者表现为热,生物电活动减少者表现为寒。

二、肿胀

腹部胀大,按之应指而起,叩之如鼓,是为气胀;按之凹陷,不能应指而起,是为水肿。腹满按之不痛,多为虚证;按之痛剧,多为实证。少腹硬痛,拒按,多为瘀血、寒凝或水蓄不通之候。中医所讲之虚证和实证以现代医学的观点来看,虚证表现多为功能衰退,实证表现多为功能亢进。

三、积聚

腹内有形结块,按之疼痛不移的叫积(也叫作"癥");腹内似有结块作痛,按之则散,系无形之气聚,叫作聚(又叫作"瘕")。中医关于"积""聚"又名"癥""瘕",相似于现代医学的肿瘤和囊肿,当然这"肿瘤"包括良性和恶性。

四、经络穴位

按穴位可以帮助诊断脏腑的疾病,如按阑尾穴(在足三里下 1 寸许)有无压痛,可以诊断是否患阑尾炎;又如按胃俞、脾俞有压痛,多是脾胃有病等。这是电生理线路干线上的调节控制点的信息传递反映。

轻微的机械刺激作用于皮肤浅层的触觉感受装置所引起的感觉叫触觉。触觉感受装置有游离神经末梢、毛囊感受器、帕氏小体和卢氏小体等。触觉感受装置所在的皮肤部位成为触点。触点在全身各处皮肤分布不等,颜面、口唇和指间较高;手部和背部较低。触点在皮肤表面的分布密度与该部皮肤的敏感程度成正比。

现代医学的触诊(palpation)又称"扪诊",为基本的检验方法之一,是医生用手触摸或轻压被检验者可被触及的部位,通过手的感觉进行判断的一种方法。触诊在临床上使用的范围很广,尤以腹部触诊最常用。其他如体温、湿度、震颤、波动、摩擦感、压痛,以及包块移动度、位置、大小、轮廓、表面性质、硬度等。触诊的方法有浅部触诊法、深部触诊法和感觉触诊法。

1. **浅部触诊法**(shallow palpation) 用一手轻放于被检查的位置上,利用掌指关节和腕关节的协同动作柔和地进行滑动触摸。浅部触诊法适用于体表浅在病变、关节、软组织、浅部的动脉、静脉和神经、阴囊、精索等。浅部触诊一般不会引起患者痛苦,也不至于引起肌肉紧张,因此更有利于检查腹部有无压痛、抵抗感、搏动、肿块和某些脏器肿大等。

2. **深部触诊法**(deep palpation) 检查时医生用一手或两手重叠,由浅入深,逐渐加压,以达深部。深部触诊主要用于诊察腹腔脏器或病变的情况;根据检查目的和手法又分为深部滑行触诊法、双手触诊法、深压触诊法、冲击触诊法、加压触诊法、膝肘位触诊法。

(1)深部滑行触诊法(deep gliding palpation):为腹部触诊法之一。检查时嘱患者平卧,张口平静呼吸,或与患者谈话以转移其注意力,尽量使腹肌松弛,医生以并拢的 2、3、4 指末端逐渐压向腹腔的脏器或包块,并连同该处腹部的皮肤一起,在被触及的脏器或包块上做上、下、左、右的滑动触摸。此种触诊法多用于腹腔深部包块胃肠道病变的检查。

(2)双手触诊法(bimanual palpation):深部脏器常用的一种触诊法。多用于腹部触诊。医生将左手置于被检查脏器或包块的背侧并将被检查部位推向右手,这样既起固定作用,又将被检查部位推向体表,以利于了解腹腔病变和脏器的情况。多用于腹部脏器和肿块的检查。

(3)深插触诊法(deeply inserting palpation):又称"深压触诊法""插入触诊法"。检查者以 1 个或 2 个手指垂直地逐渐用力深压,触摸某一部位,用以探测腹腔深部的病变部位,以确定腹腔压痛点,如阑尾压痛点、胆囊压痛点等。若检查反跳痛时,则将深压的手指迅速松开,并可重复几次,同时询问患者是否感觉疼痛或查看面部是否有痛苦表情,此为反跳痛检查法。

(4)冲击触诊法(ballottement):又称"浮沉触诊法"。检查者以 3 个或 4 个并拢的手指,取 70°~90°,置放于腹壁相应的部位,做数次急速而较有力的冲击时即会出现腹腔内脏或肿物在指端沉浮的感觉。此种方法一般用于大量腹水,肝脾难以触及时,因急速冲击可使腹水在脏器表面暂时离去,脏器随之浮起,故较易触到肿大的肝脾或腹腔包块。冲击时应避免过度用力,以避免患者出现不适感。

（5）加压触诊法（pressor palpation）:一手置于被检查部位,另一手手指或手掌置于触诊手上方,逐渐加压于触诊手上,以进一步明确腹腔内病变的部位、性质、范围。此法多用于胆囊、胃、十二指肠、盲肠、阑尾等脏器的检查。

（6）膝肘位触诊法（knee-elbow position palpation）:患者取膝肘位,检查者左手置于患者背侧,右手置于腹部,触诊肿块搏动。主要用于鉴别肿块搏动与腹主动脉的关系。

3. 感觉触诊法（sensory palpation） 检查者将一手或双手手掌置于被检查部位,有时只用掌侧部分或手掌尺侧缘即可。依靠手掌的感觉（一般不做手部运动）来判断该部位有无异常震动,正常运动有无增加或减弱,震动的频率和节律等。多用于肺部语音震颤、摩擦感、心脏震颤等检查。

针刀医学特别强调触诊"扪诊"。

（1）浅部触法

1）用于鉴别大面积的肌肉痉挛、瘢痕、包块,确定范围。

2）单指或双指浅触法,用于触诊眶上眶下神经,臀上皮神经,尺神经等。

（2）深部触诊法

1）深部滑行触诊法,有利于条索状瘢痕、神经、血管的检查。

2）深插触诊法,有利检查深压痛,深部肌肉痉挛,挛缩,深部瘢痕、粘连等。

3）加压触诊法,有利于深部包块、深部压痛的检查。

4）冲击触诊法,有利于关节积液、腹部瘢痕的检查。

5）双手触诊法,有利于瘢痕、粘连、挛缩等的检查。

6）单指或双指深触法,有利条索状病变部位的检查。

第四节 疼痛的辨证思考

1. 疼痛的症状分病灶部分疼痛、放射痛、牵涉痛、感觉过敏、幻觉痛等,疼痛的病因非常复杂,给疼痛的及时、正确诊断造成了很大的困难。所以,一定要详细反复询问病史,确定正确的行之有效的临床诊断思路,才能对疼痛性质有准确的判断。

2. 因为疼痛的折磨,尤其是长期疼痛的折磨,给患者造成了很大的心理障碍,患者在描述疼痛的病情时,会或多或少地夸大疼痛的范围及严重程度。如实际是大腿外侧痛,患者反复诉整个大腿疼;一侧头痛,患者会诉整个头痛等。这样会给诊断带来不少麻烦。所以,如果能在患者陈述的病情中敏锐地抓住重点,对于针刀医生的疼痛诊断起着决定性的作用。

3. 有些患者因长期受病痛折磨,反复治疗见效甚微。在这种情况下,有些患者就会给自己下诊断,甚至做治疗;有些患者坚信某块肌肉或骨头或某根韧带发生了病变,所以患者描述病情时,就反复突出他认为的部位,哪怕其他部位有疼痛或其他的症状,他会忽略。对于这种情况,就要通过触诊等检查,结合患者有无痛苦表情来判断。

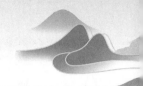

第十七章

内科病的针刀治疗思路

针刀治疗脊柱相关疾病,大体可依以下规律选点治疗,除此之外,还要加上有关穴位的针刀治疗。

1. **关节突关节**　在后正中线棘突旁开 1.5~2cm。此处是小关节囊,其前方是椎前筋膜,椎旁交感神经节附着于此筋膜上。在此处针刀治疗,可解除白交通支及灰交感支的粘连、受压、牵扯、无菌性炎症刺激等病理性病变,从而达到治疗此处所支配的内脏及心血管的疾病的目的。

2. **脊神经后内支**　在后正中线棘突旁外约 3cm 处,脊神经后内支通过交通支与内脏神经联络。故此处针刀治疗,可解除局部软组织对脊髓后内支的压迫,牵扯,刺激等病变,从而达到治疗内脏及心血管疾病的目的。

3. **脊神经后外支**　在后正中线棘突旁开 5~6cm 处。因为后外支通过交通支与内脏神经节联系,司皮肤的感觉。

4. **胸椎的疾患**　可能是颈椎、腰椎、骨盆与骶髂关节引起,就像拧毛巾一样,由头尾转动导致中间转动,所以可能是颈椎、腰椎的病变导致胸椎的代偿。

针刀的治疗原则是通过以上治疗解除局部软组织的牵扯、压迫、刺激等,理顺力线从而达到从根本上治疗内脏及心血管疾病的目的。

第一节　具体病例分析——高血压病

高血压病,现代医学认为是动脉粥样硬化、肾素 - 血管紧张素 - 醛固酮系统的异常等。这些是通过各种检验才能得出的结果,针刀医学认为其是结果,并不是病因。只有找到了真正的病因病理,才能达到根本性的治疗。那么,到底高血压病的真正病因是什么呢? 针刀医学认为脊柱及其相关软组织的病变,造成大脑等重要器官缺血缺氧,大脑等重要器官为了保证其自身的血液供应,只能通过提高血压等来达到血液灌注量的增加。而要升高血压,大脑通过其对全身组织器官的调控,使血管收缩(久之血管即硬化),使肾脏分泌肾素增加、使肺分泌血管紧张素增加等很多形式,并最终达到升高血压的目的。仅仅通过服降压药,有些人血压虽然降下来了,但是大脑与重要器官的缺血加重了,久之,大脑等重要器官就可能产生病变。

针刀医学认为,颈椎的钩椎关节增生、颈椎移位、颈椎周围软组织,尤其是椎前筋膜的粘连、瘢痕、挛缩、填塞等病变,可牵扯压迫、刺激椎前交感神经节,使其兴奋性增高,从而使血压升高;同时,也可使椎动脉及颈内动脉扭曲、痉挛、受压等,导致大脑缺血缺氧。在这种情况下,为保证大脑的血供,人体就通过各种途径及方法使血压升高。

针刀治疗能解除颈椎等部位的众多的动态力平衡失调,使椎体复位,消除粘连、瘢痕、挛缩、填塞等,从而使椎动脉及颈内动脉供血正常。

　　同时,椎体及软组织对椎旁及椎前交感神经节的牵拉、压迫、刺激等得到根本消除,使支配血管的交感神经兴奋性下降,血管痉挛被消除,达到降血压的目的。通过针刀治疗,既保障了大脑等重要器官的血液供应,又有效地使血压恢复正常。

　　针刀医学治疗高血压病选点思路如下。

　　(1)关节突关节囊:对颈椎病错位的恢复至关重要。

　　(2)棘间韧带:恢复颈椎的移位,减轻对钩椎关节(颈椎承重的部位,一为椎间盘,二为钩椎关节,钩椎关节是随着承重的时间积累而逐渐发育形成的。婴儿期并无钩椎关节)的拉应力与压应力。

　　(3)横突后结节:消除引起局部无菌性炎症的因素,如粘连、瘢痕、挛缩、堵塞等,从而消除对交感神经的刺激。

　　(4)寰枕部的筋膜:消除对椎动脉的压迫及牵扯。

　　(5)寰枕关节囊、寰枢后关节囊:纠正寰枢、寰枕之间的移位,改善椎动脉供血(慎用,可以用 C_2、C_3 关节囊、椎枕肌起止点替代)。

　　(6)斜角肌:主要是纠正钩椎关节移位。

　　(7)C_2~C_5 棘突:纠正颈椎生理曲度。

　　(8)凡是能引起颈椎病变的所有的肌肉、韧带的病变:如斜方肌、项韧带、夹肌、椎枕肌等。

第二节　具体病例分析——脑卒中

　　针刀医学认为,脑卒中与颈椎病有明显的相关性,颈椎错位、增生等,可使椎动脉供血障碍,诱导脑卒中。同时,因颈部交感神经、副交感神经受牵拉、受压、受无菌性炎症刺激等,可使颈内动脉痉挛,造成大脑血流缓慢,诱导脑卒中。针刀治疗可解除内脏神经受压、牵拉、刺激等,增加脑供血氧量、有利于脑卒中的恢复。

　　其规律一般是上身肌肉的屈肌痉挛,伸肌松弛;下身的屈肌松弛,伸肌痉挛。

　　所有颈椎有病变的部位,椎枕肌、寰枕部筋膜、头夹肌、颈夹肌、上斜方肌、头半棘肌、颈半棘肌等改善脑供血解除神经卡压。

　　根据神经学的研究表明,脊髓等低级中枢对肢体的支配,其规律一般是上身肌肉的屈肌痉挛,伸肌松弛;下身的屈肌松弛,伸肌痉挛。因为病发脑卒中后,大脑部分组织可能会失去对脊髓的控制,所以不受控制的脊髓即发挥低级中枢的作用。因此,我们在临床中得到的一个发现,偏瘫不仅仅是肌力下降造成的,拮抗肌的痉挛是造成偏瘫的十分重要的因素。拮抗肌治疗必要性,上肢、下肢、面肌,如脑卒中患者大腿抬举困难,有些医生是在股肌群、髂腰肌等做工作,而忽略了对抗了抬下肢肌的肌力,如果用针刀松解痉挛变性的腘绳肌与臀肌群纤维后,患者的下肢可能会抬起来。

一、针刀的双向治疗作用

　　针刀对肌肉有双向调节作用。针刀对肌肉的治疗作用,其实有两种相反的作用。针刀刀刃的方向与肌肉纤维的方向平行刺入(刺激运动终板、肌梭,使兴奋性增加,促使肌肉收缩)可使下降的肌力的收缩力增加。所以,针刀对松弛的肌力的治疗,可使肌力逐渐往恢复正常的肌力。针刀刀刃的方向与肌肉纤维的方向垂直切入,可使部分痉挛或变性的肌肉松弛到正常的肌力范围之内。所以,针刀切断部分痉挛或变性的肌肉纤维,可使肌肉松弛,从而减少对拮抗肌的运动产生过度拮抗的作用。

二、脑卒中的针刀治疗

1. 上肢屈肌的治疗　中风偏瘫患者上肢的病变部位一般表现为腕屈曲、手屈曲、前肢及上肢屈曲、前肢前旋等。这些都是身体上部分屈肌的痉挛所导致的。

这时因为上肢屈肌的痉挛造成以上的屈曲状态,同时因为上肢伸肌的肌力下降,导致上肢的各个关节伸直障碍。

针刀治疗部位:肱二头肌、肱肌、喙肱肌、桡侧腕屈肌、尺侧腕屈肌、掌长肌、指浅屈肌等。以上屈肌的起止部分的肌腹起止点与肌腱的移行部分。刀刃方向与肌纤维垂直切入,扎穿整个肌腹即可。

2. 上肢伸肌的治疗　三角肌、肱三头肌、肘肌、尺侧腕伸肌、桡侧腕长伸肌、桡侧腕短伸肌、指伸肌、拇短伸肌、拇长伸肌、示指伸肌等。

针刀治疗:刀刃与肌纤维平行刺入、可使松弛的肌力增加。

针刀治疗三角肌、冈上肌等对肩关节半脱位有良好的治疗作用。

3. 旋前圆肌、旋前方肌的治疗　根据是松弛还是痉挛选择针刀刀口线方向,可与肌纤维垂直也可平行切入。可纠正前臂旋前畸形。

4. 拇短屈肌、拇收肌　针刀刀刃方向与肌纤维垂直,可纠正拇指内收、屈曲。

5. 掌筋膜　由纵束和横束两部分组成。纵行纤维行至屈肌肌腱的腱鞘,掌骨深横韧带和掌指关节的韧带,同时也放射至手掌的真皮内。

掌腱膜使韧带、间隔和筋膜形成一个功能上的整体,并牢固地与腕骨表层的手掌皮肤相贴。

偏瘫患者的掌腱膜处于挛缩状态,如果切断部分挛缩的掌腱膜,可迅速使手指伸直。

6. 胸大肌、胸小肌　针刀切断部分挛缩变性的胸大肌、胸小肌,可使上肢抬举明显好转。

7. 腰部的治疗　腰部以下一般的规律表现为伸肌痉挛、屈肌松弛。

骶棘肌:刀刃方向与肌纤维方向垂直切入,可纠正腰部歪斜。

腰大肌、髂肌的治疗:针刀在全部的腰椎横突间隙进针,刀刃与肌纤维方向一致,刺入腰大肌。针刀在髂骨的前方,髂棘的腹侧、髂前上棘、髂前下棘、股骨小结节处进针,刀刃方向与肌纤维方向平行刺入。经此治疗可使下肢上抬。

8. 下肢肌痉挛的治疗　股四头肌:针刀刀刃方向与肌纤维方向平行刺入,可使小腿弯曲。

股内侧肌与大收肌共一段肌腱,在下肢的运动中起至关重要的作用,所以,当针刀扎入股内收肌在膝部的附着面时,大部分可达到瘫痪的下肢抬高,小腿曲直的奇效。

9. 缝匠肌　往往处于痉挛状态,下肢内旋,迈不开步子。

针刀切断部分缝匠肌,可使以上症状明显好转。

10. 髂胫束　往往有痉挛,有时因为痉挛,患者疼痛十分剧烈,止痛药都难以奏效。针刀切断部分髂胫束,可使疼痛立即缓解,有长期的效果。

髂胫束痉挛,同时可使大腿抬起困难,切断部分痉挛的髂胫束,往往可迅速使大腿抬起。

11. **腘绳肌**　部分患者有腘绳肌痉挛,对髂腰肌的抬下肢的作用产生拮抗,使下肢不能抬起,用针刀松解腘绳肌,臀大肌等往往迅速使下肢抬起。

12. **小腿伸肌的痉挛**　胫前肌、趾长伸肌、趾短伸肌等。可使足外翻、背曲。

针刀切断以上部分纤维,可使足外翻、背曲明显好转。

注:纠正足外翻对偏瘫的康复至关重要。切断部分胫骨前肌可显著纠正足外翻。

13. **小腿屈肌的松弛**　小腿三头肌,针刀刀刃与肌纤维方向平行切刺入,可使松弛的肌肉增强肌力。

14. **皱眉、口角歪斜的治疗**　针刀(圆刃针也可以)可以刺激眶上孔的眶上神经、眶下孔的眶下神经、颏孔的颏神经、茎乳孔的面神经。

刀刃与口轮匝肌、眼轮匝肌的肌纤维平行刺入,可纠正口眼歪斜。

15. **舌肌的治疗**　健侧舌横肌和舌垂直肌将同侧舌纵肌拉向前,而对侧即瘫痪侧舌纵肌不能同样伸出,使健侧向患侧移位,舌尖偏向瘫痪侧。

针刀刀刃与舌纵肌平行刺入,可使舌瘫痪好转。

16. **足底筋膜**　其痉挛可使足屈曲,针刀切断部分筋膜,可使屈曲好转。

针刀对颈椎的任何病变进行治疗,可改善大脑的血供,恢复颈部的内脏神经及改善大脑皮质功能,对脑卒中后遗症有重要的治疗作用。

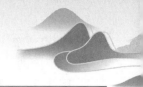

第十八章

临床问答篇

一、针刀可以治疗内科病吗

答:答案是肯定的,以下的分析让大家知道针刀治疗内科病是科学的。

针刀医学认为,慢性软组织损伤可以造成人体各大系统的疾病。

慢性软组织损伤性疾病,不仅仅限定在运动系统范围内,而是包括了人体除硬组织以外的所有组织和器官。

针刀医学理论中,慢性软组织损伤疾病的四大病理因素是粘连、挛缩、瘢痕、堵塞,它的第一位的根本病因是动态平衡失调。人体的内脏在受到各种形式的损伤之后,在自我复修过程中,最后的结果同样可能产生粘连、挛缩、瘢痕、堵塞,形成了新的病理因素,导致内脏实体的动态平衡失调和流体的动态平衡失调。因此,内脏的慢性损伤性疾病和运动系统的慢性软组织损伤性疾病从某种方面来说本质是一样的,下面先举几个例子来加以说明。

心脏:常说的心肌劳损,就是指心肌疲劳性损伤,这种疲劳性损伤造成心肌肥厚等变化,其实质就是心肌纤维形成的瘢痕性增生;常说的冠心病,冠状动脉内壁的斑块,其实质也是冠状动脉劳损后的瘢痕增生,由于这种瘢痕增生在血管的内壁,造成冠状动脉内的血流障碍,并将脂肪性的物质(胆固醇类)阻留在血管壁上,形成所谓粥样硬化;常说的心肌缺血,除了冠状动脉供血障碍之外,心肌本身因劳损日久,肌纤维形成粘连,也是其主要原因。针刀医学认为,在循环系统范围内许多顽固性的慢性病,其病因有一些为此类情况。

肺脏:常说的肺气肿,它的本质原因,就是因为肺部长期劳损,造成肺泡挛缩、粘连、细小瘢痕,使整个肺脏的舒张能力大幅度下降,支气管因劳损而挛缩,变细变窄,甚至堵塞,它的病理变化的本质和慢性软组织损伤是一样的。肺脏受到其他形式的损伤引起的慢性疾病,其病理变化基本相同。

肝脏:常说的门脉高压,也是肝脏内部或外部形成瘢痕引起血流障碍,并进一步引起肝脏血管的损伤,造成多种类型的肝脏慢性疾病。另外,毒性的化学物质对肝脏长期造成侵害性损伤,肝脏在自我修复过程中,造成肝脏内部组织的广泛的细小的粘连、挛缩、瘢痕、堵塞,使肝脏自我活动功能遭到极大的破坏,使肝脏自身新陈代谢系统的通道被阻塞,造成肝硬化疾病的病理变化。

胰脏:常说的慢性胰腺炎,它的本质原因是胰脏长期的过度疲劳,造成疲劳性损伤,或毒性的化学物质对胰脏造成的侵害性损伤,在自我修复过程中,使胰腺的内部新陈代谢系统的通道被阻塞,它的本质原因是和其他慢性软组织损伤一样的。

肾脏:所谓慢性肾炎,大多数是由于毒性的化学物质和细菌对肾脏造成的侵害性损伤,在自我修复过程中,造成肾脏的内部组织细小的粘连、挛缩、瘢痕、堵塞,引起肾脏本身的新陈代谢障碍，自身活动障碍，从而影响整个肾脏功能。

胃：常说的慢性胃炎、胃溃疡，其根本原因是胃长期处于疲劳状态，造成疲劳性损伤，或其他毒性的化学物质对胃造成的侵害性损伤，在自我修复过程中，使胃组织广泛地细小地粘连、挛缩、胃的血液循环（主要是微循环）障碍（堵塞），使胃内侧壁营养供应遭到破坏，从而影响了胃对自身修复的能力，这是胃部一些慢性疾病的病因。

肠：慢性肠炎之类，是肠内壁受到细菌和有害物质的长期侵害，造成侵害性损伤，在自我修复过程中，形成细小而广泛的粘连、瘢痕、堵塞，使得微循环通道不畅通，影响了肠的自我复修能力和活动能力，这和其他慢性软组织损伤疾病本质是一样的。

胆：慢性胆囊炎之类，大多数是由于经常暴食暴饮，经常食用大量的脂肪性食物，造成胆囊的长期超负荷工作形成疲劳性损伤，导致胆囊组织内部的细小的广泛的粘连、瘢痕、循环障碍，使胆的自身活动能力和自我修复能力大幅度下降，自身的新陈代谢的通道被堵塞，这和其他慢性软组织损伤疾病的本质是一样的。

膀胱：慢性膀胱炎又称间质性膀胱炎，直观可见膀胱内膜下层组织充血和微小而浅在的溃疡，这些充血和溃疡的实质是膀胱本身受到病毒和细菌的感染，造成侵害性损伤，在自我修复过程中，导致膀胱微循环障碍（堵塞、挛缩、微细血管和肌纤维粘连）。

其他系统：有一些慢性疾病和以上各个脏器的慢性疾病的病理机制基本相同，如淋巴系统、内分泌系统、神经系统等。

除了运动系统以外的其他系统中的慢性疾病，过去对它的病因病理大多并不清楚，因此临床上只能对症处理，没有根治性的治疗措施，其根本原因就是没有认识到它们的本质。但是，根据针刀医学理论，临床上出现的种种迹象，已经表明它们和运动系统慢性软组织损伤性疾病具有相同点。清代有一个著名医学家王清任，写了一本书叫《医林改错》，流传至今，直到现代他的理论和方法还被广泛地应用。他认为，绝大多数的疑难病应该活血化瘀，就连酒糟鼻这样的皮肤病，他用活血化瘀的方法都取得了良好效果，他发明的血府逐瘀汤和少腹逐瘀汤就是专门治内脏疑难病的有效方剂。笔者个人推测，王清任已经意识到一些疑难病的本质是本书所阐明的慢性软组织损伤的四大病理因素之一——堵塞所造成的。当然，由于历史条件的限制，他无法弄清楚堵塞的来龙去脉，但他却向我们提示了一个重要信息，体液（包括血液）的流通被堵塞，是一些疑难病的重要病理因素。

慢性软组织损伤疾病的根本病因是动态平衡失调，和造成动态平衡失调的四大病理因素，此理论适用于各个系统的慢性软组织损伤疾病，如心脏、肝脏、肺脏、胰脏、肾脏，它们在各种形式的损伤以后，导致粘连、瘢痕、挛缩、堵塞四大病理因素，同样使这些脏器的动态平衡遭到破坏。心脏的有关组织有了粘连、瘢痕、挛缩、堵塞这些病理变化之后，心脏的收缩和舒张功能，冠状动脉的血流（流速和流量）受到了影响，也就是心脏的动态平衡遭到破坏，反过来说也就是动态平衡失调了，如果将心脏的收缩和舒张功能恢复，血流畅通无阻，那么心脏的动态平衡就恢复了，这是很容易理解的。事实上肝脏、肺脏、胰脏、肾脏在正常情况下，除了有血液的流动之外，它们本身也有方式不同的幅度的大小不同的运动，当它们受到各种不同形式的损伤之后，产生了粘连、挛缩、瘢痕、堵塞四大病理因素，同样造成它们的运动障碍，也就是造成了动态平衡失调。

通过本节的论述，可以理解到慢性软组织损伤的病理因素广泛存在于各个系统的慢性疾病当中，这对于认识这类疾病的本质是极为重要的。

二、内脏器官的组织损伤,通过针刀治疗可以松解吗

答:大多数不可以。那么,针刀是如何治疗内科病的呢?这要从脏腑的功能学说起,脏腑的生理活动都是靠神经来支配的,这是中西医的共识,所以一旦软组织的病变,出现病理性卡压、牵拉、刺激后就和打破这种生理控制,出现病理情况,内科疾病随之而生。反之,如果我们通过针刀激惹管理脏腑的电生理线路经络与神经,就会消除它们的病理性卡压、牵拉、刺激神经,经络畅通,肯定会对脏腑起到治疗作用。

三、软组织损伤就是跌打损伤吗

答:不是,损伤有外伤,还有器官组织的本质损伤。除骨骼外的组织损伤通称软组织损伤,如破裂、断裂、变形、坏死、循环通道堵塞、缺损等。造成机体这些变化的形式大约有十一种(在基础理论有详细叙述)。

第一节 膝关节 27 问

一问:为什么膝关节发生骨性关节炎最多?因为负重最大吗?

答:不是的。

问:踝关节在膝关节下面,负重比膝大得多,而发生踝关节骨性关节炎的概率要小得多,是因为活动多的关节反而不易发生关节炎吗?

答:不是的。

问:肩关节是全身活动最大、最多的关节,但发生骨性关节炎与膝关节相比也很少见,为什么呢?

答:这得从骨关节的稳定性出发去研讨这个事。我们知道髋关节为杵臼关节,骨性稳定最好,踝关节用针刀医学的观点说是半杵臼关节,内侧、前侧差一些,外侧与后侧有一定的骨性固定,也是比较稳定的关节;而膝关节则几乎没有骨性稳定的装置。试想:股骨内、外两个髁又大又呈半圆形,而和它对应的胫骨只有轻微的凹陷,称为胫骨平台,股骨的两个大髁放在胫骨的平台上,怎么会有稳定性呢?

膝关节的稳定性全靠其关节内和周边的软组织来帮助。比如:两个半月板像两个楔子塞进膝关节内,空隙处又用交叉韧带来稳定前、后及左右的移动,其膝关节内空间又由滑膜和翼状皱襞充填,而蹲下时对膝关节前面的空间又由脂肪垫填充。一句话,膝关节的稳定性完全来源于软组织,包括关节囊、内外侧副韧带及前后的股四头肌、支持带、股二头肌、半腱肌、半膜肌。因此,当一处膝关节的软组织出现损伤便可能引起连锁反应,使其内外软组织损伤引起膝关节不稳,即动态平衡失调,并由异常的力牵拉,引起周边骨质增生。这也再一次验证了针刀医学创始人朱汉章教授的慢性软组织损伤引起力平衡失调而引发的多种疾病,即膝关节多发生骨性关节炎是由软组织慢性损伤引起的。

二问:为什么髌骨下缘增生发生最早且多见?然后才是髌骨两侧和上缘呢?

答:根据针刀医学骨质增生理论,骨刺是拉出来的。由此髌骨下缘增生也是拉出来的。

那么,是什么组织在拉它呢? 精细解剖学告诉我们,与髌骨下缘相连的是横韧带(亦称冠状韧带),横韧带又和其下的结缔组织相连,该组织又和脂肪垫相连;脂肪垫在膝关节活动中反复被挤压极易损伤,使其变厚且成不规则形——称之"脂肪垫肥厚"。脂肪垫的病理变化牵拉了结缔组织并使其亦纤维化,并把其作用力散发在横韧带上。横韧带在收到拉力后又作用在髌骨下缘,在异常的力长时间作用下导致髌骨下缘增生,如异常力(即动态平衡失调的力)增加和持久,则两侧和上缘亦有边缘增生。

三问:髌骨下缘增生和针刀治疗有什么关系?

答:明白了髌骨下缘增生的来路,其临床意义是告诉我们脂肪垫已不正常了,即肥厚的开始。此时要消除髌骨下缘增生,应尽早松解肥厚的脂肪垫。否则,股四头肌为保持髌骨的平衡位置则向上产生异常的拉力,使髌骨上移(很常见),造成髌骨关节面股骨内、外髁的正常咬合功能丧失而产生疼痛和功能障碍。

四问:髌骨的正常位置在什么部位?

答:髌骨正常位置其下缘 X 线片正位在关节间隙上缘或略高几毫米,大于 1.0cm 则诊断髌骨上移。X 线片侧位片因多在膝关节屈曲位拍照,正常髌骨在膝关节间隙上 1.0cm 左右,大于 2.0cm 即诊断为移位。

五问:髌骨上移的原因是什么? 上移的髌骨还能用针刀治疗回位吗?

答:髌骨上移的原因是股四头肌向上牵拉的结果。正常的股四头肌收缩、舒展时,髌骨的活动是与股骨内、外髁进行正常滑动。只有股四头肌病变(粘连、瘢痕、挛缩)时使髌骨上移而不能回到正常位置,即动态平衡失调引起的后果。

正常的股四头肌为什么会产生病变呢? 原因一,是股四头肌在大腿前面,生活与工作中易受外伤;原因二,髌骨下缘受到向下的异常力的牵拉(上面已谈过)而股四头肌为保持髌骨平衡产生向上的力,这是一种慢性持续牵拉的力,这种力才是针刀医学原理中所谈的应力、破坏力造成膝关节失去平衡稳定,才引发膝关节骨性关节炎。

明白了髌骨上移的原因,要髌骨回到或接近正常位置,则从上下两头用针刀松解,上边可分段松解股四头肌(图 18-1)下边松解肥厚的脂肪垫,然后在膝关节伸直位相对固定三周,再逐渐康复。

六问:髌骨在运动时,应是在中轴位置,左右偏移均影响膝关节功能,严重的外、内偏移称为"髌骨脱位",什么组织承担着防止偏移的作用呢?

答:是内外侧支持带在起作用,防止左右偏移。支持带是股内侧肌与股外侧肌向下延续至髌韧带时名字就变成了内外支持带,顾名思义,是起到支持股四头肌的作用,其下移髌骨下缘称髌韧带,并与胫骨结节固定相连。这是在人体结构中正常的也是最牢固的连接方式,即肌肉→韧带→骨的粗隆(包括骨嵴、结节等粗糙的部位)。相反,如果韧带与骨的光滑面连接,问题会比较严重,肌肉一用力收缩,韧带就会从光滑的骨面上脱落。此点在针刀治疗慢性软组织损伤中非常重要,因为粗糙面与韧带接触处连接最牢固,也最易受到力的损害。因此,在松解多处慢性软组织损伤时,此处往往是重点。如髋关节股骨头无菌性坏死,松解内

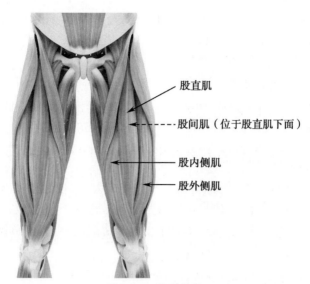

股直肌

股间肌（位于股直肌下面）

股内侧肌

股外侧肌

图 18-1　股四头肌

收大肌与内收长肌的起点——耻骨部位的粗隆，网球肘松解肱骨外上髁等。

七问：支持带除了上述功能外，还有什么与膝关节病变有关系吗？什么时候针刀松解此处？有的病人上楼不痛而下楼膝关节痛，病变主要在什么位置？

答：我们知道，上楼时主要靠膝关节的屈肌群，而下楼支撑的关节主要是伸肌群，伸肌群中最受力的部位就是支持带。因此，病人下楼膝关节疼痛、功能受限，则针刀松解的主要部位是支持带。松解内还是外，还是内外都松解？这要针刀医生去检查压痛点与皮下包块再作决定。

八问：有的病人下楼膝关节不痛而上楼痛，病变主要在哪里？

答：上楼时的关节所用肌群为屈肌群，如股二头肌、半腱肌、半膜肌。因此，松解该肌腱的压痛点与肌腱附着点是解决上楼的关节痛的重要手段。

九问：最常见的是病人（特别是女性病人）上厕所蹲下起不来，起来又蹲不下（如强行蹲起得咬牙忍痛），生活与工作上非常痛苦，理疗、用药、牵引、手法康复疗效均不佳。病变部位在哪里？

答：病变在脂肪垫损伤后肥厚、坚韧，阻挡了蹲起的动作，因为患者正常的脂肪垫是膝关节内唯一可以向前向后活动的脂肪纤维组织。正常时脂肪垫柔软，在站立时，它在膝关节内，而下蹲 90°以上时，脂肪垫被挤在膝关节最前面的腔隙里（股骨髁间窝处），其作用是将股骨髁间窝在下蹲时的腔隙填满，完成膝关节下蹲时增加其稳定性。此时脂肪垫不在关节腔内而在关节腔外。膝关节唯有脂肪垫才有这种特殊的功能。

因此，当脂肪垫在过多、过度屈伸中易损伤，变得肥厚，呈黄色或淡黄色，质地硬，有韧性，形状不规则。切开肥厚的脂肪垫中心部位呈浅白黄色，提示有纤维性变。此时用力压脂肪垫只有轻度的压缩，但表面还是光滑的。

明白了脂肪垫的组织结构及病变后的特点,就容易解释为什么病人的膝关节蹲起困难了。想象一下,一个实体肥厚的脂肪垫在膝关节伸直位时,正常的脂肪垫可以回到膝关节腔内;而一个硬的肥厚的脂肪垫是很难通过股骨髁与胫骨平台的间隙,如强行回至关节腔得用力站起来,使肥厚的脂肪垫硬行挤压与牵拉回关节腔内,引起剧烈疼痛;强行蹲下,也是同样道理,一个硬块要从腔内在蹲下时挤到膝关节最里面的髁间窝处,也需忍痛强蹲下去(此时肥厚的脂肪垫被轻度压缩)。因此,我们自然认识到蹲起困难病变在肥厚的脂肪垫。

十问:针刀治疗肥厚的脂肪垫如何操作? 疗效如何?

　　答:因为在膝关节屈曲 100° 时,脂肪垫被挤在膝关节的最前面,此体位脂肪垫被固定,进针点位于髌韧带中点。朝关节内方向,穿过髌韧带即达肥厚的脂肪垫。然而,一般操作时,习惯于将膝关节用枕头垫起,角度在 120° 左右。此角度脂肪垫位于关节腔内、外交界处,不太严重的病人,针刀很多时候碰不到肥厚的脂肪垫,还得向各个方向去找,即使找到,因易活动、松解的不满意,因此,先屈曲膝关节大于 90°,松解完肥厚的脂肪垫再把体位换回 120° 左右,此时膝关节间隙比较大,针刀易刺入关节腔,进而松解关节腔内的其他病变。

　　因为肥厚的脂肪垫是实体的,不易压缩,严重影响蹲起动作。如将肥厚的脂肪垫用针刀扎成许多针道,将实体变为空心的,则易压陷下去(手法:多次屈伸并用力压),再蹲起时卡痛就消失了,病人非常满意。

十一问:为什么膝关节骨性关节炎女性数量明显多于男性?

　　答:在现代医学观点中,认为女性年龄大了雌激素明显下降,而实验证实雌激素与软骨代谢有密切关系。但为什么男性患此病亦较多,且也有不少女性至 60 岁后也不患此病,应该说雌激素是诱因,不是原因。

　　我们先观察几种现象:笔者曾去河南省某地做针刀治疗 7d,膝关节骨性关节炎患病率明显高于其他地区,原因很清楚,这里的人吃饭都蹲着,长时间蹲位迫使脂肪垫在膝前被挤压与磨损,变得肥厚,使以结缔组织为主的脂肪垫变性,进而破坏了膝关节稳定性的结构,且该地区膝关节炎男性人数明显多于女性。有助于我们去思考膝关节骨性关节炎的病因到底是什么? 另外,女性的生理特点,下蹲的概率比男性多 4~5 倍。

十二问:针刀治疗肥胖患者的膝关节骨性关节炎应注意什么?

　　答:大体重的患者对膝关节压力想必更大,对已经失去平衡的膝关节、软骨剥脱的容易失去修复的机会。因此,对此类病人应告知,针刀治疗的次数一定多于体轻患者。对于大体重患者,更主要的是设法减轻膝关节的压力,如少行走,拄拐杖,能在治疗期间做下肢小腿牵引 3~6 周则会取得明显疗效。

十三问:如何松解髌骨下缘横韧带?

　　答:髌骨下缘为什么增生,上面已经说过了。那么,松解了肥厚的脂肪垫,横韧带还需要处理吗? 回答是肯定的。因为增生的髌骨下缘与粘连的横韧带压迫了附近的感觉神经末梢,不处理则解决不了膝关节髌下长期疼痛、行走时加重的症状。

　　方法:从膝眼处进针,45° 转向髌骨前下缘的两侧方向,至两针刀在膝关节内会合,才能达到松解满意的疗效。

十四问：膝关节内的翼状皱襞有什么用途？其病变后对膝关节功能有什么影响？用针刀如何治疗？

答：翼状皱襞是分布在膝关节内外髁下并相连接的黏膜样组织，比滑膜厚且呈现波浪状堆积，它除了有缓冲功能外，主要在膝关节急剧活动突发使其停止时，挤压的力使皱襞堆积变厚且紧密，起到一个"刹车"的作用，也正因如此，它也极易损伤。

其损伤后形成粘连、瘢痕、挛缩且变厚，有时造成关节内卡顿现象（与半月板损伤后绞锁不同），在痛的同时有弹响伴随。

针刀治疗：进针刀点在髌骨上缘划一条横线，两侧缘再划竖线。上方两个交叉点为进针刀点。进针刀后 45° 进入关节腔，寻找硬块分别切割之。

十五问：滑膜和滑膜皱襞嵌顿在膝关节中占有什么重要位置？

答：首先，必须认识到滑膜是膝关节中面积最大的组织，其特点是为滑膜中充满大量的微小血管和神经，正常滑膜厚 1.0mm 左右。它的功能是分泌滑液，从而减少膝关节活动时的摩擦力。在针刀医学中，滑膜是膝关节中最脆弱的组织，极易受到外来的损伤，呈现急性滑膜炎的表现时，充血、水肿迅速增加，分泌功能迅速增强，使膝关节表现出充血性水肿，当液体多的时候，膝关节间隙可在 X 线片上看到变宽。

当急性期过去，变成慢性滑膜炎时，其分泌与吸收功能明显下降，而关节中滑囊、关节囊和鹅足囊等的分泌物不能被正常吸收，从而使得关节形成慢性肿胀并逐渐加重，且形成关节内的液压升高，张力加大，其周围的软组织为维持膝关节的稳定性，则拉力加大，压力也加大。其应力也一起作用在股骨和胫骨上，首当其冲受损的是软骨下面的松质骨内的骨小梁和微循环。使微循环发生小血管阻塞，缺血坏死、液化。X 线片上此时出现密度减低，关节内软骨的营养来自骨小梁间隙的小血管，因此软骨一方面失去营养，另一方面失去骨小梁的支撑，发生塌陷。进而软骨面剥脱，在 X 线片上出现关节间隙变窄。

此时，变厚的滑膜如果部位出现重叠，则影响关节活动，时而发生弹响膝，被称为"滑膜嵌顿"，如用针刀松解嵌顿处，则弹响消失，屈伸功能恢复正常。

十六问：如何判断膝关节积液的多少？为什么积液多时针刀治疗效果不好？如何处理过多积液才能获得好的疗效？

答：判断膝关节积液的常用和简单的方法如下。

1. 双膝眼消失，提示积液约为 30mL。

2. 肿如象头，提示积液约为 50mL。

3. 浮髌试验（+），提示积液大于 50mL。

正常的膝关节内滑液为 5~8mL，是为减少关节内的摩擦力而生理性产生的（好比汽车发动机需加适量机油润滑）。

积液多时不适宜针刀治疗的原因如下。

首先认定积液多少为多，对针刀治疗不利，在 50mL 以内的积液造成关节内液压即张力较小，而 >50mL 后张力太大，在针刀治疗膝关节内的粘连、瘢痕组织是滑膜增厚、髌上囊，翼状皱襞增厚等。拔出针刀留下针道,此时如关节内液压很小,则血液带动修复细胞进入针道及松解的病变组织内,并进行强大的自我修复功能。如关节内液压、张力大,则在血液还没进入针刀及松解后组织则压力大的积液先进入,而修复的各种细胞则无法进入,病变的组织部分虽已松解,但没新的细胞进入修复,则病变组织在缺少营养和液压、张力大的压迫下,病变组织进一步粘连、挛缩、瘢痕使病情加重。

如何使积液不或少影响关节内的病变组织修复呢? 膝关节内积液多时,医生往往采用抽出积液并用弹力绷带加压包紧的治法,但在松开绷带后积液又很快出现,严重影响治疗效果。此时的办法是利用激素的三大作用(抗炎症、抗过敏、抗休克)之一,抑制无菌性炎症。泼尼松 10mg,在尽量抽尽积液后立即注入关节腔,然后屈伸关节使其均匀散在关节腔内的炎性组织,在 2~4h 内暂时抑制炎症的酸性分泌物。因为针刀治疗的作用之一是帮助修复的新鲜血液抢先进入,达到修复病变组织的目的,从而达到较好的疗效。

十七问:髌骨有哪七个关节面? 其临床意义是什么?

答:髌骨有 7 个关节面,髌骨纵向中央嵴将髌骨分成左右关节面,横向两道横嵴又把左右关节面分成共 6 个关节面,在内上与股骨内髁形成一个小关节面,称为髌股关节面。只在膝关节屈曲到最后才与股骨髁接触。其意义在于膝伸直时最下关节面才与股骨接触,屈 30° 时与中间面接触,屈 90° 时髌骨的上面与股骨髁接触,屈 120°,内小面接触。

我们在利用髌骨与股骨髁这种关系,来寻找膝关节病变的部位。例如:如膝关节屈曲 30° 时膝关节疼痛并屈曲功能受限,那它病变应在髌骨的中间面附近。如屈曲到最大限度膝关节疼痛则病变在髌股关节面,依此类推。

十八问:膝关节积液是如何产生的?

答:膝关节内的液体主要是滑膜分泌的滑液,在滑膜损伤后由急性滑膜炎转变为慢性滑膜炎。其分泌与吸收功能均明显下降。为维持膝关节内滑液平衡失调,而膝关节内除滑膜有分泌功能外,其髌上囊、髌下深囊、髂前筋膜下囊、髌前腱下囊、关节囊、髌前皮下囊、韧带肌囊、鹅足囊均有分泌功能进入关节腔,但此时的慢性软组织损伤导致滑膜增厚,部分滑膜纤维化变性、吸收功能明显下降,而形成关节积液,内压升高。

十九问:为什么针刀治疗膝关节骨性关节炎第一次疗效明显,而第二、第三次则没第一次明显,甚至无效?

答:膝关节骨性关节炎发病的根本原因是膝周围软组织损伤后引起的病变组织失去了对膝关节的控制力,造成膝关节不稳定,关节面的压力分布不均,而压力大的部位软骨面能剥脱,称"剥脱性软骨炎"。此时膝关节内滑膜因面积大,血管丰富且薄弱,极易损伤。呈慢性滑膜炎状态。分泌与吸收功能均明显减低,而其他各种组织受损伤后分泌功能加强,这些液体进入关节腔而滑膜又吸收不了多少,使关节腔积液增多,从而膝关节不同程度的肿胀,而针刀第一次治疗时多数进入关节腔,腔内液体沿针道流入皮下吸收,针刀治疗后腔内突然减压,疼痛减轻,腔内容量突然宽松,自然功能也明显好转。因此,针刀第一次治疗膝关节骨性关节炎时,技术简单、但效果明显。

第二、第三次针刀治疗为什么效果不明显了呢? 因为膝关节发生骨性关节炎除了腔内压力增大外,还有上述很多因素,这些因素不解决当然疗效不好了。

二十问:怎么做才能提高膝关节骨性关节炎第二次及以后的疗效呢?

答:这正是笔者要和大家讲的,要提高疗效的关键是找到病变的部位,知道针刀定点在什么地方。从定点进针后如何去找病灶,找到病灶如何松解,在治疗的同时如何为病变组织的修复,做准备分期治疗,逐次治疗病变的各个病变软组织。

二十一问:针刀治疗膝关节骨性关节炎,具体如何操作才能提高疗效?

答:先从家父汉章先生的六针法说起。汉章教授在针刀治疗膝关节骨性关节炎时基本上就做六针,疗效很好。

第一针:从髌韧带中点纵行刺入,穿过髌韧带后针刀刺向髌骨、股骨髁下方刺入髌下脂体(又称脂肪垫)。根据肥厚的程度,反复松解的力度适中,手术中见到的肥厚脂肪垫可在3.0~7.0mm,形状多呈三角形,表面光滑呈淡黄色,周围有些粘连,质地硬,不易压缩。脂肪垫的位置是在膝关节伸直时位于关节腔内,屈曲 >90° 时被挤向前方则位于关节腔外。

针刀松解肥厚脂肪垫的目的是将一个实体的组织变成一个空心的组织,然后通过手法将其压扁,从而消除屈伸时由腔外到腔内,再由腔内到腔外的滑动不被卡住,立即达到蹲起自由的疗效。

第二针:从内侧膝眼进针刀,纵行刺入后进入关节腔后针刀平行深入,在髌骨的内下角寻找横韧带,剥离 3~5 刀。

第三针:从外侧膝眼进针刀,纵行刺入关节腔后平行深入,在髌骨的外下角寻找横韧带,切铲 3~5 刀。

第二、三针均刺到髌骨下缘,两针交叉达到彻底松解以便消除对髌骨的拉力。同时,沿着胫骨平台松解翼状皱襞。

第四针:在髌骨的外上方刺入针刀,纵行刺入再转刀柄平行进入关节腔,寻找增厚病变的翼状皱襞,通过 5 刀或 6 刀将原来硬的病变组织切割呈软的针感,为其修复做好准备。

第五针:在髌骨的内上方刺入针刀,刀法变化同前。进关节腔后寻找慢性滑膜炎形成肥厚的滑膜,3~5 刀。

注意事项:在上述操作中针刀极易刺到骨性物体,病人会疼痛剧烈难以忍受。因此针刀进关节腔后手法操作要动作缓慢,碰到骨性阻力则立即停止不再深入,可依据经验换个方向。

第六针:从髌骨上针刀刺入髌上囊上壁,进入囊腔后继续刺破囊壁下方并进入关节腔。反复 3 次,使腔内高压力的积液沿着囊壁上的针孔流入皮下与关节腔,最终被皮下组织吸收。髌上囊的张力减轻,分泌与吸收平衡,血液循环改善,有利于病变的髌上囊的修复。

汉章先生的六针法在针刀治疗膝关节骨性炎时取得很好的疗效,并为发展治疗打下了基础。

二十二问:后人在治疗膝关节骨性关节炎时有哪些发展? 并取得了哪些更好的疗效呢?

答:由于病变的多样化与个体的差异,用同一种方法去治多变的病灶往往是不够的。在实践中,认识到维持膝关节稳定的因素,产生了病变,均可影响膝关节的生理活动。例如:内、外侧侧副韧带损伤,针刀松解的部位,内侧为股骨内髁和胫骨内上粗隆部位,当然,严重者整个内侧副韧带变硬,压痛明显,亦需松解。只是内侧副韧带与关节囊相连,因此只有松解到关节腔(即针刀进入关节腔)才能松解到位;而外侧副韧带因与外侧关节囊不紧密相连,之间有一定空隙,因此,松解外侧副韧带不一定必进关节腔。但在病变严重时(如关节严重变形)内侧关节囊亦受损形成瘢痕。自然针刀亦要进关节腔。

所以,很多学员问这样一个问题,针刀治疗膝关节骨性关节炎,每针都刺入关节腔吗?通过以上的描述,应该得到正确答案。如果膝外侧只是外侧副韧带损伤而外侧关节囊未损伤,则针刀不需要进关节腔。

那么,怎么知道外侧关节关节囊是否有损伤呢?针刀医生又看不见,且摸不着。

其鉴别方法如下:①关节如变形明显,肿胀,因关节囊也有分泌与吸收功能,肿胀说明关节囊的功能下降,指示囊壁变厚,需松解(必然牵拉关节囊,需松解);②是否有膝内翻(即O型腿);③部位是否紧张又压痛。

由于外侧副韧带起止于股骨外髁与腓骨小头外下,因此该两点往往也是松解的常用点。两点的中点往往也是副韧带的受力点,因此也需要中点松解,内侧副韧带针刀要进关节腔,外侧副韧带不一定进关节腔。值得特别注意的是,腓骨小头下5.0cm是腓总神经通过的地方,千万不要损伤到它。一旦有损伤也不要惊慌,只要不是断掉(针刀治疗一般不易完全断掉),其腓总神经是全身最容易自我修复的神经,一般3~8个月大部分能恢复其功能,巩固尚需一年左右。

当然,如果患者上下楼都痛,还需松解股二头肌,半腱肌与半膜肌的止点,个别患者还需松解缝匠肌起止点。

值得注意的是,当膝关节有旋转移位时(物理检查与X线片均可发现),则应从腘窝处松解腘斜肌,因为旋转移位是由旋转的力引起的,而腘窝部能引起旋转力的只有腘斜肌。

因此,要想全面彻底治疗膝关节骨性关节炎,根据患者情况不同在朱汉章教授六针法的基础上要再辨证施治。

建议的思维方法:关节外加用痛点与紧张点,关节内寻找肥厚增生处,内外夹攻,并为把陈旧性损伤变成新鲜损伤及以后的修复打下良好基础,再加上减轻膝关节压力的各种措施,才是提高疗效的全面考量。

二十三问:到目前为止,现代医学与针刀医学对膝关节骨性关节炎的认识有什么不同呢?

答:这是个大问题。因为不但现代医学,就仅针刀医学的资深专家在内,认识也不统一。这并不奇怪,因为针刀医学从小针刀疗法算起,也不过45年的历史,和西医学400多年与中医学4 000多年相比,针刀医学还算是个"孩子",很多地方不成熟是自然的。但这一新生事物的崛起,就以它明显的疗效,对医学界的病因学及治疗学产生了不断的创新。在今后的针刀医疗体系逐步完善中,针刀医学会更加显现出它的魅力。

有几种看法值得我们去探讨呢?

第一,骨性关节炎的本质是退行性变吗?"退"是何义?《康熙字典》解释其为倒退、退化、退变,总之是越来越坏,常言道"得了这个病只能一天不如一天",不能只对症治疗,如人工关节置换,植入体寿命到了再换,直至人体死亡,所以我们要知其然知其所以然!

其实,我们了解了膝关节骨性的发病机理,是慢性软组织损伤引起关节周边与内部力变化即动态平衡失调,就会发现骨质增生均发生在骨的边缘。当关节出现骨质增生时,在 X 线片上才出现增生变尖的影像。而骨质增生如何发生的,并没有人能说得明白,病情故而逐渐加重。而针刀医学,从慢性软组织损伤、力平衡失调这一观点出发,膝关节骨质增生是软组织损伤后,失去平衡的力和应力拉向股骨和胫骨关节内的边缘。骨刺是拉出来的,因为膝关节表面,无论是股骨的内、外髁还是胫骨平台,在破坏很严重(关节面几乎完全剥脱掉)时,其表面并不出现骨质增生,原因很简单,因其表面没有任何肌肉与肌腱附着,产生不了附在其表面的拉力和异常拉力。这就可以验证朱汉章教授的慢性软组织损伤后产生的拉力,压力、张力及其应力对相连骨骼的异常作用,才是膝关节发病的内在原因。骨质增生,骨刺只是发病过程中的一种现象。

第二,在骨科,认为膝关节骨性关节炎是用得多,使关节软骨磨损,变薄或剥脱,并指明其原因是膝关节负重大,活动多所致。如果这一说法是正确的,那么踝关节在膝关节下面,其负重自然比膝关节大,但踝关节发生骨性关节炎的概率远远小于膝关节,如果说活动多,其他的五大关节(肩、肘、腕、髋、踝关节)均比膝关节活动多,而膝关节主要是屈伸和少量旋转活动;因此,笔者认为这种观点没有解释清膝关节真正的发病原因。膝关节骨性关节炎的真正发病原因是膝关节没有骨性稳定因素,再加之负重较大(因为肩关节几乎也没有骨性稳定因素,但肩关节负重不大),而踝关节虽然负重最大,但有内、外踝和强大的跟腱保护,其骨性稳定性仅次于髋关节。当然,由于髋关节骨性稳定性最好,因此髋关节骨性关节炎发病率很低。

第三,中医学把骨性关节炎与软组织损伤统称为痹症。就中医学的观点而言是正确的,但是总体而言较为笼统。某些中医专家认为膝关节骨性关节炎是由风、湿、燥、寒等邪气引起,这种观点也是对的,但是踝关节等也同时受到风、湿、寒等侵犯,为什么膝关节的发病率如此之高呢? 因为风、湿、寒首先作用于膝关节周围的软组织,引起软组织的无菌性炎症,然后导致其粘连、瘢痕、挛缩、堵塞,产生异常的力,破坏了膝关节的稳定性。膝关节的稳定性较差,没有骨性稳定,只有软组织稳定,而踝关节有比较好的骨性稳定,这才能较好地解释风、湿、寒入侵膝关节也入侵踝关节,膝关节发病概率高。

第四,针刀医学家对于膝关节骨性关节炎的发病,认为是软组织损伤后引起其粘连、瘢痕、挛缩,使关节内压力、拉力、张力异常增加,从而致关节内软组织和软骨损伤,从而使软骨面和松质骨接触的部位微循环障碍,使局部形成骨小梁破坏和小血栓形成,致使关节内软组织和软骨面损伤,这一点大家认识是统一的。但为什么关节内、外的软组织会损伤后形成异常的破坏力,却没有明确的论述?

这些囊的分泌物进入关节腔后,因滑膜变厚,吸收能力差,而使关节腔内液体量增加,张力也就上升,腔内压随之加大,加之滑膜变厚,因此,膝关节骨性关节炎早期的病变是关节腔间隙变宽,这一点往往被忽视。滑膜变厚,其分泌与吸收功能受阻,然而,除了大家熟知的髌上囊外,膝关节还有很多有分泌功能的滑囊。

由于滑膜的慢性炎性刺激,关节内其他的软组织亦因炎性刺激发生慢性炎性改变,比如翼状皱襞,关节囊、脂肪垫及其结缔组织,这些组织正常情况下是维持膝关节平衡的,病变后使其平衡被打破,人体为了维持其平衡,关节周边的肌肉便收缩,其结果又加大了关节腔的压力和拉力,其受力最大的属于股骨内、外髁,其表面之软骨面下面的微循环,在三种力及应力的作用下发生障碍,进而骨小梁断裂,并使供给软骨生存的渗透营养关系破坏,软骨面失去营养后产生脱落、坏死、塌陷,此时在 X 线片上显示的是膝关节间隙变窄。如果把慢性滑膜炎看作第一期的病理改变,那么关节间隙变窄则为第二期的病理改变。

第三期:膝关节骨质增生期。此期的争议比较多。为什么膝关节骨性关节炎的名称为"骨性关节炎"? 它的由来就是在第三期时,由于维持关节平衡的需要、其周边与关节内压力在肌肉剧烈收缩下牵拉了关节周边的骨组织,骨组织在异常力的牵拉下,产生无菌性炎症,软骨细胞与骨细胞增生,来对抗肌肉与腱的拉力,因此,骨刺均在骨的周边产生,不在关节内产生,尽管关节内受到再大的压力,关节面可以破坏,但不产生骨质增生,原因很简单,没有肌肉、肌腱附着在软骨面上,这就更验证了汉章先生有关骨质增生的理论,也为其治疗打下了理论基础,即不是切除骨刺,而是把牵拉引起骨刺出现的异常力去除(松解软组织,恢复力平衡),便会取得良好的疗效。

临床中,正因为此期有了骨刺,才能被 X 线片拍到,因此,根据西医是形象思维的模式,在膝关节关节炎中,X 线片看到了周围的骨刺,并认为它是长出来的即增生来的,故名曰膝关节骨性关节炎。其实它只是该病之中的一种表现形式。

近些年的研究表明:骨质增生是人体自我平衡的保护,实践也证明,当骨质增生发展成熟时,膝关节症状反而减轻,并且在大量切除增生的骨刺时,反而病情加重,为此很多医生认识到了这种现象,并在手术中加以选择性地保留。

有人提出,膝关节内髁间隆突不是多见骨刺吗? 这种提法是不正确的,因为此处骨质增生不是拉出来的,而是交叉韧带分别附着在前后髁间隆突的基底部,不是附着在隆突的顶端,由于交叉韧带损伤,其瘢痕、挛缩的拉力作用在基底部,其骨细胞的无菌性骨性增生,钙磷堆积顶出的增生,因此,医学上称其为髁间隆突骨质增生,而不称为骨刺。针刀松解前,后交叉韧带与否,则看是否有隆突增生,有则分别松解之,反之,不松解。

二十四问:膝关节骨性关节炎的本质是退行性变吗?

答:通过上面大篇幅的论述,不难看出,膝关节骨性关节并非退行性变。退之意是退化衰老,所以传统观点认为该病谈不上治愈,当然针刀治疗使形态学的改变在短期内也是看不到的,需要时间且因人而异,但功能学的治愈是可以做到的。如果去除发病的各种因素,正确认识病变的原因,疗效有时还是比较令人满意的。因为找到了骨性关节炎的发病本质——慢性软组织损伤引起的粘连、瘢痕、挛缩、堵塞,引起力的异常改变,即动态平衡失调,而引发了疾病,如调整其失调,达到新的平衡,使膝关节稳定性加强,其疗效也就显现出来了。

二十五问:什么因素会引起膝关节骨性关节炎呢?

答:大致分为以下 5 点。

1. 外伤　直接破坏关节的平稳因素;间接因素,是外伤后软组织损伤,由急性转为慢性,其慢性损伤导致力平衡失调,进而引发关节炎。

2. 寒冷　北方的干寒冷与南方的湿寒冷,均可引发肌肉长时间收缩,影响血液循环,发生软组织的慢性损伤、缺血,形成粘连、瘢痕、挛缩,进而发病。

3. 姿势不良　例如,俗称的"二郎腿",如果短时间左右交换,对膝关节的损伤不大;如果长时间一个姿势,则会引起双膝关节损伤与关节力的平衡失调,引发骨性关节炎。另外,开出租车和经常跑长途的司机,膝关节长时间处于屈曲位,也会影响膝关节。

4. 超负荷工作 人体的各关节及其他部位,均已承受所限制的工作量为安全线(不同人,锻炼与否限量不一),如单腿站立膝关节可受压力 50kg,如果经常超出 50kg,其微循环障碍发生后也会引发骨性关节炎。

5. 隐性因素 在问起患本病的患者时,多数不能明确说出发病因素,其实,发病的因素已经发生了。例如:膝关节不小心被硬物碰了一下,贴了止痛膏,热敷几天,按摩几次,过2~3d 或更多一些时间就减轻或无症状了,其实在皮下软组织已 "种" 下了发病因素。特别是在多次碰撞后易引发骨性关节病。

更为常见的隐性因素是走不平的路或爬山,现在的路比起以前是好得多了,人们的劳动由于机械化率的提高也轻松多了,汽车、自行车多了,相对走路也少多了,但骨性关节炎的患者没有明显减少,这是为什么呢?

这必须得从膝关节骨性关节炎发病的基本因素谈起,如上所述,就是膝关节内、外的软组织损伤,引发粘连、瘢痕、挛缩、堵塞,在关节内的力平衡失调,力的方向离开了力线。

在现实生活中,许多人还是生活在膝关节力线受损的环境中,比如久站的工作如护士、教师,还有不当的运动锻炼等。在农村、山区等路况不好的地方,长时间使用膝关节,自然会造成膝关节损伤。膝关节只好 "忍受" 这多方不平衡和超负荷的力,造成关节内、外损伤性无菌性炎症,进而形成粘连、瘢痕、挛缩,引发力平衡失调。

二十六问:人体有诸多关节,为什么膝关节的炎症明显多发,其他关节的炎症则少见?

答:这要从下肢三个大关节的三级力学说 "谈起"。

下肢的三个大关节为髋关节、膝关节和踝关节。髋关节为杵臼关节,骨性稳定性强,周围又有强有力的肌肉群保护;踝关节为半个杵臼关节,外有外踝,内有短一些的内踝,踝关节内、外运动受到较好的保护,踝关节其后有强大的跟腱保护,只是向前运动稳定性差,也算是比较稳定的关节;而膝关节则完全不同,它没有任何骨性稳定装置,膝关节的稳定性完全靠关节内、外的软组织,同样的力及传导的力侵害下肢时,唯有膝关节受异常的力影响最重。

把下肢看成是由三个主要力点学形成的一根轴,轴的近点稳固,轴的远点也比较稳固,当轴的任何部位受到力的伤害时,其力的传导自然会集中在无骨性保护的膝关节上。如果力是从足下传导来的,当力从足下到胫骨、腓骨、到膝关节、到股骨再到髋关节时,因为髋关节呈骨性稳定,其作用到髋的力又以反作力的形式回作用到膝关节,俗话形容就是 "膝关节受上欺下顶"。用 "三级力学说" 可以很好地解释膝关节骨性关节炎发病率高的外在因素。

二十七问:类风湿关节炎膝关节骨性关节炎针刀可以治好吗?

答:可以。首先从的类风湿关节炎(RA)病因来解释,RA 是典型的自身免疫性疾病,至今病因仍不明。可能和以下因素有关。

1. 遗传因素 研究表明,RA 有明显的遗传因素,对 RA 病例家族遗传基因的分析显示由 HLA 基因所决定的遗传因素占 37%,说明 RA 与 HLA 某些表型有明显的相关性。

2. 感染因素 近年来的研究认为有如下 3 点感染因素:①某些微生物(如逆转录病毒)

直接结合到细胞的表面或整合到核酸中而改变细胞表面抗原成分;②某些微生物包含有与机体相同的基因序列;③微生物作用超抗原直接激活免疫淋巴细胞等。

3. **性激素**　RA 女性多于男性;约 75% 女性患者在妊娠期间病情缓解。

4. **年龄**　女性高发年龄为 45~54 岁;男性该病发病率随年龄增加而逐渐增加。

一、针刀医学对类风湿关节炎病因的认识

1. 针刀医学认为电生理线路的异常是造成 RA 的根本原因。

2. 对于 RA 患者,往往并不是从生下来即发生 RA,绝大部分是随着年龄的增长而逐渐发病的,到底是为什么呢? 为什么年轻时不发病,年老时才发病呢? 难道年轻时和年老时的遗传基因不同吗? 年轻时没有感染因素吗? 应该说都不是。

随着人体年龄的增大,肌肉、韧带的老化,骨骼脱钙等退行性变,必然造成躯体活动度最大、活动量最大的部位发生损伤。而关节往往是活动度最大,活动量最大的器官,所以容易损伤。关节损伤后使关节软骨纤维的自身抗原暴露出来,诱导自身免疫性疾病,即 RA。

因为退行性变,脊柱的竖直肌退化,使脊柱失稳;同时脊柱的骨质增生代偿脊柱的失稳。脊柱的骨质增生、失调等改变,均可卡压、刺激内脏神经,使其功能失调,从而导致免疫功能失调,所以针刀治疗脊柱可改善免疫功能。

二、类风湿性关节炎的病理

1. 滑膜炎

（1）滑膜增生、炎症浸润变性、坏死,病变早期滑膜有大量的炎性细胞浸润,主要是小淋巴细胞浸润。晚期以浆细胞浸润为主,电镜发现,浆细胞能产生免疫球蛋白,以及合成 RF,从而造成 RA 迁延不愈。

正常的滑膜细胞由 1~3 层衬里细胞组成,RA 时,往往增生至 5~12 层。滑膜内还有大量血管增生。滑膜表面内皮细胞脱落,组织坏死。这些脱落坏死的细胞及组织都排入关节腔的积液中。

（2）关节积液:正常滑膜的功能之一就是产生滑液,把血液中的蛋白营养物、透明质酸盐（一种起润滑作用和蛋白营养作用的蛋白多糖）输送到关节内的软骨和纤维组织。

血液中的营养物从滑膜的血管中扩散出来,穿过滑膜的细胞间隙（无基底膜的隔开）,最终进入关节腔内。

滑膜炎症时,大量血管增生,滑膜有明显的充血和水肿,毛细血管的通透性明显增高,使血液中的组织积液和许多大分子物质及炎症细胞大量渗入关节腔（正常关节液中无血液中的大分子物质,以及血液中的细胞成分）。早期可表现为非炎性渗出,随着病情发展,即表现为炎性渗出物。正常关节液通过淋巴回流吸收到淋巴管,再回输至血液中,就这样循环往复。

毛细淋巴管以稍膨大的盲端起始与组织间隙,彼此合成网。在毛细淋巴管起始端,内皮细胞的边缘像片状互相覆盖,形成血管腔内开启的单向活瓣,从而有利于组织液包括其中的血浆蛋白质分子可自由进入毛细淋巴管。正常成年人每天可生成的淋巴总量 2~4L,大致相当于全身的血浆总量。组织液和毛细淋巴血管内的淋巴压力差是组织液进入淋巴管的动力。

RA 滑膜炎,滑膜高度肿胀,组织间隙变小,造成淋巴吸收及回流障碍,加上毛细血管的通透性增高,产生大量的炎性组织液,这 2 个因素合起来就形成关节腔大量积液。另外,滑膜表面有致密的纤维素渗出,并深入肿胀的滑膜(引起粘连)。

注:所以,针刀切开滑膜,剥离滑膜中的纤维素所致的粘连,可使肿胀(张力增高)的滑膜张力降至力平衡状态,从而使组织间隙增大,有利淋巴吸收及回流,最终使积液消除。针刀多处切开滑膜,把增生的毛细血管切断,使其萎缩,从而减少炎性物质的渗出。

(3)血管翳形成:明显增厚的滑膜组织的细胞浸润部位,有显著的血管。滑膜成纤维细胞和内皮细胞增生,并伴有内皮细胞增生,这些组织紧急排列成栅栏状,与表面垂直肥厚的滑膜公用绒毛样特征性形态改变。RA 的晚期滑膜内常有陈旧性出血。

2. 关节软骨病变

滑膜增生的血管翳在靠近关节软骨处最明显,此处的血管翳像羊齿叶状乳头增生,它们可能相互粘连。随着病情进展,血管翳向关节腔、关节软骨面发展,逐渐覆盖软骨面,并向软骨侵袭,阻碍了软骨从滑膜液中汲取营养,从而形成了软骨表面糜烂、溃疡,软骨及骨骺破坏,软骨细胞基质溶解、死亡,直至全部软骨被侵蚀和破坏,关节囊纤维化,导致关节腔狭窄。关节边缘出现边缘性骨质增生,继发骨关节炎,最终使关节面融合。

三、类风湿关节炎的诊断标准

目前,应用最广泛的是美国风湿协会制定的 RA 分类标准。

1. 晨僵,关节内和关节周围,晨僵至少持续 1h,持续至少 6 周。

2. 3 个或 3 个以上关节炎,持续 6 周以上。

3. 手部关节关节炎,持续 6 周以上。

4. 对称性关节炎 指身体双侧,相同关节区同时受累。

5. 类风湿结节。

6. 类风湿因子阳性。

7. 放射学改变。

以上 7 条,如有 4 条或 4 条以上,排除其他关节炎即可确诊为 RA。

四、关节畸形

1. 关节畸形的机制

(1)肉芽组织增生,形成韧带、筋膜粘连、挛缩,而以关节囊的粘连、挛缩为甚。粘连处可引起纤维性、软骨性或较少见的骨性强直。

(2)由于关节面受损害所致。

(3)绝大部分是肌肉萎缩,肌群间力量失去平衡的结果。炎症对组织的破坏,在肌力的影响下,关节面重新塑形,可致关节半脱位。

(4)炎症可引起关节囊和韧带软弱,从而造成畸形。

(5)肌腱挛缩和破裂是促成手指和足趾畸形的重要因素。

2. 手关节受累的表现

(1)尺骨茎突周围炎:这一特征对于 RA 的诊断有重要意义。表现为软组织肿胀突出、局部压痛。突出的尺骨茎突受压后可回缩,放松后又向上恢复,同时患者感到一阵剧痛,如同弹钢琴键，称为"琴键征"。

（2）尺侧偏移：由于尺侧腕伸肌的萎缩，致使腕骨向桡侧旋转、手腕向桡侧偏斜，为了保持肌腱与桡骨并行，手指向尺侧代偿性移位，而形成"尺侧偏移"。

（3）"天鹅颈畸形"：由于手指小关节内炎症、增生、关节周围组织肿胀，骨间肌和腱挛缩，张力增加，近端指间关节过伸，远端指间关节继发屈曲所致（因为肌腱挛缩，远端指间关节只能被动挛缩）。

（4）纽扣花畸形：由于伸肌腱的中央部分撕裂，以及外侧骨间移位所致，表现为近端指间关节固定于屈曲位，远端指间关节伸直。

（5）槌状指畸形：指伸屈肌腱不完全撕裂使肌腱延长，而形成远端指间关节的屈曲畸形。

（6）"望远镜手"：骨关节严重的侵蚀吸收可使手指被拉长或压缩。

（7）连枷指畸形：由于滑膜炎破坏了指间关节旁的侧副韧带，导致指间关节松动，当患者做扭转的动作时远节指骨发生脱位，所以此类患者往往是依靠近节指骨完成捏的动作。

五、针刀医学治疗 RA 的机理

类风湿关节内炎性渗出，是关节腔里积液达到一定程度，而且不能及时代谢吸收时，临床表现为关节肿胀及疼痛。用针刀把关节囊松解一部分，扎几个与体外相通的针孔，让炎性关节液排出，可迅速降低关节内的压力、压应力以及张力、张应力，消除炎性反应。

根据动态力平衡理论，此时的关节腔内的膨胀力异常增高。到人体耐受限度，从而出现肿胀疼痛等一系统临床表现。针刀医学的治疗原理就是使动态力平衡失调恢复至平衡状态。关节液不停排出关节腔，当关节腔内的膨胀力达到平衡时，才停止排积液。排除的积液量等于关节腔过高的力学因素。这样才达到了关节腔内的动态平衡状态，临床症状很快就得到好转或消失。

六、膝关节类风湿性关节炎的针刀操作

1. **在髌骨上缘正中点进针刀** 刀口线与肢体纵轴平行，将刀体倾斜与股骨干呈40°，快速刺入皮肤，直达髌骨上端骨面。调整针刀至髌骨边缘的股骨面上，调转刀口线90°，切开剥离髌骨上缘内侧面与股骨面交界处的滑膜粘连，给予充分的剥离，消除粘连。然后将刀体向相反方向倾斜，与髌骨面呈40°，刺入髌上囊下面，进行广泛的通透剥离。

2. **在髌骨两侧痛点**（高应力）**进针刀** 刀口线与肢体纵轴平行，刀体与皮面垂直刺入，穿过皮肤、皮下组织至骨面，将髌周筋膜切开剥离。然后调转刀口线90°，倾斜刀体几与膝侧面皮面平行，深入至膝关节两侧副韧带内侧面下，沿骨面将筋膜和侧副韧带用通透剥离法予以剥离。对侧同法操作。

3. **在髌骨下 1/3 的两侧点上进行针刀** 刀口线与肢体纵轴平行，刀体与皮面垂直，进刀直达骨面，将刀体向外侧倾斜，使与髌面呈130°（与髌骨内侧面平行），沿髌骨面深入刀锋约3mm，进行切开和通透剥离。

4. **在髌韧带中点进针刀** 屈膝90°，刀口线与人体纵轴平行，刀体与下肢皮面约呈40°，将髌韧带与脂肪垫的粘连彻底剥离开。

5. **在髌上股四头肌肌腱正中点进针刀** 刀口线与人体纵轴平行，刀体与皮面垂直刺入，直达骨面，行纵、横疏通及剥离。然后刀体向一侧倾斜，约与皮面呈30°，沿骨面深入刀锋

约25mm(至少达股四头肌肌腱侧缘),行通透剥离,待刀下有松动感时结束。再把刀锋抽回,以无菌敷料覆盖针刀口,固定。

6. 腘窝腘动脉胫侧点 刀口线与肢体纵轴平行,刀体与皮面垂直。以左手指摸到并压住腘动脉,在手指的胫侧将针刀快速刺入皮肤,然后匀速推进直达腘部骨面。调转刀口线90°,调整刀锋至关节间隙,3~5刀切开关节囊。

7. 腘窝股骨内侧髁点 以左手拇指或示指压在股骨内侧髁骨面上,刀口线与肢体纵轴平行,刀体与皮面垂直。快速刺入皮肤,直达骨面。行纵行疏通、横行剥离。必要时,可调转刀口线90°,切开腓肠肌内侧头1~3刀。

8. 腘窝股骨外侧髁点 与第7步的操作方法基本相同,但需特别注意的是,必须避开腓总神经的走行处,即腘窝外上界的股二头肌肌腱内侧缘,绝对不可造成损伤。

9. 腘窝胫骨外侧髁点 以左手拇指压住胫骨内侧髁骨面,刀口线与肢体纵轴平行,刀体与皮面垂直。快速刺入皮肤,直达骨面。行纵行疏通、横行剥离,刀下有松动感,出刀。

10. 腘窝胫骨内侧髁点 与第9步的操作相同。必要时,可在Ⅱ、Ⅲ型针刀口处安置细引流管,以免产生淤血和血肿。

七、类风湿性肘关节关节炎的针刀治疗

1. 体位 仰卧位,患肘屈曲放于胸前或侧方。

2. 体表标志 ①尺骨鹰嘴;②肱骨内上髁;③肘窝,为肘关节前方的三角形凹窝,该窝外侧的隆起为肱桡肌,内侧的隆起为旋前圆肌,在窝内摸到肱二头肌肌腱;当前臂半屈时,不仅可以摸到肱二头肌肌腱,而且可以摸到肌腱的内侧面;在肱二头肌肌腱的内侧还可以摸到肱动脉的搏动。

肱二头肌腱屈肘90°时,在肘窝正中可扪及肱二头肌腱。在肌腱的桡侧,紧贴腱缘有前臂外侧皮神经下行。在腱缘尺侧10mm内可扪及肱动脉的搏动,在动脉的尺侧有肱静脉和正中神经伴行。

3. 针刀操作

(1)在鹰嘴上方10mm处施术:刀口线与肱三头肌肌纤维平行,刀体与肱骨滑车背面呈90°刺入,直达骨面,先纵行剥离1下或2下,再将刀体倾斜与骨面呈约30°,将肱三头肌肌腱一侧从骨面上铲起,同时进行通透剥离,并用同法铲起另一侧。

(2)在鹰嘴尖点施术:刀口线与肱骨纵轴平行,刀体与皮面垂直刺入达骨面。先纵行疏通1或2下,再将刀体向侧方倾斜和骨面约呈30°,铲剥一侧肘后深筋膜。对侧亦同法治疗。最后将刀口线调转90°,即与肱骨纵轴呈90°,将刀体倾斜和肱骨干约呈30°,深入鹰嘴窝方向,做切开剥离,将粘连的鹰嘴下滑囊切开。

(3)在肘后窝点施术:刀口线与肢体纵轴平行,刀体与皮面垂直,刺入皮肤,匀速推进,有落空感即为进入肘关节腔。切开3~5刀,纵行疏通,横行剥离,有松动感后出刀。

(4)在肱二头肌肌腱桡侧点施术:刀口线与肌腱平行,刀体与皮面垂直,沿肌腱桡侧缘刺入皮肤、皮下组织,直达骨面。调转刀口线90°切开关节囊3~5刀纵行疏通,横行剥离,刀下有松动感后出刀。

(5)在肱二头肌肌腱肘正中点施术:刀口线与肌腱纤维平行,刀体与皮面垂直刺入,达肌腱下,行纵横剥离;再继续前进达关节囊骨面,调转刀口线90°,切开关节囊,2~4刀即可。

（6）在肱二头肌肌腱膜点施术：刀口线与旋前圆肌肌纤维平行（即与肱二头肌肌腱膜纤维走向垂直），刀体与皮面垂直刺入，经皮下穿过腱膜层，有明显落空感。提起刀锋切开腱膜，3~5刀，以只切开腱膜组织为度，然后，将刀体向一侧（上内或下外方向）倾斜，与皮面几乎平行，保持刀口线与腱膜纤维走向平行，紧贴腱膜内面深入10mm，行剥离，有松动感后退回，再向对侧同法处理。

（7）其他粘连点：按各肌损伤处理。

八、腕和手类风湿性关节炎的针刀操作

1. Lister 结节远端点　刀口线与肢体纵轴平行，刀体与皮面垂直刺入，直达关节腔，此时有落空感，对关节囊（亦是滑膜囊）行纵行切开数刀，并加纵横剥离，扩大切口。提起刀锋到皮下，向肢体侧方倾斜刀体与皮面约呈15°，将刀锋深入皮下10~20mm，行通透剥离。再提起刀锋，以同法再向对称部位行通透剥离。

2. 尺骨茎突背面远侧点　刀口线与肢体纵轴平行，刀体与皮面垂直刺入，直达关节腔。其操作方法同1。

3. 腕背正中点　刀口线与肢体纵轴平行，刀体与皮面垂直刺入直达关节腔，切开3刀或5刀，纵行疏通、横行剥离3或5次即可。

4. 掌指关节背侧骨突两侧点　刀口线与肢体长轴平行，刀体与骨突中心两侧面呈90°（即与切线垂直）刺入，直达骨面，行关节囊切开3刀或5刀。每个关节处可定2个点，均用此法操作。

5. 指间关节两侧正中点　刀口线与手指长轴平行，刀体与皮面垂直刺入，直达骨面。调转刀口线90°与关节间隙平行，切开指间关节囊行2或3刀，再予纵横剥离后出刀。

6. 滑膜鞘与腱鞘点　原则是刀口线平行与肌腱，打开粘连点，松解适度，勿伤骨膜。

第二节　颈椎病29问

一问：颈椎病是老年性退行性变吗？

答：现代医学把一些颈椎病、腰椎病及骨性关节炎称为退行性变，其意为人随着年龄增长，由于劳损与磨损使得这些组织必然损耗，病变逐渐加重。解决方法是限制使用，尽量少使用，以延长使用年限，疾病严重则需要通过手术治疗。随着对颈椎病研究的深入，发现有些问题会让人百思不得其解。比如以下几点。

1. 为什么将病变的颈椎间盘切除后，过一段时间一些患者颈椎病的症状又出现了？甚至通过影像学检查未见复发影像，那么，到底是什么原因呢？

2. 从近些年的发病情况看，中年、青年，乃至青少年颈椎病的发病率明显增加，用老年性退行性去解释是否妥当？

3. 在发病人群中，老年人患者确实占大多数，但其中绝大多数人在年轻时就得颈椎病了，只是到比较严重时，才能在X线片上显出骨刺来，骨刺是退行性变的代名词，这个病变过程需要很长时间。

二问:针刀医学是如何认识颈椎病的呢?

答:朱汉章教授在针刀医学原理中,提出了四大基本理论,其中慢性软组织损伤引发组织的粘连、瘢痕、挛缩、堵塞的病理改变,是引发颈椎病的根本原因。针刀医学认为,现代医学所见到的病理学、影像学及手术中所见,均是由于四大病理因素引发的。也就是说,治疗颈椎病,解除粘连、瘢痕、挛缩、堵塞对颈椎的影响,恢复力平衡是治本。

人体能够运动,必须具备的三个条件是骨骼作为支架、关节作为枢纽、肌肉作为动力(当然,支配肌肉的神经其功能是完好的)。在三个完好的条件下,人体会产生协调运动,朱汉章教授在观察了大量治疗的颈椎病病例后,提出了动态平衡与力平衡的理论。

动态平衡是指人体在生理条件下所能完成的各种生理功能,如完成不了则为动态平衡失调。力平衡是指人体在生理条件下,骨关节在其力作用下改变但又可复原。力平衡失调是指软组织动态平衡失调后,相关的软组织的力与骨关节应力发生改变,软组织力的量与力的方向改变造成骨关节的错位或增生而不能复原。

三问:颈椎病患者颈椎曲度变直甚至反弓是怎么产生的?

答:根据动态平衡与力平衡的理论,当平衡失调时,颈椎后面的肌肉等软组织,发生粘连、瘢痕、挛缩、堵塞后,其收缩必然产生一种病理拉力,拉力点在 C_4~C_5。有的专家把病变的软组织比喻成弓箭的弦,而把颈椎椎体比喻成弓箭的弓,并称其为"弓弦理论"。这个比喻很形象,便于理解一种力学关系,其用意是颈后的软组织慢性损伤后四大病理出现,可以拉动弓(颈椎),使颈椎发生形态上的改变。但弓与弦的作用点是在弓的两端(软组织的力学方向是多维的,力学的作用点是密集式)。弦(病变的软组织)越拉,则弓的屈曲越大,这不符合颈椎病的影像学。不如改成"放风筝——点线面学说"更贴切(图18-2),初春时节经常看到放风筝的人,有的人放的是长方形的风筝,如蜈蚣型的,手里拿着好几根线,标注不同颜色以示哪条线是蜈蚣头上的,哪几条线是蜈蚣身体的,哪条线是蜈蚣尾部的。想让它飞得高,就反复拉动头部的线,配合拉住中间身体的线,蜈蚣呈现雄鹰一飞冲天之势。再回到颈椎,把7节颈椎的椎体比喻为蜈蚣(面),风筝线比喻成颈椎部的肌肉、韧带(线),手中握着的线比喻成颈椎的力学集中点。当操作者手(点)拉动蜈蚣身体中间的线(线)时,蜈蚣就出现头尾向上的姿势(面),在颈椎而言就是反弓。因此,当挛缩的软组织收缩形成的牵拉力通过棘突作

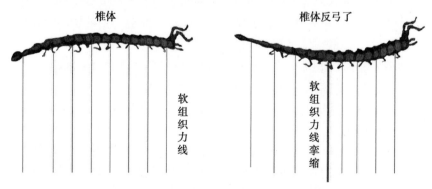

图18-2　**蜈蚣风筝图**(颈椎生理曲度反弓示意图)

用在 C_4~C_5，即会生理弧度消失，拉力过大则使颈椎反弓，就是出现了不正常的力从颈椎中间节段处向后拉而导致的。

在颈椎病的治疗实践中，也验证了这一点，将颈椎 3~4 及 4~5 水平后面病变的软组织很好地松解，加之手法整复，反弓与变直的病变颈椎形态有明显改善。不少病恢复到了正常生理曲度。

我们曾经选择 20 例有颈椎曲度改变的病例，其中 10 例对其后面病变软组织做 3 针或 5 针的松解，手法相同，为同一个人做。结果这一组症状有明显改善，而治疗结束马上拍片，无一例有曲度改善。对另一组 10 例，根据病情以 C_4 为中心的松解，并对每点松解也做 5~10 下，包括棘间韧带起始点，以起始点为主称彻底松解，结果 10 例中 9 例病变的颈椎曲度得到明显改善，其中 5 例则恢复到正常生理曲度。

解剖病变的位置与治疗的结果，均验证了颈椎病是颈椎后面的软组织损伤，其粘连、瘢痕、挛缩、堵塞形成一种拉力，这种力由病变组织形成的，只是拉而没有松弛能力，长时间不停顿的拉力将出现生理弧度颈椎拉的变直、甚至反弓。这就是慢性软组织损伤后病理改变，使动态平衡失调，又发展成力平衡失调，从而引发了颈椎病。

四问：颈椎病的颈椎间盘突出是如何发生的？

答：回答这个问题之前，首要考虑一个问题，椎间盘连接上下两椎体，其透明软骨板与上下两椎体的松质骨相连，是什么原因使其连接得如此坚固呢？软骨板与松质骨是两种完全不同的组织，怎么就长得这么结实？此外，椎间盘是如何进行新陈代谢的呢？难道和人体的其他组织一样，动脉进去血液然后从静脉回流吗？

首先把正常的椎间盘切下来肉眼与放大镜观察（取新鲜尸体或动物样本），其结果看不到任何血管出入。好像也没有必要做显微镜或电子显微镜观察，因为假如在镜下看到微小血管，在人体坐立时，人体的重量也把小血管压扁，不会起到供血的作用。那么，椎间盘的营养代谢是如何进行的呢？

对切下来新鲜透明软骨板用放大镜观察，发现上面布满了大小不等的小孔，暂且称为筛孔。对相邻的椎体松质骨进行肉眼与放大镜观察，发现其上有密密麻麻的小孔，暂且称为微孔。进一步观察，这些筛孔与微孔是紧密相连且对应的。这就使我们联想到，椎间盘的营养是否会是从这些微孔进入到筛孔里面的呢？

五问：椎间盘的新陈代谢是如何完成的？

答：根据上述的精细解剖，很容易想到的是微孔里的液体向下因地心力（重力）渗透到筛孔里边去，但椎间盘下方的椎体内营养向上渗透才能进入椎间盘。很显然，这是不可能的。难道是椎体压力加大把营养挤到椎间盘的吗？也不是，因为椎体的体积是固定的，不可能任意伸缩。

原因只有一个，是椎间盘内压增高，产生了负压，椎间盘透明软骨板的筛孔通过负压吸取椎体微孔的液体，然后渗入纤维环和髓核。

在人体躺下时，影像学上密度减低、变黑，提示椎间盘"坏"了，有可能突出并压迫脊髓和神经根及影响到自主神经等一些列临床症状的出现。

六问：颈椎在受到慢性软组织损伤后的生物力学改变是什么？

答：首先是慢性软组织损伤后的四大病理改变，牵拉颈椎的中点（C_4~C_5），为什么不是 C_3~C_4？因为寰枢椎主要功能是头部旋转功能，上下力的影响不大。因此，去掉寰枢椎，余下的 5 个椎体与腰椎的 5 个椎体相近，从轴心划两条线，其交点颈椎与腰椎的合力点均在 C_4~C_5 和 L_4~L_5。这就解释了为什么 C_4、C_5 错位多，L_4、L_5 错位与突出多，因为维持生理曲度的合力点在 C_4~C_5 和 L_4~L_5。

当颈椎被向后的拉力拉动，使颈椎曲度变直时，其上下的作用力加大了。严重时，可把某一个间隙压得看不见了，而误认为是椎体先天性融合（图 18-3），是上下力挤压的结果。如果将其颈后的异常拉力松解，使上下力减少，被挤压的椎体间隙则会出现。

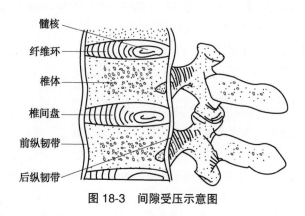

髓核
纤维环
椎体
椎间盘
前纵韧带
后纵韧带

图 18-3　间隙受压示意图

反弓的颈椎椎体的前宽后窄，其力作用在椎间盘上，自然向宽的方向产生移动力，易压迫脊髓和神经根，并由于椎体的变位，自然会牵扯其两旁的自主神经（交感、副交感神经），钩椎关节的移位和被病理的力牵拉下引起骨质增生，其邻近的交感神经、椎动脉受到和粘连而产生相应的椎动脉与交感神经症状，称为"钩椎关节病"。

七问：颈椎形态正常了，就是治好了颈椎病吗？如果形态学没有恢复，等于没有治好病吗？

答：生物力学正常时，颈椎的活动范围在生理范围内，称为动态平衡。在生物力学发生改变时，机体有代偿机制。此时形态学有一些改变，但不会出现临床症状。因此，不能单凭形态学来诊断人体的疾病，这也是针刀医学强调的，在形态与功能发生矛盾时，功能是主要的。

当然，在形态和功能上均获得满意治疗结果是最好的。事实上，在设法使颈椎病的形态得以恢复后，不少患者在症状上仍存在不少问题。若采用朱汉章教授的观点，松解了术后的颈部软组织，可使其症状消失，这也是为什么颈椎病、腰椎病术后患者，如仍存在某些症状时，再用针刀松解术能获得良好治疗结果的原因。针刀运用得当，标本兼治。

八问：为什么颈椎病分型有不同？

答：首先，说一下国际上公认的六种分型。

从事相关工作的人会知道,颈椎病分六型,即颈型、神经根型、交感神经型、椎动脉型、脊髓型及混合型。长时间以来,这种分型指导了我们的实际工作并取得很好的疗效。针刀医学认为,其缺点是以病理与临床表现来分型的,而不是以病因来分型,所以没有更好地揭示疾病的本质。

实际操作中,有些患者很难凭其症状、体征准确地套入一种类型,甚至可列入混合型。因此,从临床角度分型的原则应该是有利于明确对该病的认识,即一说是哪个类型的颈椎病就能明白病因、症状、病变部位在哪里,有利于治疗。分型越明确越单一才是好的分型。针刀医学是如何对颈椎病进行分型的,这种分型是否科学,有什么进展? 下面具体说一说。

朱汉章教授把颈椎分别规划为上项线、中项线和下项线(详见针刀医学原理)。此分型的目的很明显,把颈椎病引起的头痛、头晕、视物模糊、耳鸣等症定义为是这个部位的软组织病变引起的,因此松解此处可获得针对上述症状的良好疗效。因为臂丛神经的构成是 C_5~C_6(桡神经)、C_7(臂丛正中神经)、C_8~T_1(尺神经),而上项线基本上不侵害臂丛神经,中项线则以侵犯臂丛神经为主,所以表现为上肢麻木、疼痛、放射痛、交感神经损伤等;而下项线则以颈肩痛及波及上胸椎的病变为表现。此分法对治疗很有用。

朱汉章教授的针刀医学原理将颈椎病细化为 15 型,包括寰椎前移型、寰椎后移型、寰椎侧方移位型、钩椎关节旋转移位型、钩椎关节前移型、钩椎关节后移型、钩椎关节侧方移位型、寰枕筋膜挛缩型等(详见针刀医学原理)。这种分型可以说是细致入微,把每个影像学的结果设为一个类型,对指导治疗有明确定点的作用,针刀医学的临床研究发现,影像学上有改变,但临床上往往没有相对应的症状;而临床上有症状时,往往又找不到相对应的影像学改变,这是为什么呢?

这是因为以上分型均已作形态分型,对于不了解针刀原理的初学者,直接看这些分型就会有以上的疑问了。因为没指明产生这些现象的根本原因。其根本原因是软性软组织损伤,损伤初期,主要是慢性软组织损伤引发动态平衡失调前的代偿期或代偿失调后的动态平衡失调期。此时,慢性软组织损伤引发的粘连、瘢痕、挛缩、堵塞压迫相邻的血管、神经引发一系列相对应的症状。

如果动态平衡进一步发展,引起筋、骨和关节的移位、弯曲等生理改变(颈椎曲度变直甚至反弓)则已发展到力平衡失调。这样,就比较清楚为什么影像学与功能学矛盾时所产生的临床表现,提出颈椎病的发病本质。

如朱汉章教授指出的寰枕筋膜挛缩型颈椎病,系指寰枕间隙,由于各种原因引起寰枕部筋膜与其周边软组织损伤、粘连、瘢痕、与挛缩,使其寰枕间隙狭窄,从而压迫其间的基底动脉和枕大神经,使大脑供血出现障碍,造成头痛等综合征,这一分型在行业内有不同声音,因为大家多是看病名就联想到这是寰枕筋膜挛缩引起的颈椎病,目前争论的是到底寰枕筋膜存在与否? 美国的解剖学专家提出有此筋膜。笔者认为也有此系列筋膜,不过叫法不同,大多数解剖书籍称为寰枕后膜。因此,认为颈椎病有此类型。

因为此筋膜很薄,在尸体被福尔马林浸泡后,很难辨认此层次的存在。但在做寰枢椎脱位手术中,有此层次,并也有增厚的现象。

在针刀医学中,认为此类型尚无新鲜标本可以证实,因此有争论是可以理解的。但事实是将寰枕间隙的硬性软组织(瘢痕、挛缩引起的)松解后,寰枕间隙比治疗前明显增宽了,使其间的压迫与卡压症状明显缓解或消失,疗效验证了这一分型的存在。

寰枕筋膜挛缩型:首先要理解朱汉章教授是以形态学起的名字,而不是以病因学,朱汉章教授的意思是寰枕部筋膜挛缩的形态,不是这个病就是特指寰枕那个筋膜挛缩导致的,正确理解前人的思维方式,不要知其然不知其所以然。

此类型系是寰枕部筋膜与其周边的软组织一起受到损伤后形成粘连、瘢痕和挛缩,压迫其间血管神经引起的综合征。这是朱汉章教授对这个病的真正认识,分型是根据形态而分,是毋庸置疑的。

朱汉章教授认为,不管病因多么复杂,有一点是肯定的,那就是软组织损伤后之挛缩、牵拉等压迫了其周围的组织,进而引起异常的力牵拉了骨骼,引起其生理弧度改变与各种移位。骨性的移位导致了与其相邻的骨-关节压迫或其粘连刺激了相应的脊髓、血管与神经等,这些被损伤的组织或被压迫与卡压,或被牵拉,即无菌性炎性刺激,而引发了相应的症状与体位。呕吐中枢也不例外,这就解释了颈椎病对大脑、脊髓、神经、血管的影响。因此,我们目前只能设想,任何目前尚不十分明了的发病机理与颈椎病是息息相关的。这也是为什么有人说"颈椎病是万病之源",甚至有些晕车,在颈椎病得以治疗后能获得满意的疗效。此种分型的优点是,既肯定了以往分型的作用,又指出其不足,同时只要明确了主要症状和时间(主诉),一下子就联想到是什么病引起的,并且能很快确定病变的部位,对治疗是易掌握并疗效好,更易于被初学者掌握,增强其科学性。

根据形态可以再加一型,颈-胸联合型。在大量治疗下段颈椎病的基础上,10名的病例,疗效不是很满意,为什么呢? 寻找这一小部分患者与疗效好的患者有什么不同,有两种发现,一是这部分患者的颈后 C_7、T_1~T_2 有隆起(俗称扁担肩),而且如何按压也不消失,二是在影像学中显示,均有不同程度的棘突偏歪。疗效差是否由此二者引起的呢?

先从治疗效果来看,对有 C_7 和 T_1~T_2 隆起者及此处棘突偏移者,除常规针刀治疗外,加以松解 C_7 和 T_1~T_2,其结果令人意想不到。不但疗效更满意,而且隆起的肿物也立刻消失了,复查 X 线片对前片对比,棘突偏移也有明显回位或完全正常。

为什么呢? 棘突复位比较好解决,因为松解了棘间韧带和两旁挛缩的软组织与后关节囊,加之手法整复。

隆起的肿物不会从针孔跑出,跑到哪里去了呢? 这要从肿物是如何形成的说起,第 7 棘突与第 1 胸椎本来就长,在长时间低头工作时容易受到损伤。无菌性炎症本身就会渗出组织液,又因低头时两侧斜方肌拉紧,将这部分液体向中间挤压,这部位的组织同时也形成粘连,其周围的粘连阻止组织液向周边外侧流动。因此,随时间推移粘连逐渐加重,便在 C_7、T_1~T_2 部位隆起一个软性包块,最初往往以为内存液体,也可能是囊肿,但用注射器抽吸,什么也抽不出来。

针刀治疗此肿物时,是以 45° 方向两侧上下进针,以通透手法将内部的粘连松解,并将其周边粘连松解,与健康的周边皮下穿通。使液体可分散到健康组织皮下,局部血液循环恢复,有利于被吸收。因此,针刀使患病部位的粘连带支架破坏了,液体有流向的去处了,自然在行挤压手法后肿物立刻就消失了,不了解此病理改变与治疗原理,就有一种"神奇"的感觉,明白其机理也就不奇怪了。

要想进一步提高颈椎病的疗效,认识颈-胸联合型颈椎病是很必要的。而且当我们一诊断颈-胸联合型颈椎病时,自然会想到除治疗颈椎外,胸椎上段也必须治疗,这样不易遗漏。

那么,此型颈椎病为什么会发生呢? 很简单,颈椎的底部是胸椎在支撑,颈椎活动度比较大,而胸椎由于与肋骨构成胸廓,其稳定性远远大于颈椎,在一个活动度大与小的交界处,必然产生剪切力。所以其交汇处在颈椎病逐渐加重后必将累及上胸椎的损伤。

此种分类方法的优点是完全符合朱汉章教授四大病理改变,又符合动态平衡与力平衡失调的理论,其次,分型与颈椎病变的因果关系非常清晰,一目了然,便于记忆;另外,看到此种颈型,马上就知道如何治疗,很快就能定位和定点。

第 7 颈肋过长引起的第 7 颈肋综合征。前斜角肌综合征,第 3、5、6 前结节与第 5 颈椎后结节粘连,刺激或压迫、卡压臂丛神经及分支,与颈椎病往往混在一起发生,诊治时应给予重视,特别是单治颈椎病有些症状未消失,加治此处,往往会收到更佳的疗效。

笔者在前人基础上,认为以病因分期,不分型不乏为一种思路。

1. 软组织期颈椎病 有些患者会出现颈、肩、手臂的痛麻等,容易被诊断为神经根型颈椎病。如果仔细研究解剖,颈神经根与椎间盘之间有个屏障——钩椎关节,所以髓核不管怎样突出,都不易突出压迫神经根。那么是什么原因呢? 经长期临床研究发现,多数是由斜方肌病变造成的,因斜方肌病变,卡压臂丛神经,引起以上症状。笔者在临床中治愈了多例这种患者。

对于头昏的治疗,以前认为是椎动脉型颈椎病。但有人通过解剖发现,约 70% 以上的脑部血液是由颈内动脉供给的,只有 30% 左右的脑部血供是来自椎动脉。颈内动脉系与椎动脉系通过威尔氏环交通。

笔者有以下几点认识:①威尔氏环一般并不开放,或血流量很少,所以椎动脉系还是很独立的;②椎动脉是供应迷路的唯一血管,迷路缺血,就会出现头昏;③椎动脉在寰枢椎处有 4 个 90° 的急转弯,当颈椎之间有轻微的移位,即可造成对椎动脉的卡压、扭曲等,从而引起小脑、迷路缺血,出现头昏等症状。所以,针刀要治疗容易引起颈椎移位的肌肉,依次是头夹肌、颈夹肌、颈最长肌、斜方肌、头半棘肌、椎枕肌等,以及项韧带、寰枕后膜等筋膜。针刀治疗多能消除头昏。为什么不叫椎动脉型颈椎病? 因为临床分型是为了指导治疗的,要尽量揭示疾病的本质。颈椎病造成的头昏,病因不是椎动脉,而是颈椎旁的软组织,引起颈椎移位,导致椎动脉血流障碍,软组织是因,椎动脉是果,所以,以病因分型较为合理的,能够很好地指导治疗。

2. 骨性代偿期颈椎病 骨性机构出现变化,如棘突偏歪,椎间隙变窄,钩椎关节错位等骨性变化,并出现神经根受压现象,如果说针刀治疗分为浅、中、深三层,软组织型在浅,这个骨性代偿期颈椎病就在中层了,需要针刀到达骨面松解软组织,以及棘间韧带。

3. 脊髓受累期颈椎病 这一类就是已经到深层了,出现脊髓受压现象,除了以上所述,软组织及骨面起始点,加松关节囊与圆刃针刀的神经弹拨术,配合药物、器械。

4. 颈椎失代偿期颈椎病 人体的肌肉、韧带块块相连,力学方向与力学连接是三维立体,多方向性的,所谓上梁不正下梁歪,当出现骨盆倾斜、骶髂关节错位、脊柱侧弯、类风湿等病变,必然累及颈椎,导致颈椎病,如果想治疗则必须治疗其原发疾病,如此才能治好该颈椎病。

总结:不管是按因按果分型,还是按因分期,或是按检查数据分型,针刀医学的治疗核心是不变的,通过调节软组织力学关系,改变骨关节形态,恢复人体平衡,遵循朱汉章教授的十六字真言"针刀为主,手法为辅,器械配合,药物辅助"。认识到这一点即使没有分型、分期,在治疗上也可无往而不利。

九问:臂丛神经是否全人类都一样?

答:有一些臂丛神经的构成图是舶来品,我国医学专家自己做解剖学的工作,发现约48.9%的中国人第4颈椎参与臂丛神经,应引起注意。

十问:如何用简单易记的方法记住臂丛神经的感觉区定位呢?

答:臂丛神经支配的上肢感觉区在图谱上划得很难被人记住,笔者在教学中总结出一种拍手移动与数字相联的"手数记忆法",即把右手掌从三角肌处向手方向慢慢移动,再从尺侧移动到腋下,边移动边数数字4、5、6、7、8、1,即肩部感觉区为 C_4 支配,上肢桡侧至拇指为 C_5、C_6(桡神经),中指为正中神经(C_7),小指及环指半个及上肢尺侧为尺神经(C_8,T_1)。手均匀移动到腋下,数字也随其均匀数完,非常吻合图谱且容易,反过来则可定位颈椎损伤的部位。

十一问:如何用颈椎顺口溜帮助记忆?

答:骨7神8 C_4~T_1(颈椎椎体7个但神经根8对)。
臂丛神经要记忆(C_4 为中国人自己解剖的材料)。
二头六、三头七(二头肌为颈6支配,三头肌为颈7支配)。
颈5颈8没关系(颈5颈8损伤时,不表现上肢症状体征,但不等于颈5颈8椎体没损伤)。

十二问:什么是朱氏颈椎病九针法?

答:朱汉章教授在治疗颈椎病时只做九针,即 C_4~C_5 为中心,加 C_3、C_5 椎间隙,加棘突旁开 1.8cm 松解后加手法,均取得好的疗效。同时又加上输液(扩张血管药物)7d,并戴颈托3~6周,如用颈托3~6个月则疗效更好(图18-4)。

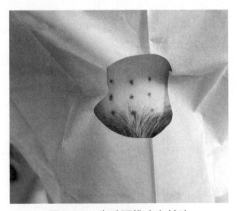

图 18-4　朱氏颈椎病九针法

为什么朱教授总用九针取得好的疗效,原因至今没弄明白。现今有人做20~30针也取得好的疗效,而且有它的道理。这个问题仍值得针刀医生深思并有待进一步解决。

十三问：颈椎的软组织影像学是什么？对针刀治疗颈椎病有什么意义？

答：在影像学中，现代医学认为软组织在普通 X 线片上是不显影的，同时像腰大肌非常厚的肌肉可以遮挡部分 X 射线，所以可清晰显示出"腰大肌阴影"。

由此看来，如果颈椎后面的软组织由于病变瘢痕很重、很厚，应该也可以遮挡一部分 X 射线，可以看到与周围软组织不一样的较深影像，这个影像正是软组织病变最重的部位，是我们松解的重点部位。

在针刀治疗颈椎病时，遇到很多这种现象，确有病变影像存在，而且用一型四号针刀松解很困难，达不到颈椎曲度变直再回位的目的，后改用二型针刀松解更为彻底有效，再用手法，达到了生理曲度正常的效果。更令人惊喜的是，拍片复查时颈椎后面的病变软组织阴影消失了，这就证明了病灶被松解后其包块被无数的小针道间隙所代替，X 射线是可以穿过被松解后小空间，因此，病灶的不规则块状影像消失了。它的意义在于，我们应时刻注意普通的 X 线片上不正常的软组织阴影，从而为我们寻找病变有了方向，而治疗后阴影几乎消失，则告诉我们松解的比较彻底，疗效则明显，并且容易一次性达到比较彻底的治疗目的（图18-5）。

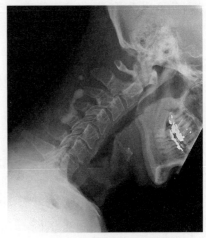

图 18-5 颈椎软组织阴影图

十四问：颈椎在影像学上融合，用针刀松解二次融合的椎体中间又出现了椎间隙，这可能吗？

答：一名 22 岁女性颈椎病患者，除了有头痛、头晕、恶心、左上肢麻木外，X 线片上发现 $C_4 \sim C_5$ 融合，一般情况下，医生看了 X 线片会得出一个结论——颈椎先天性融合，不可能治愈，只能减轻症状。但患者经针刀松解两次后，拍 X 线片复查时，发现颈椎 $C_4 \sim C_5$ 融合的椎体出现了间隙，这是事实（图18-6）。反过来考虑，我们想到融合的椎体是软组织慢性损伤后

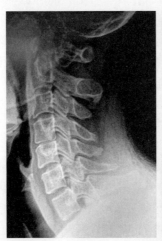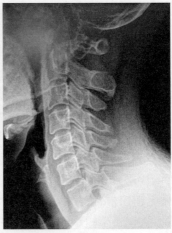

图 18-6 颈椎融合与针刀术后对比

瘢痕、挛缩、挤压的椎间隙消失了,而且上下两椎体没有移位,椎体边缘对的就像一个椎体,误认为是椎体融合。这种现象发生的概率太低了,但验证了朱教授的慢性软组织损伤的理论是正确的,而松解术这一针对性治疗慢性软组织损伤的方法,是有理论基础及经实践验证是对的。

十五问:有一位西医的主任医师问道,针刀医学说慢性软组织损伤的粘连、瘢痕、挛缩引起疾病,但是用针刀去松解后又会出现新的损伤,新的损伤需要修复,是不是也会形成粘连、瘢痕、挛缩呢?旧的损伤加上新的损伤,病情应该加重才对,为什么却能治病呢?

答:这个问题问得好,也是很多学员和西医医生不理解的地方。针刀治疗是针对陈旧性损伤的病灶,通过针刀松解,有陈旧性血液和新鲜血液流出来。因此,针刀的作用是把旧的损伤变成新的损伤,新的损伤发生后,是要进行修复的,所以朱教授说针刀的初级理论就是创伤再修复,并且强调人体有强大的自我修复功能。修复后的组织按人体功能需要进行整形,使旧的瘢痕变成修复后有正常功能的软组织。如颈椎病椎后软组织瘢痕变硬,针刀治疗后经过一段时间,颈后的压痛和硬块没了,挤压也不疼了。

十六问:那么,颈后的硬块去哪里了? 难道从针孔部流出来了吗?

答:从针孔里流出来是不可能的。是旧的瘢痕被吸收了,新的有活力的组织产生。为什么吸收了? 是人体的自我修复功能完成的。例如,针刀治疗到的瘢痕是陈旧性瘢痕,是不能被吸收的瘢痕,只能越长越大,影响身体,针刀松解可以把旧的瘢痕变成新鲜的瘢痕,因此就是可以被吸收的。

实践证明,颈椎病的瘢痕在针刀松解后,硬的瘢痕是否消失是决定其疗效的重要指标。疗效好的,相应的是颈后的瘢痕硬块均消失了;如果病情反复,颈后硬块又会出现。

十七问:颈后瘢痕在人体内,针刀干预后是如何进行修复过程的呢?

答:修复损伤的组织是人体的一种自我保护机能。在低级动物中,这种现象尤为明显,人体的高度分化的功能组织如大脑细胞、脊髓细胞,损坏后则目前看是难以修复的,而人体的肌肉软组织细胞是完全可以修复的。其过程是粘连、瘢痕、挛缩、堵塞的病变组织在针刀的干预下,病变的块状物变成有少量出血的蜂窝状物,再加上部分正常组织获得了被针刀损伤后所溢出的新鲜血液,新的血液渗到蜂窝中,带来了修复的原料。这些新鲜血液中的原料到病变组织处开始行使修复的自我功能与协调工作。例如,吞噬细胞吞下并带走病变区的坏死组织细胞,单核细胞与淋巴细胞增强免疫功能,防止外来毒素对病灶的侵入,白细胞消灭病区内的细菌和毒素,成纤维细胞形成纤维素、搭成修复组织的构架并形成纤维组织,内皮细胞形成微小细管、淋巴管的修建机制。蛋白质,特别是胶原蛋白是不可缺少的。在恢复过程中,软骨母细胞也跟随新鲜血液而来,然而要把病变内的组织修复成正常组织,这些细胞在胶原蛋白的参与中必须协调一致。恢复组织最早会组成一团新生组织,轻轻一碰就出血,这个时期的新修复组织被称为"肉芽组织",再经过改造塑形就形成有正常功能的即有血液循环的正常组织。这个新生组织的肌肉、韧带、筋膜、腱膜等均是柔软的,是有弹性的功能性组织。这就是针刀治疗后使颈后软组织病变的硬块变软的修复过程。

当软骨母细胞也跟随其他细胞共同修复组织的时候,发现被侵害的病变位内没有骨组织损害,它就没活干了,可新的循环系统还没建立,软骨母细胞又回不去,只好找个地方暂时生存下来。而颈后最有力、最大的是颈后中段,它往往就卡在这个地方,慢慢长大,变成软骨细胞,进而变成骨细胞,又因患者经常性的低头、抬头动作,使骨细胞在拉力作用下向上下生长,这就是项韧带钙化到骨化的形成原因。针刀干预使硬化、陈旧性颈后病变组织变成新软性组织,这个吸收过程使硬的颈部变为软化正常颈椎,从而达到治疗目的,这与术后瘢痕经一段时间吸收后是一个道理。

十八问:项韧带钙化与骨化针刀能治疗吗?

答:如果了解了项韧带钙化-骨化的原因,自然就理解对其如何治疗了。软骨母细胞在项韧带处停留后,进化成软骨细胞,并在其周围营养液滋养下逐渐繁殖,成为上下椭圆形阴影。它对颈椎的害处比瘢痕更大,比瘢痕损害颈椎更严重,瘢痕可以用针刀松解,而项韧带骨化则针刀是切割不动的,那用针刀如何治疗呢?

简单总结,治疗钙化-骨化的发病原因,断绝病灶周围的营养与恢复循环再造代谢。具体操作方法:定位后用针刀探到钙化-骨化的病灶,以影像学为指导,再靠手感,刺到软骨的手感与刺到瘢痕是不同的,然后沿钙化-骨化灶周围的边缘反复切割2次或3次,尽量多地切断供给钙化-骨化灶的营养来源。当然,不可能用大号针刀把周围全切断,而且也不应该切断(当然,针刀是做不到的),因为大部分营养供应失去后,钙化-骨细胞被吞噬细胞吞噬,沿着残留的血液、淋巴通道带出,使钙化-骨化阴影慢慢变淡、变小、逐渐消失(根据个人体质治疗时间1~6个月)。

十九问:颈椎病针刀治疗后会复发吗?

答:经常有患者问道"针刀治疗后还会复发吗?"任何一个医生都要面对这种提问,针刀医生也不例外。这是医学上的复杂问题。

第一,治疗后不注意保护,致病因素还存在,健康组织也可以再发病,经治疗痊愈的组织在病因存在下也可以发病,症状上可同以前一样或不同,但这能叫复发吗?

第二,什么是复发? 复发是指对某一种疾病来取某种方法治疗不彻底,还是这个病,还是同一个地方,又出现了和治疗前相同的病情,称之为复发。例如:一个人患了肺炎,用抗生素治疗,7d后基本治愈,停药后出院,3d后又出现同样症状,称为复发,是治疗不彻底的表现形式。

针刀治疗的瘢痕硬块,松解后这个部位治愈。如果治疗的部位不彻底,过一段时间又出现相同的症状,可以称为复发。针刀治疗大家所谓的复发,往往是邻近组织发病,或治疗后的部位又有病因出现而导致的症状,则不能称为复发,叫"再得病"更贴切。

关于复发这个问题,经过漫长时间的探讨,终于想出一个"模棱两可"的词,叫"又犯病了",它的含义与复发不同,但多少又有点儿内在的联系。笔者由于受过外伤,患有较严重的颈椎病,25年间间断治疗6次,17岁(1997年)时有一次发病,天旋地转不能仰卧,只能坐立,经过朱汉章教授一次治疗,症状(大约5min)完全消失。后续在2006年到2020年陆续发病五次。每次经针刀治疗后,疗效都非常满意。但不知什么时间"又犯病了",还得再针刀治疗一次。这里没说复发,因为每次犯病前一段时间,都有引起颈椎的因素,如长时间开车、长时间使用电脑、颠簸劳累、不注意保暖等。

针刀治疗后不叫复发有一定的道理。因为针刀对某一部位的病灶达到了松解的目的，对于此局部是治疗，在病因的作用下，无论是对健康组织还是对针刀治疗后已痊愈的组织，均会重塑新的力学结构。

二十问：颈椎病患者转动头部时以及医生在做手法时听到的响声是如何产生的？在针刀治疗中有什么意义？

答：听到的响声其来源有三个。其一，小关节关节囊肥厚致小关节半脱位，听到的响声为"咯噔"一下，有此声音者其病变在后关节囊。针刀以松解后关节囊为主。为什么不是前关节囊？因为人在运动时多数是低头或弯腰，关节囊大部时间处于放松状态下，不产生对小关节的损害。其二，听到的是"嘶啦"声，声音大小不等，此时是项后软组织粘连，轻度瘢痕被撕开或部分撕开所发出的声音。当然，此时针刀松解以颈后软组织为主。其三，在针刀松解后加手法会听到"咯噔"和"嘶啦"两种声音发生，这就是"扯布效应"。

二十一问：颈椎病患者在针刀治疗前转动头部有响声，而针刀治疗后再转动无响声，能说明什么问题？

答：如果治疗后患者自己转动无响声了，并且医生用手法再扳动也无响声，说明松解得比较彻底，疗效很明显。

二十二问：是不是用针刀手法时不出现响声，就疗效不好呢？

答：不能这么说。因为针刀治疗中对治疗部位所形成的粘连、瘢痕已经做了松解，应该有疗效。响声的有无取决于疾病的轻重与部位的不同，以及做手法的人的技能水平，也有的患者因惧怕强行抵抗导致肌肉收缩很紧，不发出声音。有很多医生只用针刀松解，不用手法也取得了很好疗效。因此，松解是主要的，手法是辅助的，这也是体现出来朱汉章教授理论——针刀为主、手法为辅的理念。

有的专家在解释颈椎病出现响声时说好比自行车车轴，里边的油干了，骑起来则出现声音。这种比喻值得探讨。这与颈椎病的发病机理完全不同，而且车轴没油干了，只要骑则响，而颈椎病不是总响，头部用力活动几次后，响声减轻不出现了。患者往往是早晨刚起床时，响得明显，到下午或晚上响声可能消失了。

二十三问：颈椎项韧带钙化常见，为什么腰椎棘上韧带见不到钙化点？

答：在颈后肌群和腰后肌群受到损害后，都有软骨母细胞来修复。但因没有骨组织损伤则软骨母细胞无用武之地，只好在原地停下来，进化成软骨细胞，进一步钙化而后骨化。那么，腰椎后肌群有损害时怎么见不到腰椎棘上韧带钙化，或肌群内钙化？这是因为颈部项韧带比腰椎后肌群相对松软很多，软骨母细胞在项韧带处被挤压得轻，有其生长、进化的条件，而腰后肌群收缩的力度大，劳动和平时腰后肌群被牵拉的机会多且呈持续性，使软骨母细胞处于长时间挤压的情况下，生长、进化环境极差，在缺血缺氧的环境下，软骨母细胞碎裂，被吞噬细胞吞并，也就形成不了钙化，没钙化自然也就没有骨化了。

二十四问：颈椎反弓比较多见，腰椎反弓为什么少见？

答：在整个脊柱中，颈椎的活动度最大，胸椎固有的构成胸廓，稳定性最好，腰骶部则较稳定。

颈椎容易被颈后病变瘢痕、挛缩的肌群拉动，因此反弓多见，而腰骶后肌群病发后虽然拉力比较大，但腰椎的活动度不如颈椎，而且腰椎体积比颈椎大得多，其精细结构所致稳定性比颈椎大得多，且有腰骶部、双髂腰韧带构成三角形的稳定做支撑，软组织病变形成的瘢痕、挛缩很难有那么大的力度牵拉腰椎反弓。但是腰椎的曲度变直还是多见的，腰椎反弓者多为在青少年时就受过伤，因为此年龄段活动多且腰部较柔软。

二十五问：网球肘与颈椎病的关系是什么？

答：肘关节与颈椎离得比较远，不应该存在多大关联。但在治疗网球肘往往无效时，加治颈椎病变部位，却取得了明显疗效和治愈，这是为什么呢？

网球肘的学名为肱骨外上髁炎，是伸肌群的起点，因打网球时，特别是做发球动作，使腕部过伸动作，引发部分纤维撕裂和损伤或引起骨膜摩擦损伤，引起骨膜炎，故起名"网球肘"，其实别的工作也可引起肱骨外上髁损伤，如乒乓球运动员、木工、手洗衣工、汽车修理工等。

我国的一名骨科教授以他的角度发现了网球肘的病理因素，他在放大八倍的手术显微镜下观察，外上髁的肌纤维内有一束"微血管神经束"，它被挤压损伤而引起疼痛。因此，他在手术显微镜下将"微血管神经束"切除以治疗顽固性网球肘，取得了治疗的效果，并证实了他的发现。

针刀治疗网球肘是很难用一针或二针就将微血管神经束松解、切断，因而疗效不确切，甚而多次治疗效果不佳。因此，笔者设定了在助手的帮助下做抗阻力背伸试验，边做此试验，边行针刀松解，直至助手做抗阻力背伸试验为阴性为止，多数病例可达到相对满意的疗效（做此手术不得用麻醉药）。

但有不少网球肘患者，在上述治疗方法做得很全面的情况下仍有相应局部疼痛，疗效不佳。其实网球肘与颈椎病是有相关关系的，为什么这么说呢？因为从颈5、颈6发出的神经根，向下走行合并成桡神经，然后向外下绕桡骨从肱骨外上髁内向桡骨外侧走行，其分支分布在肱骨外上髁附近，在颈椎病颈5、经6受刺激时，其神经性病理反射到肱骨外上髁周围，在压迫肱骨外上髁附近时引起疼痛并影响肘关节功能。

另外，上肢后外侧有后外侧皮神经经过肱骨外髁，当软组织损伤压迫此神经时，也可引起肱骨外上髁附近疼痛。

颈椎病引起的肱骨外上髁的疼痛与真正的肱骨外上髁炎不同。前者表现为疼痛范围广，没有局限性的点痛，而后者由于是微血管神经束被挤压、磨损，表现出明显的局限性点状或线状疼痛。仔细检查是可以鉴别的。

针刀医生如何判断呢？即如果在肱骨外上髁处或近处找不到明显的局限压痛点，在针刀治疗后又效果不佳者，则应想到可能是颈椎病颈5、颈6损伤引起的桡神经或上肢后外侧皮神经损伤而来的。如再治疗颈椎病获得明显疗效，即可明确疼痛的来源。

网球肘与颈椎病的关系由此可以明确，两者是有相关关系的，但不是一个病。即疼痛部位相近，一个是局限性疼痛，一个是广泛性疼痛。这就是为什么有的针刀医生在治疗此病时，在外上髁部附近多次治疗,但疗效不好的原因,如果治疗颈椎病就会获得良好的疗效。

二十六问:棘上韧带向上至颈 7 后,向上则不叫棘上韧带而称项韧带,这是为什么?

答:棘上韧带,是在棘突上的韧带,向上到颈 7 后再向上韧带不与棘突直接相接触,而是通过疏松结缔组织和脂肪组织与颈椎的棘突间接连接。从生物力学角度看,棘上韧带能承载很大的拉力,它的主要功能是防止头过度低垂,从而保护颈椎并参与头与颈连接的稳定性。

项韧带一旦损伤,形成粘连、瘢痕、挛缩和堵塞,则头颈的屈伸受到明显影响并使环枕间隙变窄,压迫进入枕大孔的枕大神经引起头痛,压迫进入颅内的血管使头部供血不足,并牵拉第 4 颈椎与第 5 颈椎,使颈椎曲度变直,从而出现一系列的颈椎病症状。

二十七问:什么是第 7 颈肋综合征? 在针刀医学上有什么意义?

答:由于颈 7 横突较长,形似肋骨而得名,过长部分可刺激压迫臂丛神经和锁骨下动脉,因此当头用力转向对侧时可压迫血管和神经引起被压动脉的桡动脉脉搏减弱。针刀又在锁骨上下寻找高应力点松解而取得疗效,当然与颈椎病也有关系,了解这些有助于提高疗效。第 7 颈肋过长相当于腰椎第 3 横突过长引起第 3 腰椎横突综合征,是相似的道理。同样,上肢有前斜角肌综合征,下肢有梨状肌综合征。理解了其中一个另一个也就明白了。在治疗颈椎、腰椎病时伴有上下肢麻木则需要松解此处。

二十八问:什么是前斜角肌综合征? 与针刀医学的关系是什么?

答:前斜角肌下面行走的臂丛神经与梨状肌下面走行的坐骨神经相似。当诊断过程中颈椎正常但有臂丛神经的症状,在前角肌处压痛及放射性麻木,如能触及硬块,便可确定诊断,针刀松解后会取得很好疗效。

二十九问:治疗颈椎病为什么要同时松解斜方肌?

答:斜方肌是颈间部两片比较大的肌肉,因斜方走行而得名。体表位置较浅,所以受到损伤的概率也较大,它参与颈椎的活动与稳定作用,因其肌肉面积大,又不停地参与颈椎的旋转运动,因此使肌腹与筋膜发炎的机会极多,故治疗颈椎病时,尽管斜方肌触不到明显的病变,也要松解斜方肌筋膜,会提高对颈椎病的疗效。

第三节　股骨头坏死 26 问

一问:股骨头除无菌性坏死外,还有其他坏死原因吗?

答:有的,如髋关节结核致股骨头坏死、类风湿性髋关节炎致股骨头坏死、转移性肿瘤致股骨头坏死,了解这一问题的意义在于不要把股头坏死都认为是一种原因而诊治。

二问:股骨头无菌性坏死的原因是用了激素或饮酒引起的吗?

答:不是,但临床大量病例观察发现与两种因素有关,并在动物试验中也得到证明,如何解释？那就先解释一下，为什么股骨头坏死多发单侧？即使发生在两侧，为什么一先一后、一轻一重？又为什么不少患者不饮酒也没有用激素，也得股骨头坏死？因此，上两种因素恐多为诱因，不是原因，就像朱汉章教授说的"外因是条件，内因是根本"。

三问：股骨头无菌性坏死的原因是什么呢？

答：朱汉章教授在发明了针刀医学后，以其全新的理念揭示了股骨头坏死发病的根本原因，就是当慢性软组织损伤后，其粘连、瘢痕、挛缩、堵塞后引发了力的改变（拉力、压力、张力及它们的应力），压迫股骨头致缺血、营养缺乏而形成缺血性坏死。

四问：全身骨无菌性坏死还易发于哪些部位？

答：除股骨头外，还有腕舟骨与足舟骨。因此在骨折时，股骨头头下骨折，腕舟骨与足舟骨是易折（裂）而不易愈合的部位。了解此特征，治疗的困难应给予注意，且治疗时间上要比一般骨折长得多。

五问：既然是缺血性骨坏死，股骨头的血液供应是如何构成的？

答：供应股骨头、股骨颈的血管主要有旋股内、外动脉，闭孔动脉，闭上、下动脉，股深动脉第一穿动脉，圆韧带内也有少量血供。

六问：这么多血管供应股骨头及颈部，为什么还容易发生股骨头缺血性坏死呢？这些血管中哪条是最主要的呢？

答：没有哪一种外伤会同时破坏这么多血管而引起股骨头坏死，用激素和饮酒来解释，但激素和酒精进入人体难道有选择的功能吗？只去一侧或先后去两侧吗？很显然是解释不通的。供应股骨头的关键血管是旋股内动脉，因此对此动脉应该多给予注意。

七问：旋股内动脉的起止与走行是什么？

答：该动脉起自于股动脉内侧或后侧（偶见股深动脉），向后行于髂腰肌、耻骨肌之间。在位于内侧关节囊与闭孔外肌之间，发出内侧颈升动脉（下支持带动脉、内侧干骺动脉）和闭孔外肌之肌支。在关节囊外向后发出后颈升动脉。此颈升动脉是供应头、颈和大粗隆的重要分支血管。其损伤后易发生股骨头坏死。

八问：什么情况会损伤这些血管而引起股骨头坏死呢？

答：西医认为股骨头坏死是髋关节损伤、关节手术、类风湿、饮酒过量、长期激素治疗等多种因素引起；而针刀医学认为股骨头坏死根本原因是由于慢性软组织损伤、影响关节囊和髋关节周围软组织的微循环障碍、使股骨头的营养血供障碍、缺血、缺氧、代谢障碍。

针刀医学认为股骨头坏死是由软组织损伤引起的，下面我们来仔细分析。髋关节周围的肌肉软组织是全身肌肉最丰富的地方。大粗隆的转子窝有闭孔内肌肌腱附着，其外侧有臀中肌附着，大粗隆上缘有梨状肌附着，其下缘有骨外侧肌附着。小粗隆后上内侧有髂腰肌附着。大小粗隆连线称转子间线，其后为转子间嵴，是关节囊和髂骨韧带附着处。内收大肌与内收长肌也从耻骨起斜行走至股骨嵴上，是大腿内收的强大动力。

因此,这么多的软组织附着在髋关节周围,一旦损伤形成粘连、瘢痕、挛缩、堵塞进而发生力平衡失调则对股骨头及周围动静脉产生强大的压力、拉力、张力与损害。

九问:周围有软组织的关节很多,为什么髋关节发生坏死较为多见?

答:髋关节的关节结构是杵臼模式(关节头与关节槽全骨性固定,活动空间小)正因为此,一旦其周围的软组织形成慢性损伤,其拉力、压力增大时,致关节内张力也增加,力传达到股骨头时,股骨头则是"无处可走",即受到的破坏力(应力)无处缓冲减压而损伤则大,称为缺失"力的逃逸现象"。

髋关节不像肩关节,头大盂小,受力后有缓冲的余地,肘关节易向后移位或脱位,也有缓冲余地,踝关节左右受限,但前后可有缓冲余地。

因此,髋关节在正常活动时,有稳定性的优势;但在异常力的作用下却少了缓冲的余地,造成的损害也一定大于其他关节。这就是髋关节易损伤而致头坏死的原因所在。进一步说明了朱汉章教授提出的慢性软组织损伤所致发病的理论。

十问:股骨头无菌性坏死的病理、生理、发病机理以及发病过程是怎样的呢?

答:各种致伤因子(如外伤、寒冷、姿势不良、超负荷运动)作用于髋关节周围的软组织→粘连、瘢痕、挛缩、堵塞→异常的拉力、压力、张力→髋关节内压升高→关节囊变厚→内压进一步升高→股骨头内骨小梁断裂→破坏与新生并存→爬行替代→修复过程两周开始→坏死与修复交替进行、头大部修复需 8~12 周,在坏死骨骨小梁表面的间叶细胞逐渐分化为成骨细胞并合成新骨。破骨细胞传入死骨质,进行吸收清除,最后由新生骨代替变为活骨→塑形期→变为成熟骨小梁。在此期间,软骨因能部分获得营养,并无明显坏死,而是塌陷。这也是受周围异常拉力、压力的结果。

由于髋关节周围肌肉多,病变后拉力、压力与张力增大才有可能使关节周边的血管压扁、血流受阻,关节囊变厚使其内滑液代谢受阻,分泌物增多而压力增大,进而使骨坏死加剧,并压迫神经引起疼痛。这种疼痛与关节的变形有关,特别是内收肌大于外展肌,其挛缩使大腿内收,致使行走时出现内收畸形。肢体为功能而保持正常体位→肌肉拉力加大→又加大关节内压力升高→形成恶性循环。

十一问:恶性循环是中心环节? 在哪里呢?

答:是关节周围软组织的慢性损伤后产生的粘连、瘢痕、挛缩、堵塞→力平衡失调→对感觉神经压力挤压力升高→疼痛加剧→影响行走。因此中心环节在关节周边的慢性软组织损伤的结果。

十二问:股骨性坏死其临床表现如何呢?

答:很多书中已有记载,便于记忆总结出如下要点。

白头 + 大头 + 空头→股骨头无菌性坏死。

黑头 + 小头 + 坏头→髋关节结核。

屈髋 + 屈膝 + 内旋→髋脱位。

屈髋 + 屈膝 + 内收→股骨头坏死。

这些体征有助于诊断与鉴别诊断。

十三问：股骨头无菌性坏死时大腿内收对髋关节的影响是什么？

答：大腿内收，是由于内收大肌与内收长肌对股骨平向内侧牵拉的结果。屈膝屈髋外展试验自然明显受阻。由此产生股骨头的 1/4 左右脱离髋臼，而这 1/4 在臼外，不受异常力的损害，而头上的软骨面保持完整。

十四问：这 1/4 保持完整的股骨头在针刀治疗股骨头无菌性坏死时起到什么作用呢？

答：用针刀松解内收大肌与内收长肌后，使大腿能够外展，从而使 1/4 正常的股骨头返回髋臼内，并与臼构成 1/4 的正常部分，由于它的厚度使 3/4 损害部分、软骨面已损伤的部分由于正常 1/4 的厚度替代，使损坏的 3/4 部分不与髋臼接触，立即使形态与功能获得改善，疼痛也明显减轻或消失，疗效即刻显得很满意。

十五问：是不是就可以把股骨头无菌性坏死能治好了呢？

答：很显然，已坏死部分的头和血不会好的那么快。只是 1/4 的好头暂时起的作用，针刀治疗要连续才行，包括的其他办法必须跟上，否则，一两个月后将这 1/4 好头也损坏了，这治疗起来将会时间更长，更困难。

十六问：针刀治疗股骨头无菌性坏死的整体思路是什么？

答：就是通过对髋关节周围慢性损伤的软组织的病变点进行全面松解，加上手法进一步松解，再加上康复治疗（按摩与不负重）才能有好的疗效。

必须按朱汉章教授的针刀医学原理中的四大基本理论，特别是慢性软组织损伤的理论，解除其周围的拉力、压力、张力及其应力，才能使其恶性循环变为良性循环。

十七问：针刀治疗的方法如何定性、定位、定点呢？

答：定性是指诊断，如果误诊则易误治，会贻误病情。所以应把定性应放在首位。避免误诊最重要的手段是每个患者治疗前要拍片，起码是普通 X 线片，如有条件 CT 与磁共振都查更好。

定位：髋关节前、外、后关节囊，内收肌整体松解，股二头肌长头及半腱肌起点。

定点：1. 髋关节前关节囊及部分内收肌松解

（1）髂骨韧带及前关节囊：沿大粗隆顶端与股骨颈平行，直奔髋臼方向。针感有韧性即髂股韧带中部，纵横 2 刀或 5 刀，范围 1.0m² 即可，继续深进，则刺破关节囊，在此处要 3~8 刀，再深进有落空感即到关节腔。除松解外，还有起到关节腔内减压的目的。

（2）松解耻骨肌起点：从耻骨上的耻骨肌起点进针，在耻骨面上左右上下铲 2 刀或 3 刀，范围 0.5m²，不要扩大范围，更不能刺入骨盆腔。

（3）松解内收长肌，短肌，股薄肌起点：从耻骨结节进针，刀下有韧感即内收长肌起点，再向耻骨内下方向有韧感即内收短肌、股薄肌起点，铲 2 到或 3 刀，范围均在 0.5m²。

2. 髋关节后外侧关节囊、部分内收肌及股二头肌松解

（1）松解髋关节外侧关节囊：针刀尖刺向股骨大粗隆尖端，在此处铲2刀或3刀，并切开部分臀中肌的止点，最后针刀刺向上关节囊，并松解2刀或3刀。同样起到松解与减压作用。

（2）松解后关节囊：于大粗隆下2~3cm，沿股骨颈方向进针，紧贴骨面，防止损伤坐骨神经，直达后关节囊，提插2刀或3刀，达到松解与减压作用。

（3）松解内收大肌，股二头肌起点：屈髋90°并外展，在坐骨结节处进针刀，即为内收大肌起点处，然后向后上方即为股二头肌、半腱肌起点处，均铲剥2刀或3刀，范围1.0m²。

3. 第二次及以后的针刀松解　可根据其瘢痕、挛缩部位，在原处或可找到的高应力点及臀大肌、臀中肌、缝匠肌起点进行松解。

由于股骨头无菌性坏死后病程长、受力大、故关节囊变得很厚。有的可达0.5cm左右，因此，单用Ⅰ型针刀难以松解或达到减压目的，因此，根据情况第一次可以选用Ⅱ型针刀。以后根据病变的程度再决定选Ⅰ型或Ⅱ型针刀。

十八问：在针刀治疗股骨头无菌性坏死时，最容易产生的思维错误是什么？

答：1. 认为针刀已达到松解与减压目的，别的方法就不用了，这是达不到最终治疗的目的。因为松解后还须有一个修复的平台，即使髋关节尽量解除压力，因此针刀治疗后拄双拐3个月、单拐6个月是必要的，如能加上牵引则更理想。这样关节间隙加大，内压下降，使关节内重建血液循环有利，可获得满意的自我修复。

2. 每天做30~60次的手法练习，不但可进一步松解而且对促进血液循环是很有帮助的。

3. 医生往往只注意髋关节的屈伸活动，往往忽略外展练习，这正是治疗股骨头坏死的关键问题。

4. 只顾眼前疗效而忽视远期疗效。当内收肌松解后下肢外展，使股骨头外1/4有好的关节面回位髋臼后，使症状与疼痛即刻明显减轻或基本消失，患者只顾即刻效应，不顾继续治疗，这是错误的。

5. 对年龄大的（年龄大于60岁人群恢复功能较差）病情严重者，经多次针刀治疗无明显好转者，动员髋关节人工骨学头置换术是可行的办法。

针刀治疗股骨头无菌性坏死后，可使大部分患者免于大手术治疗，受到广泛的欢迎和接纳。

治疗学有一句名言：假的再好，终究还是假的，永远代替不了真的。

十九问：如何评价致股骨头无菌性坏死的两个主要因素？

答：第一个因素，股骨头坏死是由髋关节内压升高且缺失"力的逃逸现象"，股骨头、颈内压升高，微循环受阻甚而丧失，造成股骨头、颈缺血而坏死。

第二个因素，由于髋关节周围的软组织损伤后形成粘连、瘢痕、挛缩，进而形成力的异常作用，挤压了供应股骨头血液的血管，特别是主供血管——旋股内动脉，使其缺血而坏死。

那么，这两个因素哪个是主要的？还是同等重要呢？

从以往观点看，股骨头坏死的主因是缺血，而缺血的主因是供应其血液的微循环受损，形成小血栓堵塞，骨小梁缺血性坏死，进一步使软骨失去营养，而软骨面塌陷和剥脱，使髋关节间隙变窄,股骨头囊性变。如果进一步破坏严重,在 X 线片上一片片骨质密度减低,如果骨小梁周围环状破坏,则股骨头内缺血形成残留,钙质排不出去,发生骨坏死,X 线片上密度变白。

二十问:为什么肱骨头周围的软组织损伤同样形成粘连、瘢痕、挛缩的病理改变,也构成压迫血管而肱骨头却不坏死呢?

答:这只能用"力逃逸现象"才能解析明白。同样的两个关节两个头,相对而言,其周围都有丰富的肌肉群,形成的慢性软组织损伤致力平衡失调,都压迫关节,肩关节的肱骨头有较大的"力逃逸现象",从而受到较小的伤害;而髋关节的股骨头却明显缺失"力逃逸现象",从而受到较大的伤害。

二十一问:由此解剖与生理的特点,能得出什么样的结论呢?

答:两个大的关节,在受到相对的外界软组织压力时,一个易坏死,一个不易坏死,其根本原因是一个"力逃逸现象",因此股骨头坏死的原因可以得出一个结论,股骨头坏死的第一因素是髋关节周围软组织损伤引起动态平衡失调,进一步引起平衡失调,各种异常力作用到股骨头使其微循环障碍引起股骨头缺血性坏死。

诱发因素是化学性因素,用过量激素和酒精中毒引起血管内膜损害,使股骨头坏死提前出现。

这样,比较圆满地解释了股骨头缺血性坏死的真正原因,从而为治疗提供了理论基础。

二十二问:能用简单的语言来概括股骨头无菌性坏死这一疑难治病的理论基础与方法吗?

答:最简单形象的回答如下。

慢性软组织损伤致粘连、瘢痕、挛缩、堵塞→压迫髋关节→压力、拉力、张力不断升高→使股骨头的微循环阻塞破坏→股骨头缺血坏死。用几个字来形容就是压、压、压→紧、紧、紧→微循环差、差、差→缺失"力逃逸现象"→被压迫而死。有逃避能力则不坏死。

治疗应反其道而行之。就是拉、拉、拉→松、松、松→改善微循环,好、好、好→重建股骨头恢复的平台→使股骨头在"爬行替代"的恢复中得以重建,使疾病得以临床治疗。

用什么办法达到紧变松呢?两个字——针刀。了解了"力逃逸现象",对全身不同部位发生的骨坏死,就能明白了。例如:手、足舟骨、距骨也常见坏死,但明显少于股骨头坏死,其原因比较清楚了。反过来思维,说明了朱汉章教授理论的正确性。

二十三问:现代医学的观点是供给股骨头的主要血管,旋股内动脉损坏或引起血栓,从而股骨头缺血坏死,对吗?

答:如果供给股骨头的主要血管受到急性损伤,突然引起股骨头急性缺血,机体又来不及代偿,是可以发生股骨头坏死的。例如:股骨头头下或颈中骨折,则容易损伤旋骨内动脉及其周围供给头的其他血管易发生头坏死。但大部分股骨头坏死不属于这种外伤导致的。

二十四问：针刀医学的观点，有的专家认为是供给股骨头的主要血管受周围软组织损伤形成的病变、压迫了主要血管从而使血供给失去而坏死，并认为针刀松解了这些瘢痕、挛缩使血管恢复，从而治疗了股骨头坏死，对吗？

答：不全对，从血流动力学的角度去分析，一个跳动的动脉是不可能被一个慢性软组织损伤形成的粘连、瘢痕、压迫阻断了血液流动。只能使其管径变小，瘢痕形成后是慢慢地压迫、而血管在不停地跳动反压迫，是不可能被全部压住的。

从全身情况看，与动脉伴行的静脉，受动脉跳动的力使伴行静脉也随着挤压与松开，促进血流其静脉形成血栓的机会就少（不是没有，另外原因）。而不随动脉伴行的静脉，如大隐静脉、股深静脉等极易形成血栓。

如果针刀医学的一些医生认为是瘢痕压迫旋股内动脉等主要血管引起骨坏死的话，那么如何解释肱骨头几乎不发生坏死呢？肩周炎常见，而且形成的粘连、瘢痕、挛缩比髋关节周围的软组织损伤后还要有严重的结果，同样也会压迫供给肱骨头的主要血管，引起供血障碍，可就是肱骨头不坏死。所以这种观点也是值得探讨的。

二十五问：如果上述观点不一定对，为什么松解了髋关节周围病变的软组织，却能对股骨头坏死有治疗效果呢？

答：这是因为髋关节周围软组织病变松解后，其关节内压降低了，特别是关节间隙压力减少了，对骨小梁的损害减少有利于其修复，因此，取得了一定的疗效。

二十六问：现代医学通过动物实验，激素和酒精确实能够破坏动脉的血管内膜形成血栓，致股骨头缺血性坏死，酒进入人体如何变成酒精的？酒精能破坏血管内膜，这又是为什么呢？

答：激素和酒进入人体后，由静脉回流到肝脏，在肝内代谢解毒然后由肾脏排出。

只有在微循环受到破坏，局部代谢就出了问题，当酒来到此处时，发生滞留、受阻，则里边的水极易被吸收，因此酒精的浓度加大，可以超过75°，产生对血管内膜的破坏，进而形成血栓。如果在正常情况下，没有阻力与自流，酒被正常代谢，则不会引起股骨头缺血坏死。肩关节肱骨头就是一个例子，因其周围没有明显的骨性固定，受周围软组织病变挤压后，可以"逃跑"减压——即力的逃逸现象，不发生肱骨头挤压，骨小梁也不坏死。激素和酒精在肱骨头处是正常代谢，不滞留受阻。

第四节　临床技巧 15 问

一问：如何给针刀治疗定点？

答：1. **痛点**　指患者感受到痛的点，往往是病变的所在处，但在颈、背、腰处患者往往说不清楚，让患者手指则可能一指一大片，这是为什么呢？因为在这些地方每平方厘米只有 2 个或 3 个神经乳头；而手指指腹，每平方厘米有约 45 个神经乳头，因此，人可以用触摸识字，而用竹签等锐器扎手指则疼痛难忍。大腿内侧与外侧神经乳头分布差异很大，用同样的力量捏大腿内侧比外侧要更加疼痛。患者在神经乳头分布少的地方自然说不准痛点，在医学上称作"两点分辨觉"。

这一现象也给针刀治疗打不打麻醉提供了精细解剖学依据，这就是颈椎病一般不需要麻醉，腰部如果只松解浅、深筋膜也不需要麻醉。

2. **压痛点**　是指医生检查患者时，用手指挤压某处出现的痛点。为什么患者自觉感受不到痛点，在手指挤压时才痛。因为长时间的粘连等病变，压迫其内神经末梢并使其失去正常敏感性，只有在加压力时才刺激神经末梢产生疼痛。

3. **触诊小包块**　粘连、瘢痕、挛缩的病变处，均形成大小不等的包块，与正常富有弹性的组织有明显区别，此处是针刀松解的重要地方。

4. **寻找腱与骨粗隆的连接处**　因为腱与骨粗隆的连接是最坚固的连接，但此处也是在肌肉收缩力最大的部位，易产生病变，典型的例子是肱骨外上髁炎（俗称网球肘），手与前臂伸肌的起点均在肱骨外上髁，这也是网球肘易发的原因。

5. **以骨性标记找针刀松解点**　例如要松解横突尖处粘连的神经根，先找到横突，然后向外移动针刀，至针感到离开横突骨面再回来一点儿，松解其周围的瘢痕即可，如松解后关节囊的瘢痕则先用针刀找到椎板，然后向外移动针刀，如针刀触到的骨面高起来时，则为后关节囊。再如松解横突间韧带，此处是脊神经后支的经路，先找到横突，然后沿横突下缘针刀尖移动至靠近椎体再向下约 1cm 即可，颈椎病如第 7 颈肋综合征时手指麻木，有放射痛，则头偏向对侧且低头时，又于前斜角肌处触到其前关节，松解此处解决手麻木疗效显著。

另外，肘关节屈曲疼痛时，肱二头肌短头的起点，喙突外侧面的病变；上肢内旋疼痛时是喙突中间的病变，上肢内收外展时疼痛是喙突内侧的病变，只有掌握了精细解剖学，才能精确针刀的治疗点，取得良好的疗效。

6. **常规解剖固定点的松解**　例如膝关节病变（膝关节骨性关节炎），膝关节的组织结构是穿过髌韧带其下一定是脂肪垫。下楼时膝关节痛其病变一定在伸肌，多在内、外支持带。力平衡失调时膝关节内外翻，力线失去平衡，其松解点一定在内、外侧副韧带与其相应的关节囊。例子很多，只要以上述几点要求做，定点是可以准确的。

二问：如何定深浅呢？

答：这是个普遍性的问题。有的医生说，针刺到骨面。有的医生说针刀是软组织松解术，扎到骨面不对。如何掌握是一个难点。

这要从骨骼的稳定性与肌肉的关系上说起。这是针刀治疗中的一句名言——贴近骨骼（脊柱）的肌肉，其主要功能是保护脊柱的稳定性，而远离脊柱的肌肉主要是完成脊柱的运动功能。举例说明容易理解。例如颈部的运动，头左右运动主要靠胸锁乳头肌，抬头主要靠项韧带，这些肌肉远离脊柱，而头夹肌、大小头直肌是靠近椎体的，主要功能是保护脊柱的稳定性。因此，当头部运动受限时（比如落枕）则松解浅层的肌肉，如抬头困难时则松解项韧带。如果椎体发生前、后移位，旋转移位，仰俯移位即出现力平衡失调时，则必须松解深部的肌肉粘连、瘢痕、挛缩。有这样一个原则，针刀扎深浅就有规律可循了。什么时候扎得深，什么时候扎得浅，关键是知道判定病的深浅，以病变的深浅决定针刀进入的深浅才是准确的操作，大概总结一句话就是"根据 X 线片定深浅，有形态改变的病，就是软组织病变已经到骨膜了（深层），反之无影像变化的，病在筋（浅层）"。

三问：针刀治疗如何定位？

答：定位是指针刀治疗的病变位置，与定点不同。要求医生对患者的病有一个全面了解。举例说明容易理解。例如颈椎病患者述说颈部发痛，左右拇指麻，伴上肢无力，视力模糊并有持续性耳鸣（双耳或单耳），此时的定位应该是 C_5~C_6 部位病变（用手拍法记忆，即将另一只手掌拍在对侧肩部，边数边往下走，口里说"C4、5、6、7、8、T1"，从外侧到内侧腋下为止，与书上的上肢神经感觉图相吻合，臂丛神经的构成在国外的书籍是 C_5、C_6、C_7、C_8、T_1，没有 C_4 神经根，但我国医学专家经自己研究，有 48.2% 人的 C_4 参与臂丛神经的构成，针对我国情况，应该加上 C_4 更科学。

上肢无力，是否为脊髓型颈椎病，应当检查霍夫曼（Hoffmann）征及 Rossolimo 征，每个患者都应当检查一下病理反射，才能了解病的轻重，治疗时心中有数。此时拍磁共振片是必要的。患者如有视力与听觉障碍，是椎动脉与基底动脉痉挛或狭窄的表现，病变可能在钩椎关节。知道了病变部位，针刀治疗才有了方向。又例如：腰椎间盘突出症的患者，自述腰痛伴左下肢麻木，有时有放射痛，大拇指背伸无力，其病变部位应该在 L_4~L_5 间隙，临床经验发现 L_4~L_5 病变的椎间盘，时间长会引起 L_3~L_4 或 L_5~S_1 椎间盘的早期病变。因此，针刀松解的部位，除 L_4~L_5 椎间盘外 L_3~L_4 与 L_5~S_1 周围也得松解，才能获得比较好的疗效。

对于针刀医生，大致分为三种定点方式：①根据触诊发现的痛点（高应力点）；②影像学所示的骨关节位置的变化而定点；③根据症状，在神经走行线路周围的定点。以上三种可以单独使用，最好三者统一，是定位更科学的方法。

四问：麻醉在针刀治疗时如何选择？什么情况不用麻醉？

答：原则是能不用局部麻醉完成针刀治疗时一律不用。

1. 从病变的部位上看，颈部一般不用，因其分布的神经乳头少，本身就不太痛。

2. 从针刀进入的深度看，在浅、深筋膜的松解，只需解决动态平衡失调时不用麻醉。

3. 患者的耐受能力上看，一般女性比男性耐疼痛耐受力强，相对而言多数女性不需要打麻醉便能完成治疗。

4. 体质易过敏者不用麻醉。因对麻醉药易引起过敏。虽然利多卡因过敏者只占 0.2‰，1 万个人有 2 个过敏者，但也应引起医者的注意。

5. 针刀松解点，三点之内的不用麻醉，笔者经受试者（为针刀医生）同意，不用麻醉做腰椎间盘突出松解，因为是力平衡失调，针刀进入很深，第三针还可忍耐，第四针时述难以忍受。做颈椎时，述第六针疼痛难以忍受，可作为治疗时参考。

6. 敏感部位用 0.3~0.6mm 的细针，且边进针边停，慢慢进针时疼痛减轻。因为人体有疼痛叠加现象，即疼痛有一点儿时针停一下，待疼痛过去时再进针，如果第一个疼痛没消失（因人而异，一般是 1~3s）马上进针，第二个疼痛与第一个疼痛叠加则使疼痛明显。如果相隔 1~3s，无叠加，则疼痛明显减轻或几乎感觉不到疼痛。用此法时不用麻醉药。

7. 医者的针刀治疗熟练程度，技高者快速穿过皮肤、皮下，然后进针柔和，等进入病变处后松解病灶时几乎不痛，因为病灶处的感觉神经长期被压敏感性明显降低，无须麻醉。

8. 以神经刺激兴奋传导为治疗目的时不能麻醉。

9. 在国外（墨西哥除外）做针刀治疗时，一律不得用麻醉，在国外麻醉药等于西医范畴，打麻醉药违法,用针刀也不能说"刀"字,刀也是西医范畴,在国外可以说是"特殊针灸",针在国外可以用,而且针灸也很受欢迎,针前边带个小刃则可以使用,而且也可以说"高应力点松解术"。

五问:用什么麻醉药? 其浓度、方法步骤如何掌握?

答:大部分情况下是局部麻醉,极少数情况下也可用硬膜外麻醉或全身麻醉等。局部麻醉选择的药物与浓度:利多卡因 2% 的配制成 0.25%,0.5% 也可以。

配法:2% 利多卡因,盐水稀释一倍为 1%,再稀释 1 倍为 0.5%,在此基础上再稀释 1 倍为 0.25%。

为什么用 0.25%? 浓度较低麻醉结果能保证吗? 局部用量很小,用 2% 的浓度 1.0 毫升用量也不会中毒呀!

因为利多卡因也有过敏的,而且很严重(国内和国外不乏后果严重案例)。相关文献报告利多卡因过敏与浓度及推注的速度是有直接关系的。因此,低浓度(0.25%)、慢推注(逐层注射)最为合适,也可以再打一次,称作"双重麻醉",第 2 次麻醉可直达病灶。事实证明,效果是满意的。更为主要的是 0.25% 利多卡因进入人体后(打一点麻醉后停 30s)即使遇到过敏者也反应不大,立即采取措施是可救的。因此,再使用麻醉的针刀治疗医院或诊所应配备抢救条件(氧气、肾上腺素、激素及输液条件等),如有监护更佳。

六问:什么情况下用什么麻醉?

答:1. 部位。易敏感的部位,否则疼痛难忍。如针刀松解手指部位的病变,常见的是狭窄性腱鞘炎,膝关节内病变应该用。

2. 病变严重,需多针治疗者,例如颈胸联合性颈椎病,颈、胸部位同时松解多达 20 针以上,需麻醉。

3. 对疼痛耐受极差者。

4. 需多针深部位治疗者,如腰椎病,少针深部者如跟骨骨刺。

5. 早期妊娠者。此期间任何药物不能用,封闭有激素不能用,针刀刺激可能导致流产不能用。而在局部用浓度低少量的麻醉药后,针刀就可以用了。去除了病痛又无任何副作用,真正的绿色疗法。笔者对踝关节损伤的早妊娠患者采用此法针刀松解获得很好疗效。

6. 硬膜外的使用。下肢关节的严重粘连、僵硬需松解者,上肢关节严重粘连僵硬或多手指粘连、僵硬需松解者。

7. 全身麻醉。上下肢均有严重粘连、僵硬需松解者或全身不集中的多处病变。老年人或严重的肺功能不全,有可能发生意外。用全身麻醉保呼吸道通畅及抢救通道,则增加了安全性。还有就是科研性治疗。

七问:什么是针刀实施中一针多次松解法?

答:当针刀刺入人体后,人体的肌肉组织在受到刺激后会自然收缩,而且很有力,把一块新鲜离体肌肉组织用针刺激时也会收缩。正常的肌肉收缩来自运动神经传导的兴奋,通过运动终板使肌内兴奋收缩。当然,针刀的刺激强度很大,有力收缩的肌肉会夹住针刀,使针刀前进中受到阻力,此阻力与瘢痕、挛缩的阻力不易在手感下区分。

当结束治疗时,患者被针刺的部位松弛下来,这时我们再检查每个针刀的阻力,针刀医生会发现有的针刀感松、有的针刀感紧。松的针刀即刻拔掉,因为受刺激的肌肉收缩阻力消失,其针下松解的病变也得松解,针刀感自然松软了(临床中的把握尺度是,松软了但仍然有零散的硬结感觉为好,全部松软可能过位,针刀的治疗目的是回推病变程度到人体可以自我修复);而没松动的针是在由紧张的肌肉松弛后阻力消失,但病变的松解不满意,针刀刃仍在硬性病变中,所以仍有阻力与紧张力,需再松解几刀,才能达到满意,故称其为一针多次松解。这只能在留针的情况下才可体会到,而一针多点或一针扎到底的方法,是不会感受到的,这也是朱汉章教授都留针的其中一个目的。

八问:如何看待一点一针、一针多点、一针扎到底的针刀治疗现象?如何运用才更好?

答:目前为止,针刀医生从上到下,一点一针的医生已经不多了,而一针多点的占大多数,一针到底的也不少,如何看待这一问题,值得拿出来讨论一下。

一点一针,这是朱汉章教授一直这么做的,原因除上述一针多次松解法外,朱教授认为留针是针刺疗法的一部分,针刀也是一种针具,是先有针后有刀。其治疗疾病的基础理论是中医基础理论。而且针刀的金属制品有利于电生理线路(经络)的修复。因此,还是(留针)一点一针好。

一针多点或一针到底的优点是省针,减少消耗,速度快,但当针拔出时,针上有组织液和血液带出并附在针刀上,针刀科室如达不到无菌的要求,把附有微生物的刀再次刺入人体,可能带来感染的机会。感染不单是消毒或操作不严密,针刀的一针多点也是其中之一。目前为止,膝关节感染已有案例,并在切开引流术后,虽然治疗好转,但留下部位功能障碍等后遗症。

再者,针刀的尖端薄而脆弱,已经在松解瘢痕中变钝了,再刺入皮肤时由于锐性减低会使疼痛加重。有的医生说,反复用也很容易扎进去的,这是没道理的,没刃也能扎进去吗?所以一点一针符合无菌要求且安全。

九问:留针刀的目的是什么?

答:留针刀与针灸留针是有相似的道理。特别是以刺激产生兴奋传导为理念治病时,留针是必要的。尤以治疗内科病种和神经科疾病时留针很重要(朱教授的一大贡献,应用电生理线路治疗疾病,就必须留针),还有就是在当你治疗的所有点,要出针的时候,可以再感受一下针感,是否达到满意的松软度。

十问:如何定安全线?或安全限度?

答:安全治疗,是针刀及所有医疗活动中的第一要素。针刀治疗的安全线有其特殊的要求与标准。举例说明如下。

例如颈椎病,在动态平衡失调时,针刀在软组织病变之内松解粘连、瘢痕、挛缩与堵塞是绝对安全的。其过程可听到嘎吱声,患者听到的声响比医生听到的声音大,其原因医者听到的只是空气传导,而患者听到的是空气传导加骨传导,并有一种恐惧感,当针刀再往深处进,这种声音明显减轻或消失,则针刀停止前进!这就是安全线,不要再深了。在力平衡失调时,针刀往往需碰到骨面。

在松解颈椎病的棘间韧带时,松解点到为止,适度很重要(因为棘间韧带血供较差,恢复缓慢)。余下的在做手法进一步松解时(扯布效应)便可以解决。有的专家在授课时讲,颈椎的椎板与棘突结构是叠瓦式的,针刀是扎不到椎管的。是的,解剖学上是这么讲的,但那是指在颈椎生理曲度时,而我们做针刀松解时,摆的体位是颈椎前曲位,通过棘间韧带针刀是可以进入到硬膜外乃至脊髓内。不然,那么粗的硬膜外麻醉针是怎么进行硬膜外麻醉的呢?朱汉章教授讲的动态体位就是指这种体位的动态改变使其正常的解剖发生变化,是我们必须掌握的。

腰椎针刀治疗时的安全线在于不能超过横突。横突后有个较粗的横突后动静脉血管,再深则左侧是腹主动脉,右侧是腔静脉,碰破了都是致命的。容易发生针刀深度过了横突,仍一直往深处找的情况,注意,找不到就不要再找了,下次治疗再找或请求上级医生帮助。

颈椎的椎动脉走行在椎动脉孔内,其特点是这段动脉无分支,一旦断裂缩回椎动脉孔内则无法止血,一旦损伤,95% 甚至以上的概率导致死亡! 因此,绝不能在椎动脉无骨性遮挡的地方下针刀。

十一问:针刀治疗疾病的程序是什么?

答:程序为定性 - 定位 - 定点 - 定向 - 定深浅 - 定安全线,称为六定。定性即为诊断,诊断错了,不但无疗效,而且可能越治病情越加重,此现象发生在针刀界很多见,哪里痛就扎哪里,结果漏诊不少。例如,把颈部的脊髓瘤当颈椎病治疗,治疗 3 次不见好,转到其他针刀医院才发现是肿瘤。因为这个医生听过笔者讲课,即针刀治疗 3 次不见好很有可能是定性错误,需马上转到上级医院或加大检查力度。又如,把腰椎结核当腰椎间盘突出症治疗,越治越重,最后才拍片检查;把肾积水、肾萎缩当腰肌肌筋膜炎来治疗,症状不缓解,当拍片检出肾萎缩后患者说是针刀扎的,施术者说不清,其实做肾穿刺取活检的针比针刀粗多了,采用了很久的活检也没发生肾萎缩。有位针刀医生做颈椎病治疗,引起面神经瘫痪,去其他医院看医生,说做针刀前没有瘫痪,做针刀后瘫痪了,就是针刀治疗导致的,之后来到笔者所在的针刀医院,面瘫与针刀部位毫不相干,颈部针刀也伤不到面神经,为什么面瘫呢? 因为患者本身在患颈椎病的同时已经存在面瘫的潜在因素,加上针刀的刺激,面部肌肉过度收缩,使潜在的面瘫发作,后经针刀治疗面瘫,一次即治疗好,患者则没什么意见了。

因此,定性就是诊断,每个患者都应有 X 线片或其他影像学检查,这样才能减少医疗纠纷。靠侥幸不拍 X 线片就做针刀治疗实在是太危险了!

十二问:理想的针刀治疗应该如何做呢?

答:世上没什么绝对的好与坏,都是相对比较而言,只是不同人有不同的希望与要求。针刀治疗后不仅症状消失了,外形与拍片后形态也恢复正常了,当然是好事,但做到这一点,自然也就不容易。如果我们努力去做,并深刻理解朱汉章教授的基本理论,还是可以达到形态与功能的统一。针刀医学理论治疗粘连、瘢痕、挛缩和堵塞的根本方法是粘连松解术。因此,松解的程度就成为治疗中的重点。松解得效果越好,消除疾病的程度则越大,加之有效的手法(即扯布效应)是可以即刻或稍长一点时间获得形态与功能的统一。

十三问:针刀刺入的深浅原则如何掌握呢?

答:针刀界有一句名言,靠近脊柱的肌肉、肌腱等软组织主要功能是保护脊柱的稳定性,而远离脊柱的肌肉、肌腱主要是完成脊柱的运动(灵活)功能。

举个例子就容易明白了,如颈部的活动,左右转动度数很大程度依靠胸锁乳突肌的收缩与舒张的协调,它是远离脊柱的。因此,当颈部活动受限时(比如说落枕),针刀治疗的是这部分肌肉或斜方肌部位。

如果出现棘突偏歪,椎体各种移位,则说明靠近脊柱的肌肉,肌腱、软组织没起到维持脊柱稳定性的作用。针刀自然松解到深,直达骨面。具体病种的操作可以在每个病的操作中学习,但总的原则还是要掌握的。

十四问:针刀如何定向?

答:总原则是有重要神经、血管的部位与它们平行,无大神经、血管的与肌肉的肌纤维走行平行。有几种情况除外,一张力性疾患者,二软组织挛缩者等,需要减张减压治疗的,是要垂直与肌纤维适度切割的。

十五问:针刀的治疗原则是什么?

答:朱汉章教授总结了四句话"针刀为主,手法为辅,器械辅助,药物配合",这就是原则,笔者可以给大家再详细解释一下,手法为辅的目的是加大针刀的松解度,也就是针刀医生常说的"撕布效应",针刀切口成点,手法活动(关节能活动的动作)成线,用器械辅助是因为刚通过针刀加手法治疗打破了病理的力平衡,患者疾患部出现了不稳定状态,这时配合器械固定或辅助,相当于给人体免疫系统送去援兵。药物配合是为预防感染,加快新陈代谢,促进循环。

第五节　腰椎病 21 问

一问:椎间盘是软组织损伤的结果吗?

答:许多人认为腰椎间盘突出症是腰椎间盘的退行性变,椎间盘突出压迫脊髓和神经根所致。那么,为什么正常的腰椎间盘,上下与椎体接触得很牢固,难道说,是在扭曲的引力作用下就挤出来了吗? 试问,做过腰椎间盘突出症手术的人,谁看到了切除的腰间盘是新鲜的椎间盘呢? 看到的绝大多数是陈旧的纤维环,并已破碎残留的髓核及部分碎片透明软骨板。这说明什么呢? 说明在椎间盘受到扭曲挤压能够突出的外力下,已经是不正常的椎间盘了。因此,在绝大部分情况下,椎间盘是先由软组织损坏后突出的。

从切除的腰椎间盘观察到,几乎是变性,碎裂的部分可见少量的髓核组织。椎间盘突出是先损坏后,在各种不同的外力作用下,再加上弯腰与扭转,甚至打个喷嚏就可能将坏的椎间盘挤入椎管而突出。当然,遭受重大的外力如从高楼层摔下来,发生骨折致椎间盘突出者例外。正常的椎间盘组织是能抵抗很大外力作用的,在失去营养变性后也就失去了和椎体的正常稳定连接,坏了的椎间盘在椎体之间早期可以随着椎体的屈伸前后活动,在腰弯曲的情况下,只要有稍微大的外力就可以让已经坏了的椎间盘突出,这就是临床上常见的现象,用朱汉章教授针刀医学原理就可以比较圆满解释"椎间盘是先坏后突出"。

二问:破碎的髓核与透明软骨板全是软组织破坏的吗

答:要辨证地看待这个问题,如果是急性损伤与外伤,当然是椎体的变位引起的。椎体的扭转、前后移动、突然的过伸过屈以及上述运动的综合力量都可以破坏椎间盘与椎体上下的正常连接,从而破坏了椎体对椎间盘的营养系统,而使椎间盘失去营养变性所致。但软组织损伤肯定是并存的,还有我们讨论的是慢性软组织损伤,所以这一类前期不是我们的治疗范围,后期的康复,消除症状就是针刀的强项了。

三问:椎间盘的营养输送是靠什么来完成的呢?

答:针刀医学的精细解剖学解析了这个难题。很显然,椎间盘的营养在 12 岁以前是靠常规的动脉血液进去、静脉血出来的循环道路。因为年龄小、体重轻、负重少,对椎间盘的血管压力也小,此时,主要是靠腰椎动静脉供给椎体营养,同时又供给透明软骨板和纤维环及髓核营养,完成了椎间盘的正常代谢。随着年龄增长、体重增加和负重加大,供给椎间盘的小血管长时间受压使椎间盘从血管获取营养困难,因此,通过自我调整,开启第 2 套营养来源系统。因此,目前在血管造影下成人的椎间盘内,有的人还残留的造影剂显示的是部分血管,也就没什么奇怪的了。

四问:上述答案怎么解析? 有什么根据吗?

答:这得从腰椎间盘的精细解剖来阐述。众所周知,椎间盘是由髓核、纤维环和透明软骨板构成,椎间盘的稳定性是靠透明软骨板与椎体紧密相连的。透明软骨板的精细解剖是在板上有无数的小孔,我们称它为筛孔,此孔与椎体(为松质骨)的无数小孔对应相邻,我们把椎体上的小孔称微孔。椎体的血供是由腰动静脉供应而循环代谢的,而筛孔是从微孔那里获取了营养再通过渗透供给纤维环和髓核。

五问:如何获得的如此精细解剖材料呢?

答:这很简单。我们在做腰椎间盘突出症手术时,在切与刮除病变的椎间盘后,在椎体面上留一部分正常的透明软骨板。用骨刀切下一小部分,当然也带点椎体的松质骨,再在放大 10 倍的手术放大镜下用刀片分离开椎体松质骨与透明软骨板,再在放大 10 倍手术放大镜下观察,可以清楚地看到精细解剖结构。

六问:椎体的营养是如何进入到透明软骨板的呢?

答:如理解为椎体的微孔在上,透明软骨板的筛孔在下,通过重力的关系进入筛孔,那就错了,如果是这样,那下位椎体是筛孔在上,微孔在下,就不好解释了。

七问:那么,是什么动力使椎体微孔的营养进入筛孔的呢?

答:这就要靠椎间盘的弹性缓冲作用和体位。在身体站立或坐位运动时,对椎间盘有一种弹性压力,这种压力产生一种负压和吸力,通过这种力的吸引使微孔内的营养进入筛孔。

这样,在下位椎体的上缘筛孔内的营养进入上个椎间盘的筛孔也就可以解释了。

八问:椎间盘代谢的产物又是如何出去的呢?

答:只有消除椎间盘受压时的弹性负压,而消除这种负压唯一的办法就是使椎间盘不受压,就得取仰卧位,在仰卧位时椎间盘基本不受压(或者说压力很小),因为椎体本身的压力不会变(本身是骨性结构)。使其筛孔内的代谢产物(此时筛孔内压力大于微孔)回到微孔而被椎体内的静脉带走,这就是开启了第2套椎间盘营养系统。

九问:人体的哪些现象能验证上述的这种说法呢?

答:在人体有一种常见的现象,就是一般人工作一天其大部分时间是站着或者坐着,这时筛孔在椎间盘产生负压的情况下,只有不停地吸收营养,使大量的筛孔内在吸收的营养物质和代谢产物共同堆积下使其内压升高,致使产生一种张力和张应力,压迫其神经与血管末梢,使人感到腰部有一种酸胀痛(当然活动多时产生乳酸也会引起酸胀痛,但部位浅,而椎间盘引起的部位比较深)。许多人下班回家后的第一需求是躺下休息,使筛孔内压力骤然降低,达到其内压的力平衡。这也就是为什么长期卧床的患者,在允许的条件下医护人员鼓励患者坐起来或下地在床边活动活动(当然也有促进全身血液循环的意义)。

十问:人体脊柱在受到剧烈运动和重体力劳动时能保持其良好的稳定性,靠的是什么条件?

答:过去一直认为是靠软组织和椎体的三点(椎体 + 两个上下关节)来稳定。其实这是远远不够的。针刀医学对脊柱的组织结构进行了详细研究,发现椎体上的微孔与椎间盘透明软骨板上筛孔的营养关系后,进而从力学的角度剖析,得知在椎间盘起到缓冲作用的同时,两个"小孔"之间会产生负压(这就像两个对在一起的金属空心球被抽成真空后,两头牛向反方向拉却拉不开的物理现象),数千个这种小负压则会变成非常大的负压吸引力,而使脊柱有着相当良好的稳定性。我们称为"真空负压学说"。这是脊柱稳定的最重要的精细解剖学。

十一问:上述的新观点和针刀医学有什么关系呢?

答:了解到上述"真空负压学说",使我们明白了,脊柱的稳定性因素主要靠真空负压来完成,其韧带及三点骨性稳定是辅助因素,在慢性软组织损伤后,其粘连、瘢痕、挛缩拉动了脊柱和关节,使其形态结构发生改变(椎体前后移位、旋转移位等),造成筛孔和微孔的相对应关系被破坏,相对的吸力没有了,从而使脊柱的稳定性受到严重破坏。

十二问:椎间盘的营养为什么在成人中几乎没有动静的供应与回流呢?

答:因人体给予椎间盘的重大功能是连接、缓冲和稳定性功能。腰椎间盘在无压力时为 4mm 左右,在压缩时为 2mm 左右。如果有血管进出的话,那一定是血管被压,血液断流,椎间盘就没法"活"下去了,因此,人体改变了另一种筛孔微孔供养方法,一举两得,所以针刀医学给我们的思维打开了一条新的思路。人体如何发育?必须设法让细胞、组织活下去。所以朱汉章教授特别强调,人体有强大的自我修复功能。

十三问：在针刀治疗腰椎间盘突出症时，腰的前纵韧带该如何被利用呢？

答：前纵韧带呈扁三角形，在椎体前部及两侧部有非常紧密的附着，紧密结实到什么程度？当椎体粉碎性压缩性骨折时，只要腰椎过伸，前纵韧带可以把压缩的椎体几乎复原。因此，针刀治疗中利用这一点，利用大松解手法使腰椎过伸，使椎体前椎间隙明显加大，压力从而减小，而椎体后缘间隙变小，压力加大，促使已坏而游离的间盘向前松动，从而减轻或消除对脊髓或神经根的压迫。

十四问：后纵韧带在腰椎间盘突出症中起什么作用？

答：除了和其他韧带一样，维持脊柱的稳定性外，主要特点是在椎间隙处中央，后纵韧带变厚，呈近似三角形，而两侧则较薄，这就又解释患腰椎间盘突出症时多是一侧下肢疼痛，如果两侧下肢痛，则一定是一轻一重、一先一后。因为椎间盘向后突出时被椎间隙处的三角形厚的后纵韧带阻挡很难突破，只好向两侧薄弱处突出并压迫其对应的神经根。

十五问：怎样解释中心型椎间盘突出？

答：后纵韧带在 L_5~S_1 椎间隙处的也变薄，因此中心型椎间盘突出多发生在此处，偶尔 L_4~L_5 也会出现。

十六问：黄韧带在针刀治疗中如何看待？

答：黄韧带在正常情况下是保护脊髓免于在活动时对脊髓的损伤，但黄韧带肥厚时占据了椎管位置，构成对脊髓或神经根的压迫而出现临床病状，引起继发性椎管狭窄，在胸椎影响大，但在腰椎由于空腔大所以对人体影响不大。

十七问：黄韧带为什么会变得肥厚呢？

答：在脊柱的位置发生改变后，椎间盘的营养受到破坏而变性，脊柱的稳定性随之发生动态平衡失调。为维持脊柱的平衡，黄韧带开始代偿性的增厚，因为髓核的中心此时正好在椎体前缘和黄韧带间距的中点（矢状面）。黄韧带肥厚可以把力传达到髓核，对椎间盘不利。

十八问：如何用针刀松解肥厚的黄韧带？

答：首先说一下针刀松解肥厚黄韧带的必要性，我们临床发现腰椎疾患需要松解此处的很少，也就 1%，所以给大家的思路是先安全地在黄韧带上治疗，如效果不满意或无效再考虑它。

黄韧带在后正中线上，左右黄韧带有 1~2mm 的间隙，这在胚胎发育中和椎管一样，由两侧向正中发育合拢所形成的。也可以看成在椎管的后正中线上针刀刺入棘突间隙有三个突破感，第一个突破感是棘上韧带，第二个突破感是棘间韧带，第三个突破感就是黄韧带。正常的黄韧带很容易突破，而肥厚的黄韧带则不易突破，不容易突破的黄韧带就是我们要寻找的病变，根据病变的程度，松解 3~5 刀即可，然后令患者尽力弯腰 3 次，而达到松解的目的，为了避免出现针刀刺破硬脊膜，没有必要将肥厚的黄韧带穿透，这样既达到了松解肥厚的黄韧带的目的，又保证了安全。这都是在腰部的操作，颈椎和胸椎不要去碰它，切记。

十九问：松解黄韧带与松懈椎间孔内口有什么关系？

答：松解椎间孔内口之前必须经过黄韧带，在椎间隙旁开 1.0cm 处进针，针柄向外斜 20°。经过软组织后针刀可根据手感到达韧性黄韧带，如果阻力较大，即有黄韧带肥厚存在，切 2~3 刀，然后在深处 0.5cm 左右，即为椎间孔内口，即侧隐窝处，此操作没多大意义，一旦碰破了滋养血管造成大出血则很危险切记。

二十问：在针刀治疗黄韧带前如何估计黄韧带是否有损伤呢？

答：黄韧带的主要功能除保护脊髓减少磨损外，还有在脊柱保持直立时的作用，即防止脊髓过度弯曲，此时黄韧带紧张度加大。正常情况下，弯腰 45° 时黄韧带即处于紧张度的极限位置，再强行弯曲则致黄韧带损伤。因此，在检查患者时，如果弯不到 45° 时即受限或疼痛，表示黄韧带已肥厚。当然，在 CT 和 MRI 上黄韧带肥厚显示得更清楚。

二十一问：棘间韧带在针刀治疗脊柱病中起多大作用？

答：这是一个不被大多数学员注意的问题。要想了解它的重要性，还得从精细解剖学谈起。脊柱的稳定性是有多重保护的，其中前纵、后纵、黄韧带、棘间韧带、棘上韧带均有此作用，但人们往往忽视了棘间韧带的重要作用。我们先看看此韧带与其他韧带有什么不同？首先从宽窄上看，棘间韧带的宽度与该水平的椎体宽度几乎相等，有区别于其他韧带的宽度，这就为维持脊柱的稳定性所承担的面积和力量打下了解剖学基础；其二，其韧带为纤维组织所构成，其坚韧程度远远大于其他韧带；血液供应差，损伤后自我修复非常慢。其三，纤维走向为从一个棘突的上缘斜向上个棘突的下缘走行，这就解释了为什么其损伤后之挛缩引起椎体的旋转移位，以及为在治疗中是否松解棘间韧带奠定了解剖学基础。大家看到这里，要明白黄韧带肥厚其实是对其他功能相同的组织代偿，治疗思路就豁然开朗了。

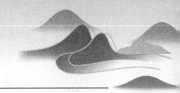

第十九章

针刀医学的分级诊疗是什么

首先解释一下针刀一医学的分级诊疗,不是级别越高,就技术越高、疗效越好,而是要根据疾病而选择科学的治疗方法。病在哪一层就治疗哪一层,在筋治筋,在骨治骨,比如横突前缘没有疾患,如果治疗那里,不但不能治疗疾病,还可能会制造疾病。

一、创伤再修复

简单地说就是针刀针对病变点的治疗,激活与调动人体的免疫系统去治疗粘连、挛缩、瘢痕、堵塞,继而恢复平衡,达到治疗疾病的目的。

二、整体思路调力学

考虑人体内的多维力学传导相互作用的因素,从力学关系入手,去影响力平衡的重塑,去恢复力平衡。比如肩胛提肌损伤,单纯治疗它有时候效果就是不明显,当将它的相互作用肌肉也检查了,往往也会发现问题,如斜方肌、冈上肌、冈下肌等,此时做好治疗会出现很满意的效果。

三、神经调节疗顽疾

首先明确此处所述的神经调节不是让针刀医生去扎神经,或者说让针刀触碰神经;而是在神经的走行路径上找到病变点(如卡压、粘连、堵塞等),消除这些可起到牵一发动全身、激发神经功能的作用。比如脊神经后内侧支的卡压,通过乳副突韧带的松解就达到了调节神经的作用,还有颈上神经节、颈中神经节、颈下神经节、星状神经节等,都可以用针刀做激惹,但需要一定经验及解剖知识。另外,神经触激还是对神经支配肌群的一个调整与治疗,但请记住神经是总控,不代表它可以控制所有局部软组织的病变,比如有很多瘢痕、萎缩,如果不治疗局部,只是神经触激是不彻底的或者是无效的。总控不一定完全控制得了局部,局部有时可以影响总控,这就是局部与总控的关系。

茎突对迷走神经的激惹,因为迷走神经具有双向调节的作用,降低与增强交感神经与副交感神经的功能,来治疗各种疑难杂症,这里需要说明的是,在这个意义上可以总结就是"通过针刀对神经的激惹,神经的功能加大或减低来治疗疾病",但很难做到靶向的治疗某个内科病,因为迷走神经让过强者变弱,过弱者变强,对五脏六腑的一个整体调节。

由于该种方法是有风险的,所以在器械上的选择很重要,我们建议对针刀手感不清晰、经验不丰富者可以选用朱汉章教授33针刀的一种——圆刃针,来减低风险、保障安全。

四、电生理线路畅通为宗旨

电生理线路是针刀医学也朱汉章教授留给大家的一个宝库,被针刀业内称为疑难病的金钥匙,而这个金钥匙是需要大家不断挖掘的,虽然没有太多文献资料,简单总结就是人体多种疾病是由电生理线路不通畅而引起的,想学习电生理线路,首先要学会经络与神经的走行方向与功能。这里需要特别说明的是,人体的神经系统也是电生理线路系统的一部分,电生理线路系统如果是"全部",神经系统只是这个"全部"的"一部分",电生理线路系统的走行不完全与神经的走行相同,电生理线路的分支,有时和神经的某些分支连接,有时又和神经的某些分支分开,神经就像纵横走行于人体电生理线路这一大电网上的一个特殊的系统,整个神经系统的任何一个节段都和电生理线路系统的某一部分重叠,而电生理线路系统要比神经系统大得多,也复杂得多,神经系统的功能只是电生理线路系统的功能的一部分,如果没有电生理线路系统功能的作用,神经的生理功能将不复存在。针刀后辈需要不断挖掘、发现电生理线路的魅力,为人类健康作出贡献。

众所周知,电流都是通过导线来流动的,没有导线电流就无法流动,如遇到绝缘体电流就会被阻断,遇到半绝缘体电流就会减慢,流量就会减少;粗大的导线会通过大量的电流,细小的导线只能通过少量的电流。人体的电生理线路也是有导线的,不过这种导线是无数根极细小的导线组成的较大的电生理线路,随着细小导线的减少,电生理线路就层层分支,直到毫线,毫线的终端就是单个细胞。组成人体电生理线路极细小的导线,小到用目前的高倍电子显微镜都难以看到,它是由各种各样的微量金属元素组成的链所构成的,所以它在神经里、肌肉里、体液里都可以形成线路。这种线路的形成是受生命活动控制的,也是受大脑某些结构控制的,随着生命活动的需要,增加或减少这种极细小导线的数量。电生理线路的电流量大多数是通过这种方式来调控的,这也是电生理线路和普通电线路不同的地方。

近代发现,对于有些人摄取一定量的微量元素制剂,会使人更加健康,或者将某些疾病治愈,就是因为人体内的电生理线路需要一定量的金属元素作为物质保证,否则将影响健康,甚则发生疾病。

人们用辐射场摄影方法对 16 名健康成人进行观察,发现经络线路有明显的电晕发光点,这些电晕发光点其实质就是微量元素的闪光点。

电生理线路电流的物质载体就是金属微量元素所组成的极细小的金属元素链。

人体的电生理线路的生命活动,不仅需要一定量的各种各样的金属元素,而且还需要一定量的非金属元素,因为适应人体的生命活动的需要,有些地方需要电流量大,有些地方需要电流量小,有些地方不需要电流,有些地方需要隔断的电流。这些非金属元素就是起到阻断、绝缘、减量等调节作用。

电生理线路系统既然是一个生理系统,必然就和人类的疾病密切相关,通过对电生理线路系统的研究,发现目前许多疾病的根本原因是电生理线路系统的线路发生了故障,电生理线路系统的发现将给解决这类疑难不治之症找到出路。反过来,某些疾病又能影响电生理线路的正常功能,所以电生理线路系统的发现,使我们能够找到一些疾病的根本原因,又能够通过检测电生理线路的异常而发现某些疾病。目前临床上应用的心电图、脑电图之类,事实上是通过电生理线路的异常波形来诊断疾病的,只是还不明白这是电生理线路的异常现象,而只是认为某些器官生了某些疾病就会出现某些异常波形。

电生理线路系统的线路既然是电路,就会像普通电路一样经常出现故障,普通电路出故障会引起电机失灵、电灯熄灭,而电生理线路出现故障,就引起疾病。针刀医学认为,过去不知道人体内还存在一个电生理线路系统,所以某些疾病用尽办法却找不到真正的病因,而这类疾病的真正病因往往可能是电生理线路发生了故障;如果用恰当的方法将电生理线路故障排除,这类疾病可能很快会被治愈。

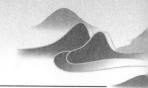

附录1

刀法名词解释

一、纵行疏通

刀口线与肌纤维平行,做平行于肌纤维的摆动根据病变情况可做几条线的摆动。

二、横行剥离

刀口线与肌纤维平行到骨面后,做垂直于肌纤维的摆动。

三、通透剥离

1. 针刀将骨面上筋膜、肌腱等组织铲起。
2. 将铲起的组织逐层切割。

四、疤痕刮除

刀口线与肌纤维平行刺入,触到瘢痕后,做垂直于肌纤维的摆动。

五、切割剥离

1. 针刀刃切开病变。
2. 平行于肌纤维的摆动。

六、铲磨削平法

当骨刺长于关节边缘或骨干,且骨刺较大时,将刀口线与骨刺轴线垂直,将骨刺尖部或锐边削去、磨平。

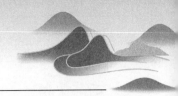

附录 2

针刀医学现状与展望

本书的最后一节,作为笔者,我想写一些与针刀临床无关的内容,就是目前的针刀行业状况与现象。针刀医学是朱汉章教授 1976 年发明、创造的一门崭新的医学科学体系,在慢性软组织损伤方面居世界前列。大量的临床实践证明针刀医学的理论是科学的、实用的。针刀的疗效让医学界同仁承认它的优点,即简单、安全、有效、成本低。因此,很多西医学的医务人员也纷纷加入到针刀医学队伍中来。可以说,针刀医学大有可为。慢性软组织损伤性疾病对人体的伤害较大,虽然少有构成对生命的威胁,但全身疼痛、精力不足,很大程度降低了生活质量与工作效率。通过针刀治疗,可以解除这些症状,对患者本人和家庭带来快乐与幸福! 因此,针刀医学应发展并发挥其更大的作用。

为此,针刀医生必须团结一致,眼光放远一些,站得再高一点。针刀医生站在了医学发展史重要阶段——闭合性手术的潮头。我们今天针刀界的老前辈,易秉瑛、李力、王燮荣老师多次重申,创新的前提是传承,创新的前提是有利于临床,创新的前提是可复制的理论体系。王燮荣老师更是在各种会议上强调,针刀就像一棵参天大树,一些衍生针法与刀法,只是在这棵大树上又长的新枝,如果没有主干哪来的营养,怎么可能有分支? 并不是将针刀柄由葫芦状变成圆柱状,变成三角形,针的直径再变粗一点,再变细一点,针刀的钩再加大一点,改个名字就可以说我是创始人了,所谓内行看门道,凡是以针刀医学软组织力学、软组织损伤理论、电生理线路等治疗相关疾病的,都是针刀医学。朱汉章教授早在 1992 年出版的《小针刀疗法》里即有描述,凡是以针的形式进入人体,发挥刀的作用的,即是针刀。希望在我们的努力下,早日把针刀医学纳入单独的医疗准入、独立的教育准入,以系统地培养针刀业界人才,让我国的针刀医学走向全世界。

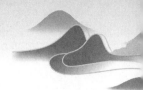

致　谢

　　在此感谢为本书提出重要参考意见的曲凤宏先生、于文明局长、李振吉先生、李力老师、石学敏院士、张义教授,感谢在修改、编辑、绘图中付出努力的腾启龙、刘洋、谭志勇、刘双、乔磊、鄂秋晨、刘影。

29